Handbuch zur Untersuchung der Lendenwirbelsäule und der unteren Extremitäten

Roger Pillemer

Handbuch zur Untersuchung der Lendenwirbelsäule und der unteren Extremitäten

Ein praktischer Leitfaden

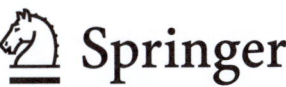

Roger Pillemer
Cammeray, NSW, Australien

ISBN 978-3-031-65229-5 ISBN 978-3-031-65230-1 (eBook)
https://doi.org/10.1007/978-3-031-65230-1

Die Deutsche Nationalbibliothek verzeichnet diese Publikation in der Deutschen Nationalbibliografie; detaillierte bibliografische Daten sind im Internet über https://portal.dnb.de abrufbar.

Übersetzung der englischen Ausgabe: „Handbook of Lumbar Spine and Lower Extremity Examination" von Roger Pillemer, © The Editor(s) (if applicable) and The Author(s), under exclusive license to Springer Nature Switzerland AG 2023. Veröffentlicht durch Springer International Publishing. Alle Rechte vorbehalten.

Dieses Buch ist eine Übersetzung des Originals in Englisch „Handbook of Lumbar Spine and Lower Extremity Examination" von Roger Pillemer, publiziert durch Springer Nature Switzerland AG im Jahr 2023. Die Übersetzung erfolgte mit Hilfe von künstlicher Intelligenz (maschinelle Übersetzung). Eine anschließende Überarbeitung im Satzbetrieb erfolgte vor allem in inhaltlicher Hinsicht, so dass sich das Buch stilistisch anders lesen wird als eine herkömmliche Übersetzung. Springer Nature arbeitet kontinuierlich an der Weiterentwicklung von Werkzeugen für die Produktion von Büchern und an den damit verbundenen Technologien zur Unterstützung der Autoren.

© Der/die Herausgeber bzw. der/die Autor(en), exklusiv lizenziert an Springer Nature Switzerland AG 2024

Das Werk einschließlich aller seiner Teile ist urheberrechtlich geschützt. Jede Verwertung, die nicht ausdrücklich vom Urheberrechtsgesetz zugelassen ist, bedarf der vorherigen Zustimmung des Verlags. Das gilt insbesondere für Vervielfältigungen, Bearbeitungen, Übersetzungen, Mikroverfilmungen und die Einspeicherung und Verarbeitung in elektronischen Systemen.

Die Wiedergabe von allgemein beschreibenden Bezeichnungen, Marken, Unternehmensnamen etc. in diesem Werk bedeutet nicht, dass diese frei durch jede Person benutzt werden dürfen. Die Berechtigung zur Benutzung unterliegt, auch ohne gesonderten Hinweis hierzu, den Regeln des Markenrechts. Die Rechte des/der jeweiligen Zeicheninhaber*in sind zu beachten.

Der Verlag, die Autor*innen und die Herausgeber*innen gehen davon aus, dass die Angaben und Informationen in diesem Werk zum Zeitpunkt der Veröffentlichung vollständig und korrekt sind. Weder der Verlag noch die Autor*innen oder die Herausgeber*innen übernehmen, ausdrücklich oder implizit, Gewähr für den Inhalt des Werkes, etwaige Fehler oder Äußerungen. Der Verlag bleibt im Hinblick auf geografische Zuordnungen und Gebietsbezeichnungen in veröffentlichten Karten und Institutionsadressen neutral.

Planung/Lektorat: Kristopher Spring
Springer ist ein Imprint der eingetragenen Gesellschaft Springer Nature Switzerland AG und ist ein Teil von Springer Nature.
Die Anschrift der Gesellschaft ist: Gewerbestrasse 11, 6330 Cham, Switzerland

Wenn Sie dieses Produkt entsorgen, geben Sie das Papier bitte zum Recycling.

Für unsere Enkelkinder Ben, Max, Noah, Lucas, Mya, Lachlan, Cole und Grayson Pillemer und Mia Weigler sowie ihre Eltern, die uns alle mit so viel Stolz und Freude erfüllen.

Danksagung

Ein besonderer Dank geht an Dr. Brian Noll, Orthopädischer Chirurg, Kollege und Freund, für seine Ratschläge und Unterstützung bei all meinen Unternehmungen in den letzten 20 Jahren, einschließlich seines bedeutenden Beitrags zu diesem Buch.

An Dr. Jerry Jersky, Freund und Mentor, für Ermutigung und Anleitung seit meinen ersten Tagen als Praktikant und bis zum heutigen Tag.

Vielen Dank an Dr. Andreas Loefler, Dr. Michael Solomon, Dr. Myles Coolican, Dr. Todd Gothelf und Dr. David Crocker, dass sie ihre Spezialgebiete im Buch durchgelesen und viele hilfreiche Vorschläge gemacht haben. Alle Fehler sind meine eigenen.

Und an Ruth Hadfield für ihre enorme Hilfe und Beratung bei der Vorbereitung dieses Buches.

Und ein besonderer Dank an meine Frau Margie für ihre Liebe, Freundschaft und Toleranz seit fast 50 Jahren.

Einführung

Wie beim ersten Buch in dieser Reihe zur Untersuchung der oberen Extremität besteht das Hauptziel erneut darin, die Bedeutung der körperlichen Untersuchung in der medizinischen Praxis zu betonen. Meinem Eindruck nach geht diese Fähigkeit mit dem Aufkommen von hochentwickelten Untersuchungsmethoden zunehmend verloren.

Bereits in der 1. Auflage von Hamilton Baileys Lehrbuch *Physische Zeichen in der klinischen Chirurgie,* erstmals 1927 und zuletzt in der 19. Auflage erschienen, merkte Dr. Bailey an: „Es gibt eine wachsende Tendenz, sich auf Labor- und andere zusätzliche Befunde für eine Diagnose zu verlassen." Und fährt fort: „Die Anamnese und physische Untersuchungsmethoden müssen immer die Hauptinstrumente bleiben, um eine Diagnose zu stellen."

Dies ist heute genauso wahr wie 1927, vor über 90 Jahren, und es ist wichtig, dass Medizinstudenten und Postgraduierte die Bedeutung der körperlichen Untersuchung und des Erkennens von körperlichen Anzeichen wieder schätzen lernen.

Die vier Teile des Buches sind jeweils in drei Abschnitte unterteilt:

Abschnitt 1

- Anatomie und Funktion der Region

Abschnitt 2

- Systematische Untersuchung, die in jedem Fall durchzuführen ist

Abschnitt 3

- Untersuchung auf spezifische Erkrankungen in der Region

Bitte beachten Sie, dass im gesamten Text Elemente von besonderer klinischer Bedeutung in Fettdruck hervorgehoben wurden.

Obwohl sich dieses Buch an Medizinstudenten, Praktikanten und Assistenzärzte richtet, könnte es auch für verwandte Berufe wie Krankenpflege, Ergotherapie und Physiotherapie nützlich sein. Es bleibt zu hoffen, dass auch viele Spezialisten interessante und nützliche Informationen in diesem Buch finden werden.

Ich hoffe, dass Sie das Buch genauso gerne lesen, wie ich es geschrieben habe!

2023　　　　　　　　　　　　　　　　　　Roger Pillemer

Terminologie: Osteoarthritis vs. Osteoarthrose

Theoretisch sollte der Begriff „Osteoarthritis" ausschließlich für entzündliche Gelenkerkrankungen verwendet werden, während „Osteoarthrose" der korrekte Begriff für degenerative oder nicht-entzündliche Gelenkerkrankungen ist. Allerdings wird der Begriff „Osteoarthritis" im angloamerikanischen Sprachraum für beide dieser Erkrankungen verwendet.

Die derzeitige Praxis ist schlicht falsch und verursacht viel Verwirrung, insbesondere unter Nichtorthopäden.

Erst in jüngster Zeit haben einige Fachleute angefangen, die korrekte Terminologie für degenerative/mechanische Gelenkveränderungen zu verwenden. Es scheint unvermeidlich, dass dieser Wandel irgendwann vollzieht, auch wenn es noch ein paar Generationen dauern kann!

In diesem Buch habe ich mich dafür entschieden, die Begriffe auf die korrekte Weise zu verwenden und möchte andere ermutigen, das Gleiche zu tun.

Inhaltsverzeichnis

Teil I Die Lendenwirbelsäule

1 Anatomie und Funktion der Lendenwirbelsäule 3
  1.1 Anatomie 3
  1.2 Funktion 12

2 Systematische Untersuchung der Lendenwirbelsäule 13
  2.1 Die Untersuchung 14
    2.1.1 Stehender Patient (Beobachtung) 14
    2.1.2 Gangbild 14
    2.1.3 Drei Zusatztests 14
    2.1.4 Bewegungsumfang 15
  2.2 In Rückenlage auf der Untersuchungsliege 16
    2.2.1 Straight-Leg-Raise-Test (SLR-Test) 16
    2.2.2 Neurologische Untersuchung 18
    2.2.3 Autonomiegebiete 19
  2.3 Untersuchung des Iliosakralgelenks (ISG) ... 21
    2.3.1 Ablenkungstest 21
    2.3.2 Patrick-Test 21
    2.3.3 Oberschenkelschubtest 21
    2.3.4 Gaenslen-Test 21

	2.3.5	Kompressionstest	22
	2.3.6	Palpationstests	23
2.4	In Bauchlage auf der Untersuchungsliege		23
	2.4.1	Slump-Test	24
	2.4.2	Segmentale Innervation der Muskeln	24
2.5	Anwendung		26
2.6	Checkliste für die Untersuchung der Lendenwirbelsäule		26
	2.6.1	Stehender Patient	26
	2.6.2	Gangbild	26
	2.6.3	Drei Zusatztests	27
	2.6.4	Bewegungsumfang	27
	2.6.5	In Rückenlage auf der Untersuchungsliege	27
	2.6.6	In Bauchlage auf der Untersuchungsliege	27
	2.6.7	Zusätzlich	27

3 Untersuchung auf spezifische Erkrankungen der Lendenwirbelsäule ... 29

3.1	Bandscheibenvorfall		29
	3.1.1	Anatomische Klassifikation (Stadien der Bandscheibenherniation)	29
	3.1.2	Klassifikation nach Lokalisation	30
	3.1.3	Symptome	31
	3.1.4	Untersuchungen	32
	3.1.5	Behandlung	33
3.2	Zerrung und Verstauchungin der Lumbalregion		36
	3.2.1	Lumbale Spinalkanalstenose (LSS)	37
3.3	Cauda-equina-Syndrom (CES)		38
	3.3.1	Symptome	39
	3.3.2	Physische Anzeichen	39
	3.3.3	Untersuchungen	39
	3.3.4	Red Flags bei CES	39

3.4	Spondylolyse und Spondylolisthesis		41
	3.4.1	Spondylolysis	41
	3.4.2	Spondylolisthesis	42
	3.4.3	Klassifikation	42
	3.4.4	Einteilung nach Schweregrad (Meyerding)	42
	3.4.5	Klinische Präsentation	44
	3.4.6	Untersuchung	44
3.5	Facettengelenkarthropathie		44
	3.5.1	Symptome	45
	3.5.2	Anzeichen	47
	3.5.3	Untersuchungen	47
	3.5.4	Diagnose	47
	3.5.5	Behandlung	47
3.6	Ankylosierende Spondylitis (AS)		48
	3.6.1	Untersuchungen	49
	3.6.2	Bildgebung	49
3.7	Infektionen in der Lendenwirbelsäule: Osteomyelitis und Diszitis		51
	3.7.1	Definitionen	51
	3.7.2	Ursachen	51
	3.7.3	Epidemiologie	51
	3.7.4	Symptome	51
	3.7.5	Zeichen	52
	3.7.6	Untersuchungen	52
	3.7.7	Behandlung	52
3.8	Der Plexus lumbosacralis		53
	3.8.1	Der Plexus lumbalis (Abb. 3.15)	54
	3.8.2	Der Plexus sacralis (Abb. 3.16)	56

Teil II Das Hüftgelenk

4	**Anatomie und Funktion der Hüfte**	**61**
4.1	Bewegungen	62
4.2	Bewegungsbereich	65
4.3	Bänder	65
4.4	Stabilität	68
4.5	Funktionen	68

	4.5.1	Hüftgelenk	68
	4.5.2	Labrum acetabuli	68

5 Systematische Untersuchung der Hüfte 69
5.1 Inspektion und Palpation 69
5.2 Gangbild. 70
5.3 In Rückenlage auf der Untersuchungsliege ... 71
5.4 Blockmethode zur Messung der Beinlänge ... 72
5.5 Trendelenburg-Zeichen (Stand und Gehen)... 74
    5.5.1 Test im Stand 74
    5.5.2 Test im Gehen 74
    5.5.3 Ursachen. 76
5.6 Scheinbare Verkürzung 77
5.7 Thomas-Test. 78

6 Untersuchung auf spezifische Erkrankungen der Hüfte 81
6.1 Kindheit und Jugend 81
6.2 Transiente Synovitis (3–10 Jahre) 81
6.3 Entwicklungsbedingte Hüftdysplasie (DDH) 83
    6.3.1 Klinische Anzeichen bei einseitiger Dislokation 83
    6.3.2 Klinische Tests (unter 3 Monate) 85
    6.3.3 Untersuchungen 85
    6.3.4 Behandlung 86
6.4 Ortolani-Test 87
6.5 Barlow-Test 87
6.6 Galeazzi-Test 88
6.7 Septische (pyogene) Arthritis (in der Regel unter 3 Jahre) 88
    6.7.1 Infektionswege. 88
    6.7.2 Anzeichen und Symptome 89
    6.7.3 Diagnostische Untersuchungen 89
6.8 Morbus Perthes (Morbus Legg-Calvé-Perthes) 89
    6.8.1 Klassifikation 90
    6.8.2 Prognostische Faktoren 90

	6.8.3	Symptome	90
	6.8.4	Zeichen	90
	6.8.5	Bildgebung (Röntgen)	91
6.9	Epiphyseolysis capitis femoris (ECF)		91
	6.9.1	Einstufung	94
	6.9.2	Ätiologie und Risikofaktoren	94
	6.9.3	Symptome	94
	6.9.4	Anzeichen	95
	6.9.5	Bildgebung	95
	6.9.6	Behandlung	95
	6.9.7	Triplane Osteotomie	97
	6.9.8	Komplikationen	97
	6.9.9	Etwas zum Nachdenken: Eine schlecht verheilte Femurfraktur	98
6.10	Hüftgelenksarthrose (Coxarthrose)		98
	6.10.1	Symptome	98
	6.10.2	Zeichen	99
	6.10.3	Bildgebung	99
	6.10.4	Behandlung	100
	6.10.5	Korrektur fehlverheilter Femurfrakturen	100
6.11	Femoroazetabuläres Impingement (FAI)		101
	6.11.1	Symptome	101
	6.11.2	Zeichen	102
	6.11.3	Bildgebung	102
6.12	Femurkopfnekrose (auch bekannt als avaskuläre Nekrose, AVN)		103
	6.12.1	Ursachen	103
	6.12.2	Symptome	104
	6.12.3	Anzeichen	104
	6.12.4	Untersuchungen	104
	6.12.5	Stadien (verschieden beschrieben)	105
	6.12.6	Prognose	105

Teil III Das Kniegelenk

7   Anatomie und Funktion des Kniegelenks 109
- 7.1   Allgemeine Überlegungen 109
- 7.2   Bewegungen des Kniegelenks 110
  - 7.2.1   Patellofemoralgelenk 112
  - 7.2.2   Kniebänder 115
- 7.3   Funktionen 121
  - 7.3.1   Lastübertragung 121
  - 7.3.2   Gelenkstabilität 123
  - 7.3.3   Gelenkschmierung und Ernährung 123
  - 7.3.4   Propriozeption 124
  - 7.3.5   Stoßdämpfung 124
- 7.4   Blutversorgung des Knies 124
- 7.5   Nervale Versorgung 124

8   Systematische Untersuchung des Knies 127
- 8.1   Inspektion und Palpation 128
  - 8.1.1   Gangbild 128
  - 8.1.2   Bewegungsumfang 128
  - 8.1.3   Erguss im Knie 129
  - 8.1.4   Patellofemoralgelenk 131
- 8.2   Test der Stabilität 131
  - 8.2.1   Kollateralbänder 131
- 8.3   Kreuzbänder 133
  - 8.3.1   Schubladentest 133
  - 8.3.2   Ligamentum cruciatum anterius 136
  - 8.3.3   Ligamentum cruciatum posterius 137
- 8.4   Druckschmerzhaftigkeit der Gelenklinien 138
- 8.5   McMurray-Test 138
  - 8.5.1   Methode zur Durchführung des lumbalen Extensionstests im Sitzen 139
  - 8.5.2   Zu betonende Punkte 139
  - 8.5.3   Erklärung 140
  - 8.5.4   Schlussfolgerung 140

9 Untersuchung auf spezifische Erkrankungen des Knies ... 141
- 9.1 Kniearthrose ... 141
  - 9.1.1 Risikofaktoren ... 141
  - 9.1.2 Symptome ... 141
  - 9.1.3 Anzeichen ... 142
  - 9.1.4 Röntgenbilder ... 142
  - 9.1.5 Behandlung ... 143
- 9.2 Meniskusläsionen ... 144
  - 9.2.1 Symptome ... 146
  - 9.2.2 Anzeichen ... 146
- 9.3 Kniebandverletzungen ... 149
  - 9.3.1 Anzeichen und Symptome ... 149
- 9.4 Patellaluxation ... 151
  - 9.4.1 Symptome ... 153
  - 9.4.2 Zeichen ... 153
- 9.5 Rezidivierende Patellaluxation ... 153
  - 9.5.1 Anzeichen und Symptome ... 153
- 9.6 Verlust des Streckmechanismus ... 154
  - 9.6.1 Risikofaktoren ... 156
  - 9.6.2 Anzeichen ... 156
  - 9.6.3 Untersuchungen ... 156
- 9.7 Morbus Osgood-Schlatter (Apophysitis tuberositas tibiae) ... 156
- 9.8 Osteochondrosis dissecans (OCD) des Knies ... 158
  - 9.8.1 Symptome ... 158
  - 9.8.2 Zeichen ... 158
  - 9.8.3 Bildgebung ... 160
  - 9.8.4 Differenzialdiagnose ... 160
- 9.9 Osteonekrose des Knies ... 160
  - 9.9.1 Spontane Osteonekrose des Knies (SONK) ... 160
  - 9.9.2 Zusammenhang mit zugrunde liegenden Faktoren ... 163
- 9.10 Schwellungen des Knies: häufigere Ursachen ... 163

Teil IV Der Fuß und das Sprunggelenk

10 Anatomie und Funktion 169
  10.1 Knochen 169
      10.1.1 Talus (Sprungbein) 170
      10.1.2 Calcaneus (Fersenbein) 172
      10.1.3 Os naviculare (Kahnbein) 172
      10.1.4 Ossa cuneiformes (Keilbeine; cuneiforme = keilförmig) 172
      10.1.5 Ossa metatarsalia (Mittelfußknochen) 176
      10.1.6 Phalangen 176
      10.1.7 Ossa sesamoidea (Sesambeine) 176
  10.2 Gelenke und Bänder 176
      10.2.1 Oberes Sprunggelenk (Articulatio talocruralis) 176
      10.2.2 Hinteres unteres Sprunggelenk/ Subtalargelenk (Articulatio talocalcanea) 179
      10.2.3 Vorderes unteres Sprunggelenk (Articulatio talocalcaneonavicularis) 180
      10.2.4 Kalkaneokuboidalgelenk (Articulatio calcaneocuboidea) 182
      10.2.5 Tarsometatarsalgelenke 183
      10.2.6 Andere wichtige Bänder 185
  10.3 Muskeln und Sehnen 189
      10.3.1 Extrinsische Muskeln 190
      10.3.2 Intrinsische Muskeln 196
      10.3.3 Fußgewölbe 202
      10.3.4 Nervale Versorgung des Fußes 204
      10.3.5 Arterielle Versorgung des Fußes ... 208
      10.3.6 Bewegungen 209

11 Systematische Untersuchung von Fuß und Sprunggelenk 211
  11.1 Inspektion und Palpation 211
      11.1.1 Gangbild 212

		11.1.2	Bewegungsumfang	212
		11.1.3	Stabilität des Sprunggelenks	213
	11.2	Neurologische Untersuchung		215
	11.3	Vaskuläre Untersuchung		215
	11.4	Weitere Untersuchungen		218
		11.4.1	Gangbild	218
		11.4.2	Fallfuß	220
12	**Untersuchung auf spezifische Erkrankungen von Fuß und Sprunggelenk**			**221**
	12.1	Sprunggelenksarthrose		221
		12.1.1	Symptome	222
		12.1.2	Anzeichen	222
		12.1.3	Behandlung	223
	12.2	Diabetische Fußprobleme		223
		12.2.1	Periphere Neuropathie	224
		12.2.2	Periphere arterielle Verschlusskrankheit (pAVK)	224
		12.2.3	Symptome	225
		12.2.4	Amputationen bei Patienten mit Diabetes	225
	12.3	Erkrankungen im Rückfußbereich		226
		12.3.1	Klumpfuß (Talipes equinovarus)	226
		12.3.2	Sichelfuß (Metatarsus adductus)	228
		12.3.3	Knick-Hacken-Fuß (Talipes calcaneovalgus)	229
		12.3.4	Angeborener Knick-Senk-Fuß (Talus verticalis)	230
		12.3.5	Achillessehnenentzündung	230
		12.3.6	Achillessehnenriss	231
		12.3.7	Fersenschmerzen	233
		12.3.8	Osteochondrosis dissecans (OCD) des Talus	241
		12.3.9	Tarsaltunnelsyndrom (TTS)	242
		12.3.10	Sinus-tarsi-Syndrom	244
	12.4	Erkrankungen im Mittelfußbereich		245
		12.4.1	Plattfuß (Pes planus)	245
		12.4.2	Flexibler Plattfuß	245

	12.4.3	Rigider Plattfuß	246
	12.4.4	Erworbener Plattfuß bei Erwachsenen	247
	12.4.5	Plattfuß bei Kindern	248
	12.4.6	Hohlfuß (Pes cavus)	248
	12.4.7	Schmerzen im Mittelfuß	249
12.5		Erkrankungen im Vorfußbereich	249
	12.5.1	Ballenzeh (Hallux valgus)	250
	12.5.2	Steife Großzehe (Hallux rigidus)	252
	12.5.3	Gicht	256
	12.5.4	Morton-Neurom	258
	12.5.5	Sesamoiditis	260
	12.5.6	Morbus Freiberg (Osteochondrose des Metatarsalkopfes)	261
	12.5.7	Stressfrakturen	262
12.6		Deformitäten der kleineren Zehen	263
	12.6.1	Hammerzehen	263
	12.6.2	Krallenzehen	263
	12.6.3	Mallet-Zehen	266
	12.6.4	Zusammenfassung	266
	12.6.5	Symptome	267
12.7		Überlappende fünfte Zehe	267
12.8		Schneiderballen (Bunionette-Deformität)	267

Abbildungscredits und Quellen 271

Über den Autor

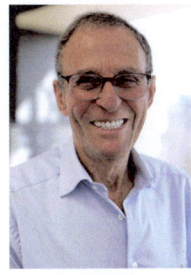 **Roger Pillemer** OAM, MBBCh (Rand), FRCS (Ed), FRACS, FAOrthA, ist ein orthopädischer Chirurg, der seine frühe Ausbildung in Südafrika und Großbritannien absolvierte. Er war 1974 ABC Travelling Fellow und lebt jetzt in Australien. Seine Leidenschaft war schon immer die Lehre.

Teil I

Die Lendenwirbelsäule

Anatomie und Funktion der Lendenwirbelsäule

1

1.1 Anatomie

- Die Wirbelsäule besteht aus 24 Wirbeln (7 Hals-, 12 Brust- und 5 Lendenwirbeln), die durch Zwischenwirbelscheiben (Bandscheiben) getrennt sind, sowie 5 verschmolzenen Wirbeln, die das Kreuzbein bilden, und weiteren 4 verschmolzenen Wirbeln, die das Steißbein bilden (Abb. 1.1).
- Bei der Benennung der Lendenwirbel kann es zu Verwirrung kommen, wenn bei einer Abtrennung von S1 vom Kreuzbein 6 Wirbel (Lumbalisation) oder bei einer Verschmelzung von L5 mit dem Kreuzbein 4 Wirbel (Sakralisation) zu erkennen sind. Beides sind angeborene Anomalien.
- Von hinten betrachtet erscheint die Wirbelsäule normalerweise gerade. Liegt eine abnormale seitliche Krümmung vor (Skoliose), kann sie entweder relativ starr (strukturell) oder beweglich (postural) sein, wie es bei einer Beinlängendifferenz oder Hüftpathologie der Fall ist.
  Zu beachten ist, dass eineposturale Skolioseim Sitzen verschwindet (Abb. 1.2).
- Von der Seite betrachtet weist die Lendenwirbelsäule eine rückwärtige Einbuchtung (Konkavität) auf, die als Lendenlordose bezeichnet wird. Die Krümmung begradigt sich bei Beugung der Lendenwirbelsäule.

© Der/die Autor(en), exklusiv lizenziert an Springer Nature Switzerland AG 2024
R. Pillemer, *Handbuch zur Untersuchung der Lendenwirbelsäule und der unteren Extremitäten*,
https://doi.org/10.1007/978-3-031-65230-1_1

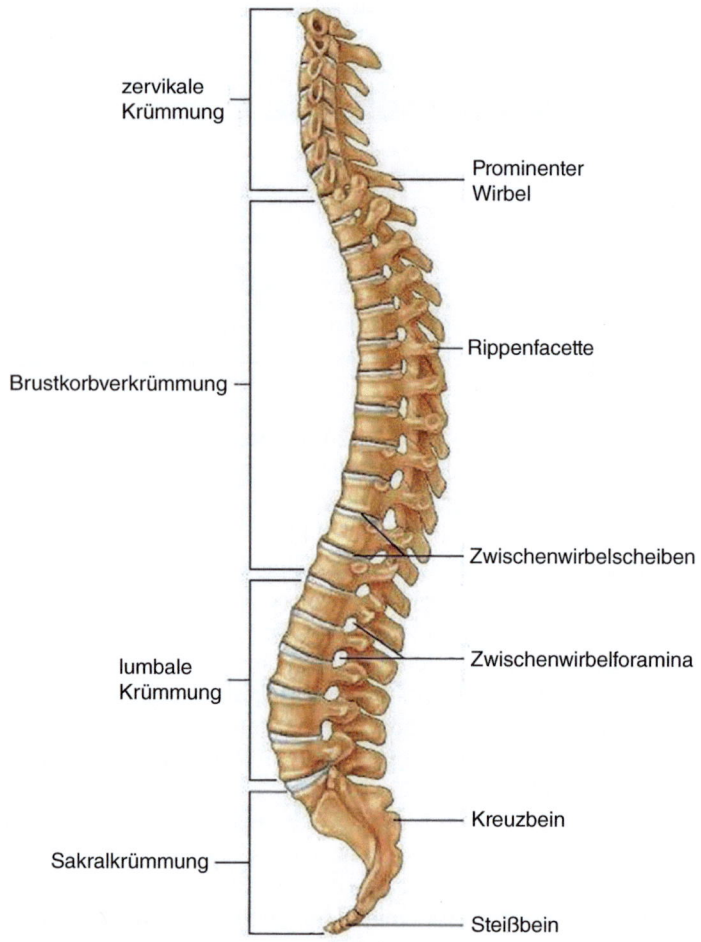

Abb. 1.1 Wirbelsäule – Seitenansicht der gesamten Wirbelsäule

1.1 Anatomie

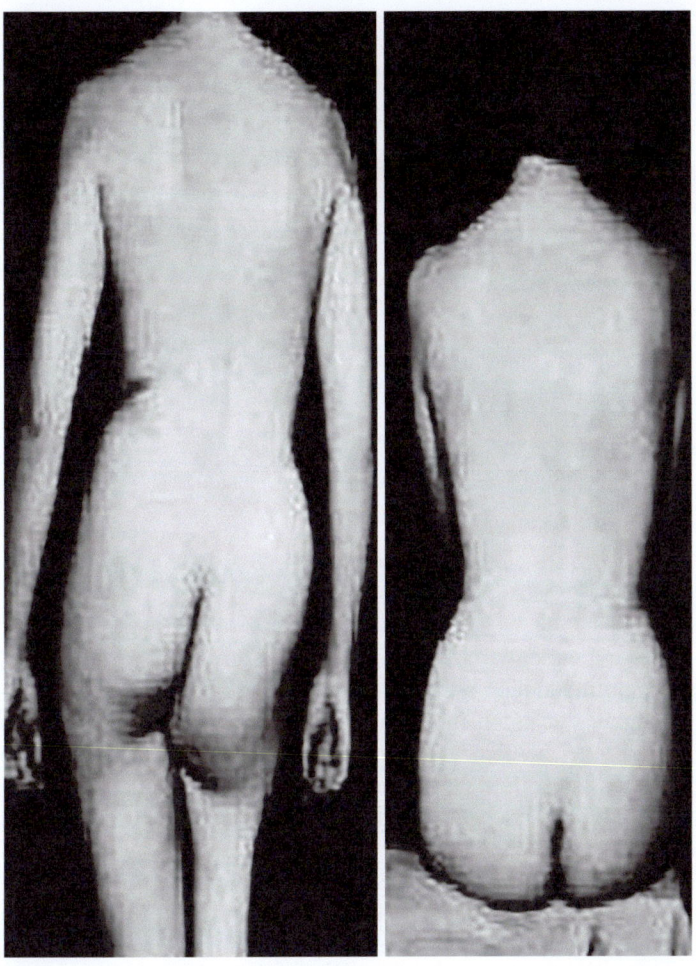

Abb. 1.2 Eine Skoliose durch Beinverkürzung verschwindet im Sitzen

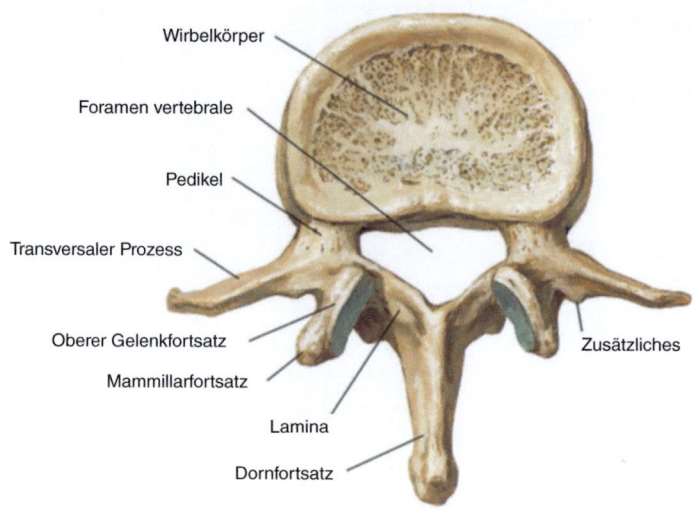

Abb. 1.3 Lendenwirbel – in der Ansicht von oben

- Jeder Lendenwirbel aus einem nierenförmigen vorderen, gewichttragenden Wirbelkörper und einem hinteren Wirbelbogen, der einen hinteren Dornfortsatz (Processus spinosus) und zwei seitliche Querfortsätze (Processus transversi) aufweist. Diese Fortsätze dienen als Anheftungsstellen für Muskeln und Bänder, die für die Stabilität der Wirbelsäule sorgen (Abb. 1.3).
- Der Teil des Bogens zwischen Wirbelkörper und Querfortsatz auf jeder Seite ist der Pedikel und der Teil zwischen Querfortsatz und Dornfortsatz ist die Lamina.
- Jeder Wirbelkörper hat vier Facettengelenke, zwei obere zur Artikulation mit dem darüber liegenden Wirbel und zwei untere zur Artikulation mit dem darunter liegenden Wirbel. Diese Gelenke ermöglichen Bewegungen zwischen den Wirbelkörpern und sorgen gleichzeitig für hohe Stabilität der Wirbelsäule (Abb. 1.4).
- Die Facettengelenke befinden sich an der Verbindung zwischen den Pedikeln und den Laminae, und die Ausrichtung

1.1 Anatomie

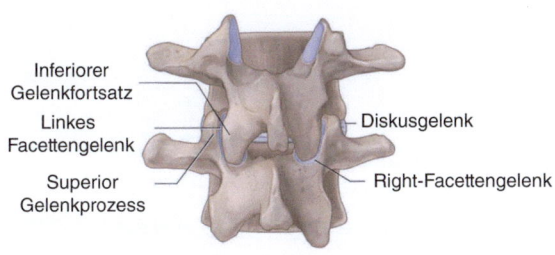

Abb. 1.4 Facettengelenke

ihrer Oberflächen bestimmt die Art der Bewegung, die zwischen benachbarten Wirbeln auftreten kann. Dies sind die lasttragenden Synovialgelenke.

- Der Raum zwischen dem Wirbelkörper auf der Vorderseite und dem Bogen auf der Rückseite ist das Zwischenwirbelloch oder der Spinalkanal. In der Lendenregion hat dieser eine dreieckige Form.
- Das spitz zulaufende Ende des Rückenmarks endet bei L1 (dem Conus medullaris), und der Spinalkanal darunter enthält nur Nervenwurzeln, die Cauda equina, so benannt wegen ihrer Ähnlichkeit mit einem Pferdeschwanz (Abb. 1.5).
- Die Höhe der Pedikel fällt etwas geringer aus als die Höhe der Wirbelkörper, sodass benachbarte Pedikel ein Foramen bilden, durch das die Spinalnerven aus dem Wirbelkanal austreten können (Abb. 1.6). Jede Nervenwurzel ist bis zum Zwischenwirbelloch. von einer Duralhülle bedeckt.
- Jede Zwischenwirbelscheibe besteht aus zwei Teilen (Abb. 1.7):
  – Einem äußeren Ring aus sehr starkem Fasergewebe, der Anulus fibrosus
  – Einem weichen, biegsamen inneren Galertkern, dem Nucleus pulposus
- Die Zwischenwirbelscheibe wird im äußeren Teil des Anulus fibrosus von sinuvertebralen Nerven (Rami meningei) innerviert.
- Zwischenwirbelscheiben sind avaskulär, abgesehen von einer minimalen peripheren Blutversorgung. Die Versorgung mit Nährstoffen erfolgt durch Diffusion aus benachbarten Wirbelkörpern.

Abb. 1.5 Cauda equina

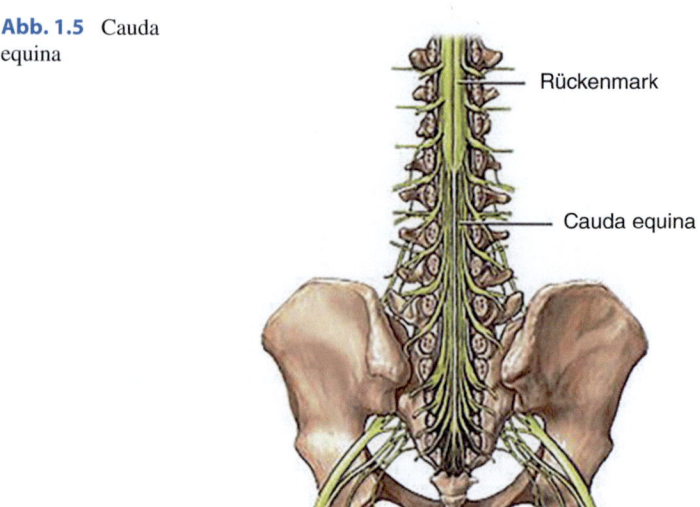

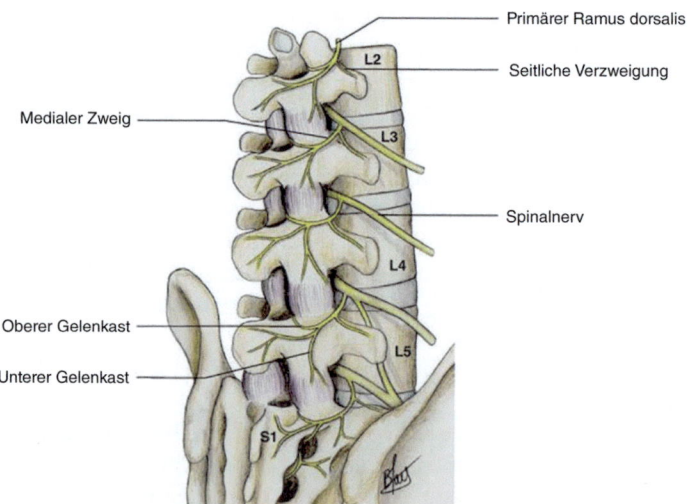

Abb. 1.6 Austritt der Spinalnerven aus dem Foramen vertebrale

1.1 Anatomie

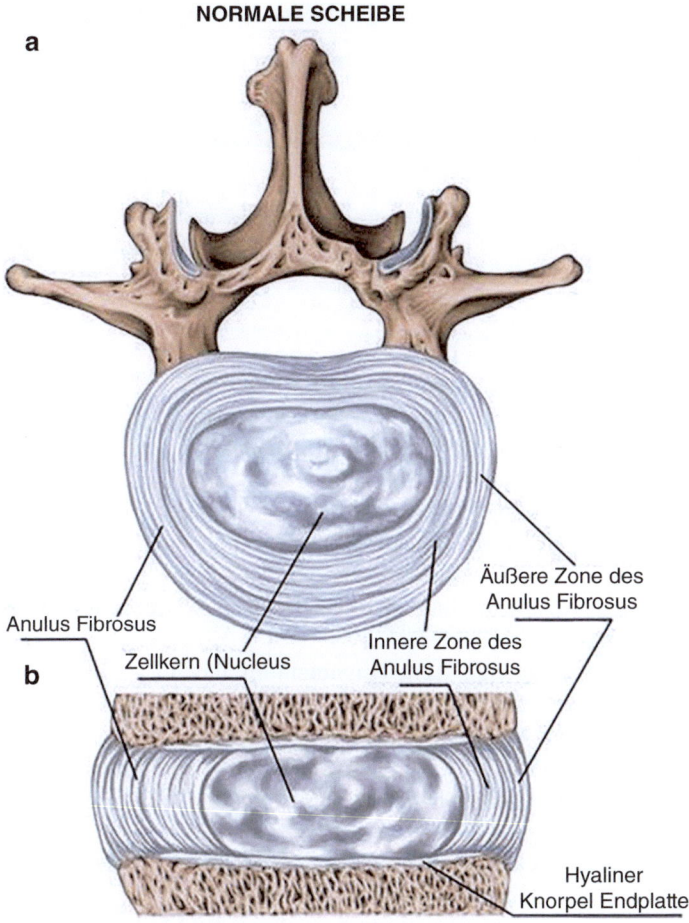

Abb. 1.7 a Zwischenwirbelscheibe von oben; b Zwischenwirbelscheibe von vorne

- Jedes „Wirbelsegment" besteht aus zwei benachbarten Wirbelkörpern und der Zwischenwirbelscheibe mit einer auf jeder Seite austretenden Spinalnervenwurzel (Abb. 1.8).
- Es gibt vier Hauptgruppen von Bändern (Abb. 1.9):

Normales Wirbelsäulensegment

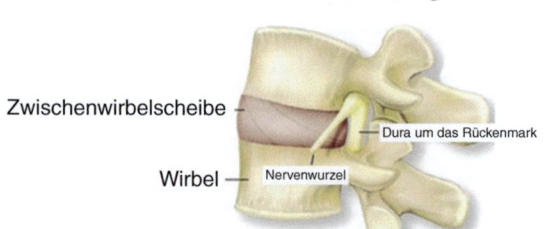

Abb. 1.8 Wirbelsegment

- Die Ligamenta longitudinales anterius und posterius, die an den Wirbelkörpern ansetzen und die gesamte Länge der Wirbelsäule entlanglaufen. Sie verhindern eine Hyperextension bzw. Hyperflexion.
- Die Ligamenta interspinalia und supraspinalia, die zwischen den Dornfortsätzen und deren Spitzen ansetzen.
- Die Ligamenta intertransversaria, die zwischen den Querfortsätzen verlaufen.
- Die Ligamenta flava (Ligamentum flavum – singular = gelbes Band) sind sind Bänder, die die ventralen Teile der Laminae benachbarter Wirbel verbinden.
• Darüber hinaus gibt es auf jeder Seite die iliolumbalen Bänder, die die Querfortsätze von L5 mit dem Kreuzbein verbinden.
• Es gibt zwei Hauptgruppen von Streckmuskeln, die jeweils aus drei Untergruppen bestehen (Abb. 1.10):
  - Transversospinales System: umfasst die Musculi rotatores breves und longi, Musculi multifidi und Musculi semispinales
  - (Sakro-)spinales System (Musculus erector spinae): umfasst die Musculi iliocostales, Musculi longissimi und Musculi spinales

1.1 Anatomie

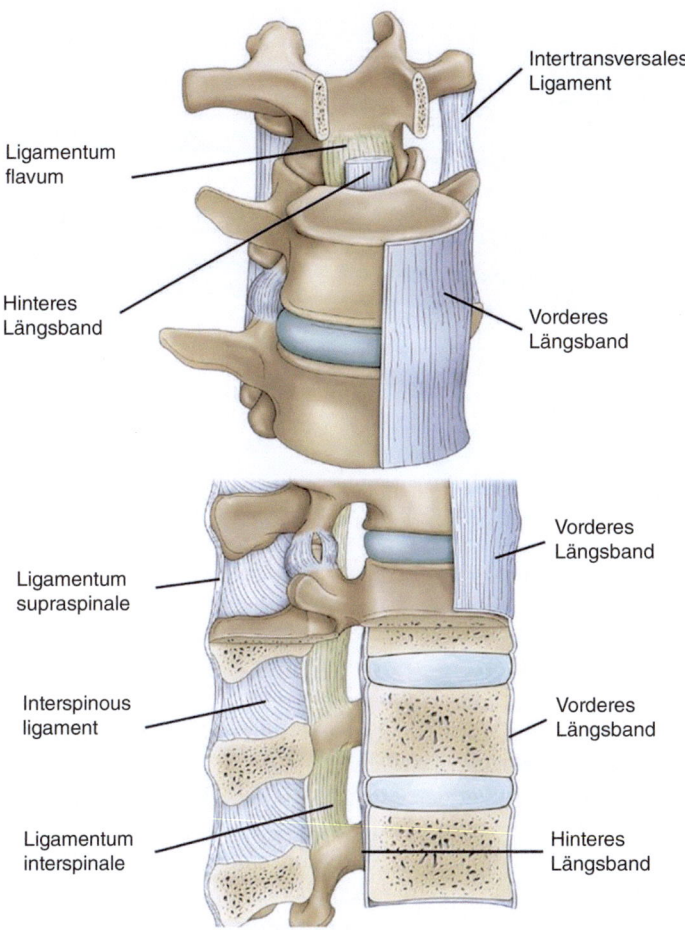

Abb. 1.9 Wirbelsäulenbänder

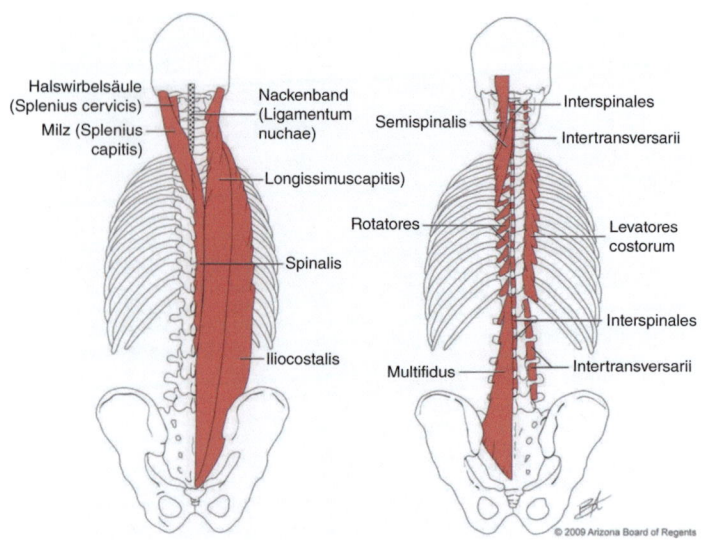

Abb. 1.10 Streckmuskeln der Wirbelsäule

1.2 Funktion

- In Verbindung mit dem Rest der Wirbelsäule unterstützt die Lendenwirbelsäule das Gewicht des Körpers über dem Becken und überträgt das Gewicht des Oberkörpers auf das Becken und die unteren Gliedmaßen.
- Die Wirbelsäule schützt das Rückenmark und die Spinalnerven innerhalb des Spinalkanals.
- Sie bildet die zentrale Achse des Körpers.
- **Aufgrund der Ausrichtung der lumbalen Facettengelenke in der anteroposterioren Ebene sind eine erhebliche Flexion und Extension möglich, mit mäßiger lateraler Flexion, aber minimaler Rotation.**

Systematische Untersuchung der Lendenwirbelsäule

Wenn man keine regelmäßigen Lendenwirbelsäulenuntersuchungen vornimmt, vergisst man sehr leicht, gezielt auf alle relevanten Anzeichen zu achten und alle Tests durchzuführen, die für eine vollständige Untersuchung erforderlich sind.

Es kann sehr nützlich sein, auf eine „Checkliste" zurückzugreifen, bis man vollstes Vertrauen in die Vollständigkeit der eigenen Untersuchung hat. Eine Checkliste wird daher am Ende dieses Abschnitts bereitgestellt.

Hinweise:

- Es ist angebracht, dass sich Männer bis auf ihre Unterhose und Frauen bis auf ihren BH und ihre Unterhose entkleiden. Eine Begleitperson des gleichen Geschlechts kann angemessen sein.
- Die Untersuchung der Lendenwirbelsäule sollte eine Untersuchung von Hüften, Knien, peripheren Pulsen sowie eine neurologische Untersuchung einschließen.

2.1 Die Untersuchung

2.1.1 Stehender Patient (Beobachtung)

- Alle oberflächlichen Anomalien wie Narben, Haarbüschel oder Pigmentierung.
- Von vorne: Überprüfen Sie die Rechtwinkligkeit der Schultern und des Beckens sowie die übrigen Punkte der Checkliste.
- Von der Seite: Überprüfen Sie die normalen Wirbelsäulenkrümmungen und achten Sie dabei speziell auf den Verlust der Lendenlordose.
- Von hinten: Prüfen Sie Anzeichen einer Skoliose.

2.1.2 Gangbild

- Wenn eine Gangstörung vorliegt, versuchen Sie, die Ursache zu ermitteln.
- Lassen Sie den Patienten auf Zehen und Fersen gehen (klinischer Funktionstest für L5 bzw. S1).

2.1.3 Drei Zusatztests

Führen Sie in dieser Phase und vor der Überprüfung des Bewegungsumfangs die folgenden drei Tests durch:

- Testen Sie, ob das Becken gerade steht (Abb. 2.1), um eine Beinlängendifferenz zu ermitteln.
- Ertasten Sie paraspinale Abwehrspannungen oder Verspannungen (oft verbunden mit einem Verlust der Lendenlordose).
- Testen Sie die Atemexkursion (Brustkorbexpansion bei der Atmung). Wird diese nicht geprüft, kann gelegentlich ein Fall von ankylosierender Spondylitis übersehen werden. Die Atemexkursion bei einem erwachsenen Mann sollte 5 cm

2.1 Die Untersuchung

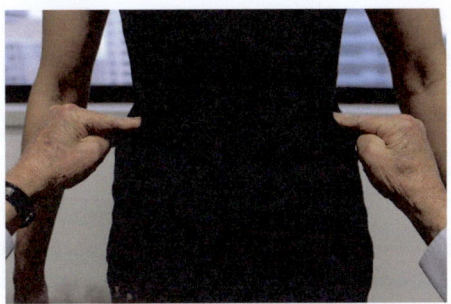

Abb. 2.1 Gerades Becken

oder mehr betragen. Bei unklarem Befund sollten zwei weitere Tests durchgeführt werden:
- Wandtest: Mit seinen Fersen an der Fußleiste soll der Patient das Hinterhaupt an die Wand legen – der Verlust der Extension ist bei dieser Erkrankung besonders ausgeprägt.
- Schober-Test: Zwei Fixpunkte, der Dornfortsatz von L5 und ein Punkt 10 cm darüber, werden markiert und gemessen, während der Patient aufrecht steht und nachdem er sich vorgebeugt hat. Verglichen wird der Abstand beider Werte. Ein Unterschied von weniger als 5 cm zwischen den beiden Messungen weist auf eine Steifheit der Lendenwirbelsäule hin.

(Normalerweise wird die Palpation vor der Bewegung durchgeführt, aber bei der Wirbelsäule ist es angenehmer, die Palpation gegen Ende der Untersuchung durchzuführen, wenn der Patient auf der Behandlungsliege liegt.)

2.1.4 Bewegungsumfang

Der Test erfolgt in drei Ebenen: sagittal, koronar und vertikal (Rotation). Es ist angebracht, dem Patienten zu empfehlen, keine Bewegungen zu erzwingen, die Schmerzen verursachen.

- Sagittal: Flexion und Extension. Bei der Flexion wird der Patient aufgefordert, die Knie „gerade" zu halten und zu versuchen, die Zehen zu berühren.
- Koronar: Seitliche Flexion zu beiden Seiten, mit der Aufforderung, die Handfläche so weit wie möglich seitlich am Bein entlang nach unten zu führen.
- Vertikal: Drehung zu beiden Seiten, während der Untersucher das Becken stabilisiert (Abb. 2.2). Zu beachten ist, dass die Rotation in der Brustwirbelsäule von einer minimalen Rotation in der Lendenwirbelsäule begleitet wird.

2.2 In Rückenlage auf der Untersuchungsliege

Überprüfen Sie die Hüften und Knie sowie die peripheren Pulse, bevor Sie mit den Wirbelsäulentests fortfahren.

2.2.1 Straight-Leg-Raise-Test (SLR-Test)

- Dieser wird langsam durchgeführt, wobei das Gesicht des Patienten auf Anzeichen von Unbehagen/Belastung geprüft wird.
- Die linke Hand des Untersuchers wird oberhalb des Knies auf den vorderen Oberschenkel gelegt, während die rechte Hand den Fuß stützt, wobei sich das Fußgelenk in einem rechten Winkel befindet (Abb. 2.3).
- Beginnen Sie mit der nicht betroffenen Seite.
- Eine deutliche Einschränkung beim Heben des geraden Beins deutet auf eine Irritation der Nervenwurzel hin (Lasègue-Test).
- Sollte das Anheben des geraden Beins durch Unbehagen oder Schmerzen eingeschränkt sein, lassen sich die Symptome durch Dorsalflexion des Fußes und des Fußgelenks (Bragard-Zeichen) verstärken, wenn sie durch eine Spannung der Nervenwurzel und nicht durch eine Verkürzung der Oberschenkelmuskulatur ausgelöst werden.

2.2 In Rückenlage auf der Untersuchungsliege

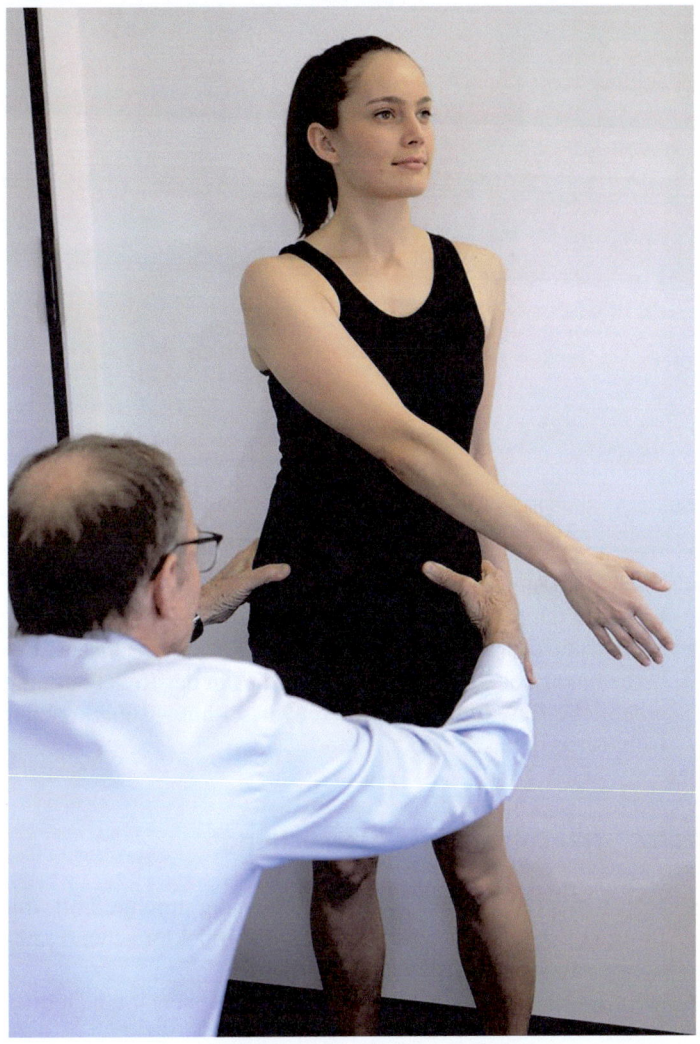

Abb. 2.2 Bewegungsumfang: Rotation. Stabilisierung des Beckens

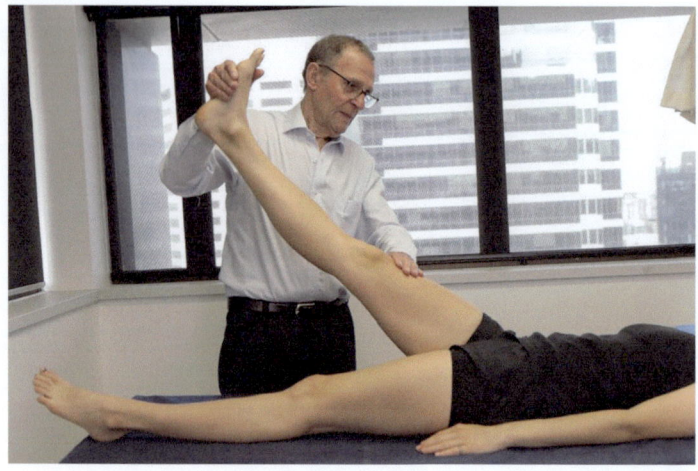

Abb. 2.3 Straight-Leg-Raise-Test (SLR-Test)

- Ebenso können die Symptome durch Kompression der Kniekehle verstärkt werden (positives „Bowstring-Zeichen").
- Verursacht der SLR-Test am nicht betroffenen Bein auf der betroffenen Seite Symptome, deutet dies in der Regel auf eine erhebliche Beteiligung der Nervenwurzel hin – „überkreuzter Ischiasnervdehnschmerz".

2.2.2 Neurologische Untersuchung

- Jetzt wird eine neurologische Untersuchung durchgeführt, mit Prüfung der motorischen, sensiblen und reflektorischen Funktionen sowie auf Muskelatrophie.
- Abb. 2.4a zeigt eine anerkannte Version der sensiblen Dermatome.

2.2 In Rückenlage auf der Untersuchungsliege

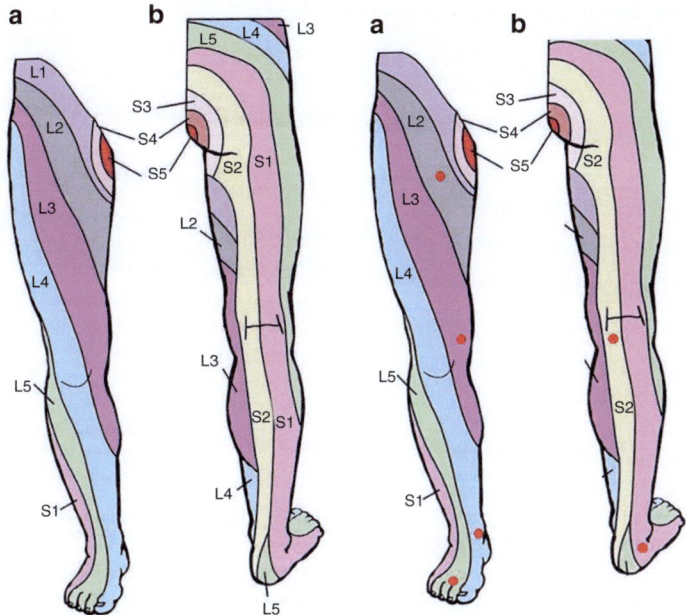

Abb. 2.4 **a** Dermatome der Beine (links: von vorne; rechts: von hinten). **b** Autonomiegebiete (links: von vorne; rechts: von hinten)

2.2.3 Autonomiegebiete

Wie in der oberen Extremität gibt es sogenannte Autonomiegebiete, d. h. Bereiche, die sehr spezifisch von einem bestimmten Nerv versorgt werden (Abb. 2.4b):

- L2: Anteromediale Oberschenkelmitte
- L3: Mediale Femurkondyle
- L4: Malleolus medialis
- L5: Drittes Metatarsophalangealgelenk auf dem Fußrücken
- S1: Lateraler Fersenbereich
- S2: Kniekehle, leicht medial zur Mittellinie

Tab. 2.1 zeigt die Veränderungen, die bei Beteiligung spezifischer Nervenwurzeln gefunden werden können.

Tab. 2.1 Klinisches Bild bei einer spezifischen Nervenwurzelbeteiligung

Nervenwurzel	Reflex	Motorisches Defizit	Sensibles Defizit
L3	Hüfte	Hüftflexion und -adduktion	Medialer Oberschenkel bis zum Knie
L4	Knie	Musculus quadriceps femoris Fußinversion	Medialer Unterschenkel und Fuß
L5	Ischiokrurale Muskulatur[a]	Musculus extensor hallucis longus und Musculus extensor digitorum brevis[b]	Anterolateraler Unterschenkel Fußrücken
S1	Knöchel	Plantarflexion Eversion	Lateraler Fuß und Fußsohle

[a] Der mediale rückwärtige Oberschenkelreflex (Hamstring-Reflex) ist in der Literatur gut beschrieben, wird aber selten in Krankenakten erwähnt, was darauf hindeutet, dass dieser Reflex nicht routinemäßig getestet wird. Es ist ein sehr zuverlässiger Test für eine Beteiligung der Nervenwurzel von L5! (Siehe YouTube-Video von Roger Pillemer: „In Brief – Radiculopathy; the importance of the medial hamstring reflex in testing for L5 radiculopathy")
[b] Ein weiteres Anzeichen einer Beteiligung der Nervenwurzel von L5, das gut beschrieben, aber selten erwähnt wird, ist das Verkümmern des kurzen Zehenstreckers. Wie Jack Last sagt, ist dies ein Muskel, „dessen fleischiger Bauch in den meisten Füßen zu sehen und in allen zu fühlen ist" (Abb. 2.5). Er wird vom lateralen Endast des Nervus fibularis profundus (L5) versorgt

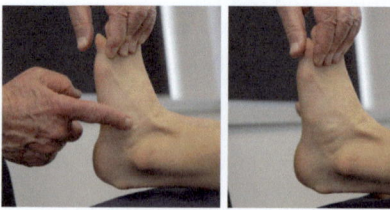

Abb. 2.5 Musculus extensor digitorum brevis

2.3 Untersuchung des Iliosakralgelenks (ISG)

- Tests müssen mindestens drei Mal wiederholt werden.
- Kombinieren Sie mindestens drei Tests.
- Schmerzen deuten auf einen positiven Test hin.

2.3.1 Ablenkungstest

- Hände auf die Spina iliaca anterior superior (SIAS) und posterolateralen Druck ausüben (Abb. 2.6a).

2.3.2 Patrick-Test

- **FABER** – Hüfte in „**f**lexion, **ab**duktion, **e**xternal **r**otation" (Hüfte in Flexion, Abduktion und Außenrotation).
- Legen Sie den Fuß der zu untersuchenden Extremität auf das gegenüberliegende Knie (in „Figur-4"-Position).
- Drücken Sie auf das abduzierte Knie und die gegenüberliegende Spina iliaca anterior superior (Abb. 2.6b).

2.3.3 Oberschenkelschubtest

- Legen Sie eine Hand unter das ISG und beugen Sie Hüfte und Knie um 90°.
- Üben Sie über das Knie Schub auf den Femur und damit das ISG aus (Abb. 2.6c).

2.3.4 Gaenslen-Test

- Beugen Sie die unbeeinträchtigte Hüfte zur Brust und fixieren sie diese.

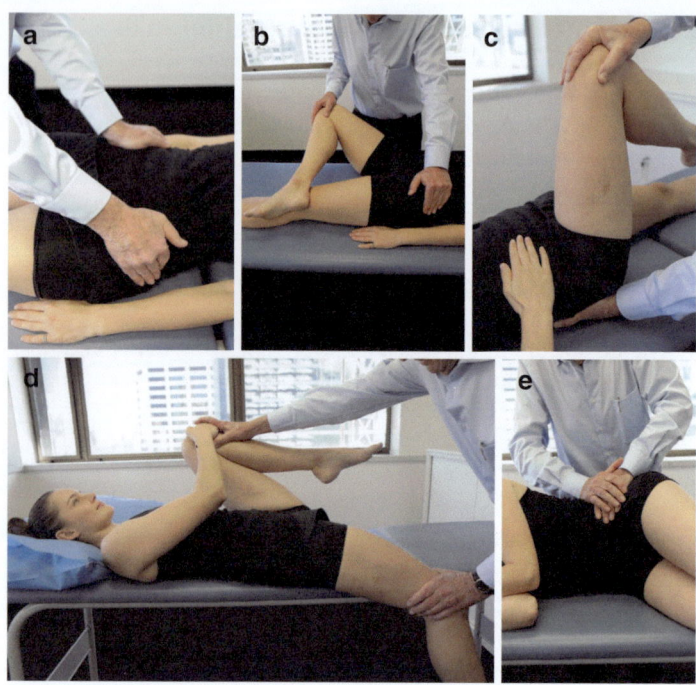

Abb. 2.6 Untersuchung des Iliosakralgelenks. a Ablenkungstest. b Patrick-Test. c Oberschenkelschubtest. d Gaenslen-Test. e Kompressionstest

- Hängen Sie das betroffene Bein über die Seite der Untersuchungsliege.
- Üben Sie Druck auf den distalen Femur aus (Abb. 2.6d).

2.3.5 Kompressionstest

- PPatient liegt mit gebeugten Hüften und Knien auf der asymptomatischen Seite.
- Üben Sie Druck auf den oberen Beckenkamm aus (Abb. 2.6e).

2.3.6 Palpationstests

- Gelten als nicht so effektiv wie die oben genannten Tests.

2.4 In Bauchlage auf der Untersuchungsliege

- Palpieren Sie die Wirbelsäule vom Steißbein bis zur thorakolumbalen Übergang in der Mittellinie und entlang beider Seiten ab (eine gute Methode besteht darin, einen Daumen auf den anderen zu drücken).
- Prüfen Sie, ob eine „Stufe" im unteren Lendenbereich vorliegt, die auf eine Spondylolisthesis (Wirbelgleiten) hinweisen könnte.
- Palpieren Sie beide Iliosakralgelenke.
- Tasten Sie beide Gesäßmuskeln auf eine Druckempfindlichkeit des Ischiasnervs ab, insbesondere nach lokalen Traumata im Gesäßbereich in Verbindung mit Ischiasbeschwerden und einem normalen MRT-Befund (MRT = Magnetresonanztomografie).
- Nervus-femoralis-Dehnungstest (Abb. 2.7) – Nervenwurzeln von L2, L3 und L4.

Nervus-femoralis-Dehnungstest (Abb. 2.7) – Nervenwurzeln von L2, L3 und L4:

- Hierbei wird analog zum SLR-Test der vordere Bereich getestet (umgekehrter Lasègue-Test):
  - Stabilisieren Sie das Becken und beugen Sie passiv das Knie (Abb. 2.7a).
  - Halten Sie das Knie gebeugt, strecken Sie passiv die Hüfte (Abb. 2.7b).
  - Schmerzen im vorderen Oberschenkel deuten auf einen positiven Test hin.
  - Symptome können auch durch Anspannung oder Verletzung der Musculus quadriceps femoris verursacht werden.

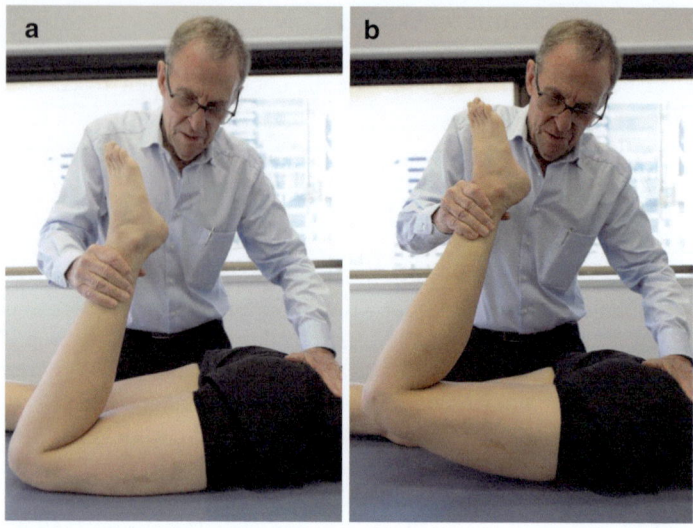

Abb. 2.7 Nervus-femoralis-Dehnungstest (**a**, **b**)

2.4.1 Slump-Test

Dieses in der Literatur gut beschriebene Verfahren ist aufwendig und schwierig zu interpretieren und liefert in der Regel keine zusätzlichen Informationen.

2.4.2 Segmentale Innervation der Muskeln

Die wahrscheinlich informativste Seite, die ich während meines Medizinstudiums gelesen habe, befindet sich in Jack Lasts Anatomielehrbuch, das die segmentale Innervation der Muskeln beschreibt (Abb. 2.8).

Zusammenfassend lässt sich Folgendes festhalten:

- Die meisten Muskeln werden gleichmäßig von zwei benachbarten Segmenten des Rückenmarks versorgt.
- Muskeln, die eine gemeinsame primäre Wirkung auf ein Gelenk haben, werden von denselben zwei Segmenten versorgt.

2.4 In Bauchlage auf der Untersuchungsliege

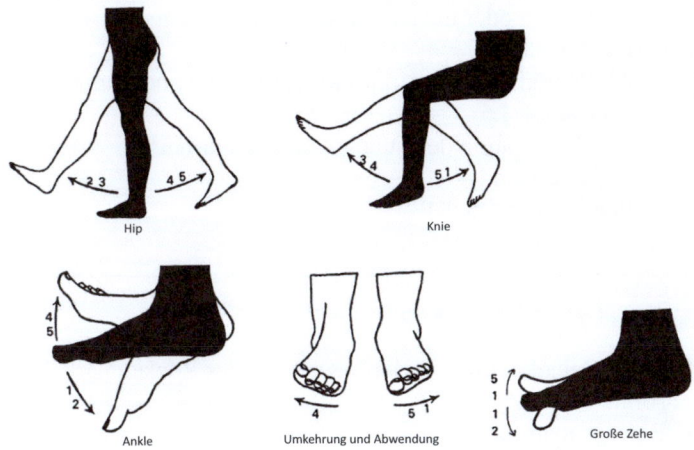

Abb. 2.8 Segmentale Innervation der unteren Extremität

- Ihre Gegenspieler, die sich die entgegengesetzte Wirkung teilen, werden ebenfalls alle von denselben zwei Segmenten versorgt, die in numerischer Reihenfolge mit Ersteren verlaufen.
- Bei einem Gelenk, das sich ein Segment weiter distal in der Gliedmaße befindet, liegt das Zentrum als Ganzes ein Segment tiefer im Rückenmark.
- Die hauptsächlich für die verschiedenen Gelenkbewegungen verantwortlichen Segmente sind in Abb. 2.8 zusammengefasst.
- Das oben genannte Muster ermöglicht die Bestimmung der segmentalen Innervation eines Muskels, z. B.:
  – Musculus iliacus (Hüftflexion) L2, L3
  – Musculus biceps femoris (Knieflexion) L5, S1
  – Musculus soleus (Plantarflexion des Fußgelenks) S1, S2
- Last verweist darauf, dass es sich um einfache Beuge- und Streckbewegungen handelt, die alle Bewegungsmuskeln des Knies und des Fußgelenks umfassen.
- Bezogen auf die Hüfte sind zwar Bewegungen möglich, die nicht nur die Beugung und Streckung umfassen, aber alle werden von denselben vier Segmenten innerviert, also:

- Adduktion oder mediale Rotation (entspricht der Beugung) L2, L3
- Abduktion oder laterale Rotation (entspricht der Streckung) L4, L5
• Für die Innervation des Fußes lautet die Formel:
- Fußinversion L4
- Fußeversion L5, S1

2.5 Anwendung

• Jedes Gelenk wird von vier Segmenten des Rückenmarks versorgt.
• Bewegt man sich in einem Gelenk nach unten, bewegt man sich in einem Segment nach unten.
• Vordere Muskeln kontrahieren als Erstes.
• Beginnen Sie daher mit der Hüfte bei L2, dem Knie bei L3 und dem Fußgelenk bei L4.

Nachdem Sie dies ein paar Mal geübt haben, werden Sie die segmentale Innervation aller Muskeln des unteren Gliedmaßes kennen!

2.6 Checkliste für die Untersuchung der Lendenwirbelsäule

2.6.1 Stehender Patient

• Oberflächliche Abnormalitäten, Rechtwinkligkeit von Schultern und Becken, Wirbelsäulenkrümmungen – von der Seite und hinten

2.6.2 Gangbild

• Anomalien – Ursache ermitteln
• Fersen- und Zehengang

2.6.3 Drei Zusatztests

- Gerades Becken
- Palpation von Abwehrspannung oder Verspannung
- Atemexkursion
  - Wandtest
  - Schober-Test

2.6.4 Bewegungsumfang

- Test in allen drei Ebenen

2.6.5 In Rückenlage auf der Untersuchungsliege

- SLR-Test bzw. Lasègue-Test (kann Bragard- und Bowstring-Tests einschließen)
- Neurologische Untersuchung
- Untersuchung des Iliosakralgelenks

2.6.6 In Bauchlage auf der Untersuchungsliege

- Abtasten vom Steißbein bis zum thorakolumbalen Übergang
- Prüfung auf eine „Stufe" im unteren Lendenbereich
- Palpation der Iliosakralgelenke
- Abtasten beider Gesäßhälften
- Nervus-femoralis-Dehnungstest (umgekehrter Lasègue-Test)

2.6.7 Zusätzlich

- Überprüfung von Hüften, Knien und peripheren Pulsen

Untersuchung auf spezifische Erkrankungen der Lendenwirbelsäule

3.1 Bandscheibenvorfall

- Ein Bandscheibenvorfall tritt auf, wenn der gelartige Nucleus pulposus durch den Anulus fibrosus bricht, und ist im Allgemeinen mit degenerativen Veränderungen des Nucleus pulposus oder des Anulus fibrosus oder beider verbunden.
- Die meisten Vorwölbungen treten in den unteren beiden Lendenwirbelbereichen auf, zwischen dem 4. und 5. Lebensjahrzehnt, und sind bei Männern häufiger.

3.1.1 Anatomische Klassifikation (Stadien der Bandscheibenherniation)

- Protrusion: Vorwölbung der Bandscheibe nach hinten, wobei die Fasern des Anulus fibrosus intakt bleiben (Abb. 3.1a).
- Extrusion (Ruptur): Der Nucleus pulposus durchdringt den Anulus fibrosus (Abb. 3.1b).
- Sequestration: Ein Teil des Nucleus pulposus löst sich ab und liegt frei im Wirbelkanal (Abb. 3.1c).

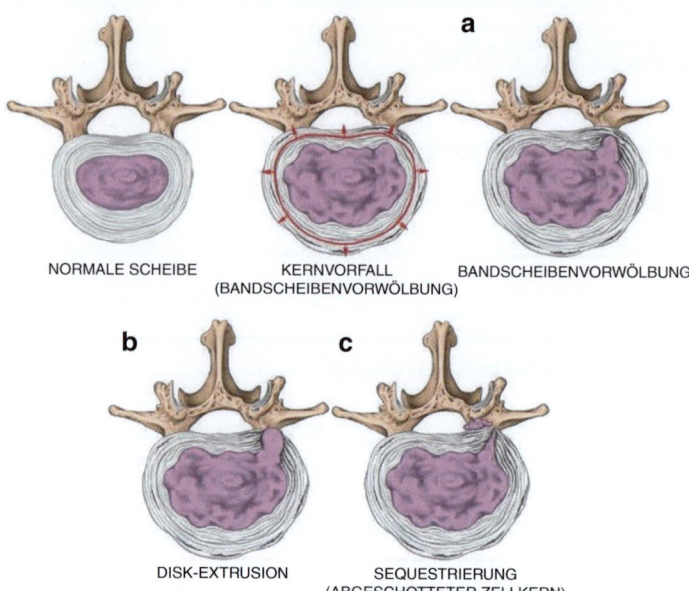

Abb. 3.1 Stadien eines Bandscheibenvorfalls. **a** Protrusion, **b** Extrusion, **c** Sequestration

3.1.2 Klassifikation nach Lokalisation

- Zentral: normalerweise nur Rückenschmerzen; bei schweren Fällen kann es zu einem Cauda-Equina-Syndrom kommen (Abb. 3.2a).
- Parazentral (posterolateral) (> 90 %): auf beiden Seiten des hinteren Längsbands (Abb. 3.2b).
- Foraminal (Abb. 3.2c) oder extraforaminal (weit lateral, < 10 %; Abb. 3.2d).
- Achselständig.

3.1 Bandscheibenvorfall

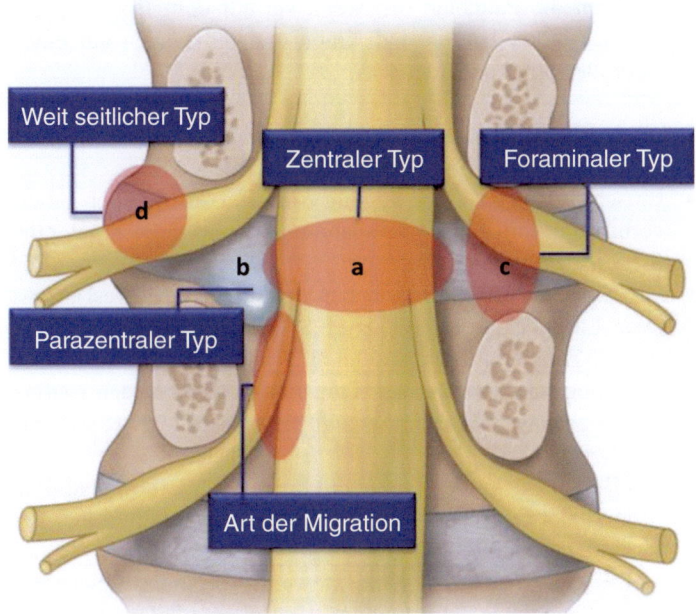

Abb. 3.2 Klassifikation nach Lokalisation

3.1.3 Symptome

- Schmerzen im unteren Rückenbereich und/oder Schmerz im Gesäß und/oder Oberschenkel.
- Schmerzen, die in die unteren Gliedmaßen und in die Füße ausstrahlen, wenn die Nervenwurzeln eingeklemmt sind (Ischialgie).
- Zu den Symptomen in den Beinen gehören Parästhesien und/oder Taubheitsgefühle, die oft als „elektrisches" Gefühl beschrieben werden.
- Symptome können sich durch Bücken, Heben, Drehen, langes Sitzen oder Stehen oder Husten und Niesen verschlimmern.
- Am häufigsten tritt eine Schmerzlinderung ein, wenn man sich mit gebeugten Knien hinlegt. Die größte Erleichterung

erfahren die Patienten oft, wenn sie auf dem Boden liegen, mit flektierten Hüften und Knien und die Waden auf einem Bett oder Stuhl abgelegt.

3.1.3.1 Physische Anzeichen

- Einschränkung der Bewegung im unteren Rücken, meist verbunden mit Muskelverspannungen und manchmal einer Schieflage zur einen Seite.
- Oft eingeschränktes Beinheben (positiver SLR-Test), positiver Lasègue- und gekreuzter SLR-Test sowie das „Bowstring"-Zeichen (die in Abschn. 3.2 beschrieben wurden).
- Neurologische Beteiligung: Drei Funktionen werden routinemäßig getestet: Motorik, Sensibilität und Reflexe (Siehe Tab. 2.1, Seite 22).
  - L3: Schwäche der Hüftadduktion, veränderte Sensibilität: medialer Oberschenkel bis zum Knie, abgeschwächter/fehlender Adduktorenreflex
  - L4: Schwäche der Knieextension, veränderte Sensibilität: medialer Unterschenkel und medialer Fuß, abgeschwächter/fehlender Kniereflex
  - L5: Schwäche der Großzehenextension, veränderte Sensibilität: anterolateraler distaler Unterschenkel und Fußrücken, abgeschwächter/fehlender medialer rückwärtiger Oberschenkelreflex (Hamstring-Reflex)
  - S1: Schwäche der Plantarflexion und Eversion, veränderte Sensibilität: lateraler Fuß und Sohle, abgeschwächter/fehlender Knöchelreflex

3.1.4 Untersuchungen

- Computertomografische (CT-) und MRT-Aufnahme, wobei die MRT der Goldstandard ist

3.1.5 Behandlung

3.1.5.1 Nicht-operativ

- Bettruhe in der akuten Phase mit Mobilisation, sobald diese toleriert wird
- Medikamente: Analgetika, Antiphlogistika, Muskelrelaxanzien und gelegentlich Steroide
- Physiotherapie, Hydrotherapie und Übungsprogramm
- Nervenwurzel- oder Epiduralinjektion

3.1.5.2 Operativ

- Laminotomie und Diskektomie.
- Mikrodiskektomie (d. h. unter Verwendung eines Mikroskops oder einer Vergrößerung).
- Bei weit seitlicher Protrusion kann ein intertransversaler Zugang angezeigt sein.

3.1.5.3 Wichtige zusätzliche Hinweise

- **Das Cauda-equina-Syndrom ist ein chirurgischer Notfall.**
- Untersuchungen müssen immer in Einklang mit den physischen Anzeichen stehen.
- Vergleichen Sie immer die klinischen Befunde mit der nicht betroffenen unteren Extremität.
- Bei den meisten Patienten mit einer lumbalen Bandscheibenprotrusion führt eine konservative Behandlung zur Besserung.
- Eine chirurgische Behandlung ist angezeigt bei starken Schmerzen, die länger als etwa sechs Wochen anhalten, oder bei zunehmender neurologischer Beteiligung.
- Die Atrophie des Musculus extensor digitorum brevis ist ein sehr nützliches zusätzliches Anzeichen für eine Beteiligung der Nervenwurzel von L5.
- Da die Nervenwurzeln im Spinalkanal vertikal verlaufen, hängt die Ebene der betroffenen Wurzel oft von der Position der Vorwölbung ab. Zum Beispiel betrifft eine parazentrale

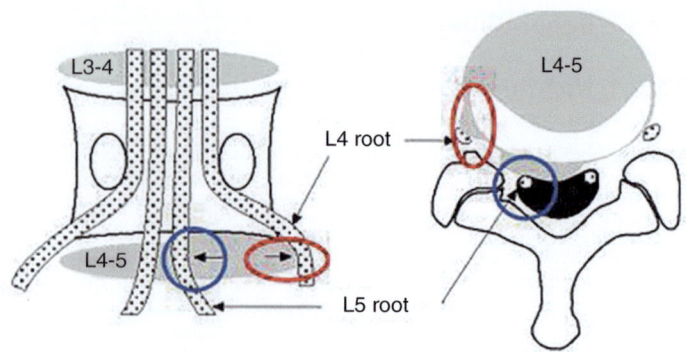

Abb. 3.3 Beteiligung der Nervenwurzeln von L4 bis L5

Bandscheibenvorwölbung auf der Ebene L4–L5 in der Regel die Nervenwurzel von L5, während eine foraminale Vorwölbung die Nervenwurzel von L4 betrifft (Abb. 3.3).

Noch etwas zum Nachdenken:
Wie unterscheidet man zwischen einer L5-Nervenwurzelschädigung und einer Läsion des Nervus fibularis communis, die eine Fußheberschwäche verursacht? (Beachten Sie, dass es andere Ursachen für Fußheberschwäche geben kann, aber diese beiden die häufigsten sind.)

- In beiden Fällen kann es zu einer mehr oder weniger ausgeprägten Fußheberschwäche kommen, mit Schwäche der Plantarflexoren und der Zehenstrecker sowie Schwäche der Evertoren im Sprunggelenk.
- Abb. 3.4a zeigt den typischen Sensibilitätsverlust bei Nervenwurzelschädigungen von L5 (dermatomale Verteilung), und Abb. 3.4b zeigt den Sensibilitätsverlust bei Läsion des Nervus fibularis communis. Beachten Sie die deutliche Ähnlichkeit der Sensibilitätsdefizite.

Wie viele mögliche Merkmale fallen Ihnen ein, anhand derer die beiden Erkrankungen unterschieden werden können?

3.1 Bandscheibenvorfall

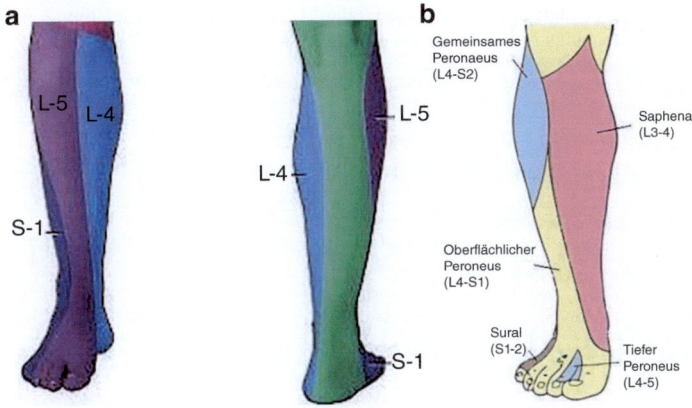

Abb. 3.4 a Sensibilitätsverlust bei L5-Nervenwurzelschädigungen. b Läsion des Nervus fibularis communis

Es gibt mindestens fünf mögliche klinische Befunde, die helfen können, zwischen einer L5-Nervenwurzelschädigung und einer Läsion des Nervus fibularis communis zu unterscheiden:

1. Eine positiver SLR-Test kann in Verbindung mit einer L5-Nervenwurzelschädigung auftreten, aber nicht bei einer Läsion des Nervus fibularis communis.
2. Hüftabduktion: Diese wird durch die Musculi glutei medius und minimus (superiorer Gesäßnerv) bewirkt. Eine Schwäche der Hüftabduktion mit positivem Trendelenburg-Zeichen kann bei L5-Nervenwurzelschädigungen vorliegen, aber nicht bei einer Läsion des Nervus fibularis communis.
3. Der Reflex der medialen, hinteren Oberschenkelmuskulatur erfolgt über die Nervenwurzel von L5 und kann daher bei L5-Nervenwurzelschädigungen abgeschwächt sein, aber nicht bei einer Läsion des Nervus fibularis communis.
4. Tinel-Zeichen: Beim Beklopfen des Nervus fibularis communis auf Höhe des Halses der Fibula können Parästhesien auftreten, die in das Bein ausstrahlen, was bei L5-Nervenwurzelschädigungen nicht der Fall ist.

Tab. 3.1 Unterschiede zwischen einer L5-Nervenwurzelschädigung und einer Läsion des Nervus fibularis communis

	Nervenwurzel von L5	Nervus fibularis communis
SLR-Test	Eingeschränkt	Normal
Hüftabduktion	Schwach	Normal
Medialer rückwärtiger Oberschenkelreflex (Hamstring-Reflex)	Abgeschwächt/abwesend	Vorhanden
Tinel's Zeichen	Abwesend	Vorhanden
Fußinversion	Schwach	Normal

5. Fußinversion: Der Musculus tibialis anterior ist ein Fußinvertor und wird von L4 und L5 versorgt. Eine abgeschwächte Inversion kann daher bei L5-Nervenwurzelschädigungen, aber nicht bei einer Läsion des Nervus fibularis communis auftreten.

Diese Unterschiede sind in Tab. 3.1 zusammengefasst.

3.2 Zerrung und Verstauchung in der Lumbalregion

Im *Stedman's Medical Dictionary* werden diese Begriffe wie folgt definiert:

- Zerrung: Eine Verletzung durch Überbeanspruchung oder Fehlbelastung (bezieht sich normalerweise auf einen Muskelfaserriss).
- Verstauchung: Eine Verletzung eines Bands als Folge von abnormen oder übermäßigen Krafteinwirkung auf ein Gelenk.
- Es wird angenommen, dass diese Verletzungen bis zu 70 % der Fälle mit Schmerzen im unteren Rückenbereich ausmachen; etwa 90 % klingen innerhalb von 3–4 Wochen ab.

3.2 Zerrung und Verstauchungin der Lumbalregion

- Beide können durch eine akute Verletzung oder schleichende Überbeanspruchung verursacht werden.
- Die Symptome reichen von mild bis schwer, abhängig von der Pathologie und dem Ausmaß der Verletzung, und umfassen hauptsächlich Schmerzen im unteren Rückenbereich.
- Es ist wichtig, andere schwerwiegendere Ursachen für die Schmerzen im unteren Rückenbereich auszuschließen.
- Die Behandlung besteht aus Ruhe in der Akutphase, oraler Medikation, Physiotherapie und Massage, Wärme- und Kältepackungen sowie frühzeitiger Mobilisation und Bewegung. Narkotika sind zu vermeiden.
- Prävention ist ein wichtiger Aspekt der Behandlung und sollte Übungen zur Verbesserung der Rumpfkraft und die Vermeidung von übermäßiger Belastung für den unteren Rücken, insbesondere beim Heben, umfassen.

3.2.1 Lumbale Spinalkanalstenose (LSS)

- LSS bezieht sich auf abnormaleVerengung des lumbalen Spinalkanals mit vermindertem Raum für neuronale und vaskuläre Strukturen. Sie kann zentral oder lateral, im Recessus lateralis oder im Foramen intervertebrale, auftreten.
- Formen:
  - Angeboren: aufgrund von Wirbelkörperdysplasie
  - Erworben durch:
    Chronische Bandscheibenprotrusion/-kollaps
    Beteiligung des Facettengelenks mit Hypertrophie, Verlagerung oder Osteophyten
    Hypertrophie/Quetschung des Ligamentum flavum
    Spondylolisthesis
    In der Regel eine Kombination aus den oben genannten Punkten
- Symptome sind Schmerzen im unteren Rücken mit Schmerzausstrahlung und Taubheitsgefühl in die unteren Gliedmaßen, normalerweise bei Patienten über 50 Jahren.

- Symptome werden durch Gehen, langes Stehen und bei lumbaler Extension hervorgerufen und durch lumbale Flexion, entweder im Sitzen oder Stehen, gelindert.
- Die „neurogene" Form (Claudicatio spinalis) muss von der „vaskulären" (Claudicatio intermittens) unterschieden werden:
  - Überprüfen Sie immer die peripheren Pulse.
  - Symptome bei Claudicatio spinalis tendieren dazu, von proximal nach distal aufzutreten, während sie bei Claudicatio intermittens distal beginnen, normalerweise im Wadenbereich.
  - Wie oben erwähnt, werden Symptome der Claudicatio spinalis durch lumbale Flexion gelindert, die keinen Einfluss auf die vaskuläre Form hat.
  - Suchen Sie nach anderen Anzeichen einer vaskulären Insuffizienz.
  - Achtung: Die beiden Erkrankungen können gleichzeitig auftreten.

  Die Diagnose wird durch Röntgen-, MRT- und CT-Aufnahmen bestätigt.

  Nicht-operative Behandlung und Aufklärung sind oft ausreichend, aber in schwereren Fällen wird zu einer Operation geraten, die im Allgemeinen erfolgreich ist.

3.3 Cauda-equina-Syndrom (CES)

- Verursacht durch schwere Kompression der Nervenwurzeln in der Lendenwirbelsäule.
- Kann akut bei großen Bandscheibenvorfällen auftreten (etwa 50 % der Fälle); nach Traumata mit Rückverlagerung von Knochenfragmenten oder in nicht akuter Form bei jeder raumfordernden Erkrankung/Läsion, einschließlich iatrogener Ursachen nach Operationen.
- Die Nerven der Cauda equina sind für die motorischen, sensiblen und reflektorische Funktionen der unteren Extremitäten sowie die willkürliche Kontrolle der Darm- und Blasenfunktion und der Schließmuskelkontrolle verantwortlich.

3.3 Cauda-equina-Syndrom (CES)

3.3.1 Symptome

- Akute Schmerzen im unteren Rückenbereich
- Schmerzen in den unteren Gliedmaßen, meist beidseitig
- Verlust der Blasenkontrolle mit schmerzloser Harnretention und Inkontinenz
- Motorische und sensible Ausfälle in den unteren Extremitäten

3.3.2 Physische Anzeichen

- Verminderte Empfindung im Bereich des Perineums (Sattelbereich) (S3, S4, S5) (Abb. 3.5)
- Verlust der bewusst gesteuerten Analkontraktion
- Motorischer, sensibler und Reflexverlust in den unteren Extremitäten
- Verlust des Genital- (Bulbokavernosus-) und Analreflexes

3.3.3 Untersuchungen

- Bei jedem Verdacht auf CES ist dringend eine MRT angezeigt.
- Bei Restharnmengen von > 100 ml muss Verdacht geschöpft werden.
- **CES ist ein medizinischer Notfall, der eine dringende Dekompression der Lendenwirbelnerven erfordert. Dies sollte so schnell wie möglich und auf jeden Fall innerhalb von 48 h durchgeführt werden.**

3.3.4 Red Flags bei CES

Symptome

- Akute Rückenschmerzen
- Harnverhalt und/oder Inkontinenz
- Stuhlinkontinenz

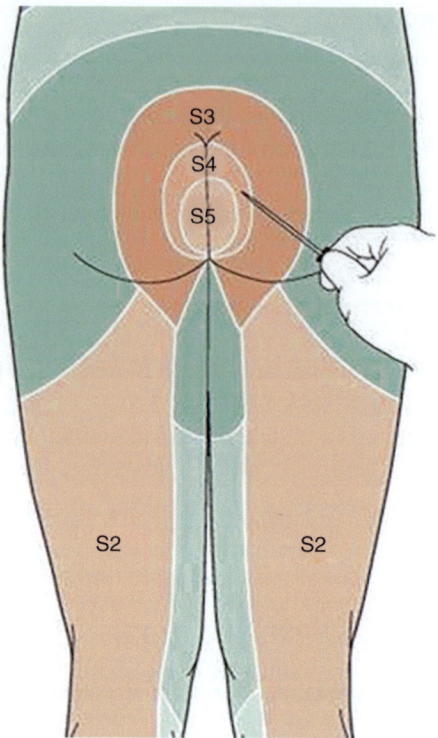

Abb. 3.5 Sensibilitätsverlust in den unteren Extremitäten und im Bereich des Perineums (Sattelbereich)

Anzeichen

- „Sattelanästhesie"
- Erschlaffung der Analsphinkter und Verlust der bewussten Analkontraktion
- Schwäche und Sensibilitätsverlust der unteren Extremitäten

3.4 Spondylolyse und Spondylolisthesis

3.4.1 Spondylolysis

- „Spondylo" = Wirbel; „lyse" = abbauen.
- Dieser Begriff wird verwendet, um Defekte der Pars interarticularis zu beschreiben.
- Die Pars interarticularis ist der Bereich zwischen dem oberen und unteren Gelenkfortsatz (Zygapophysial-bzw. Zwischenwirbelgelenk) im hinteren Wirbelbogen (Abb. 3.6).
- In der Röntgenaufnahme ist ein Defekt oder Bruch zu erkennen, ohne Verschiebung.
- Die Erkrankung wird auf wiederholte mechanische Belastungen zurückgeführt, kann aber auch als akute Verletzung auftreten.
- Wenn die Erkrankung beidseitig auftritt, kann eine Spondylolisthesis auftreten.

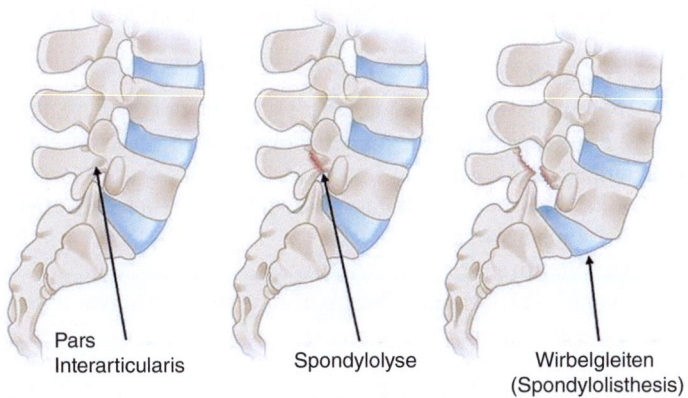

Abb. 3.6 Spondylolisthesis – Defekte der Pars interarticularis

3.4.2 Spondylolisthesis

- „Spondylo" = Wirbel; „listhesis" = Verschiebung.
- Tritt fast immer im Bereich der beiden unteren Lendenwirbelbereichen (L4/L5 und L5/S1) auf, kann aber auch im Bereich von L3/L4 auftreten.

3.4.3 Klassifikation

Spondylolisthesis kann in fünf Gruppen eingeteilt werden:

- Lythisch (isthmisch):
  - Häufigste Form (50 %).
  - Wahrscheinlich genetischer Faktor vorhanden.
  - Bei 5 % der Menschen im Alter von 7 Jahren vorhanden.
- Degenerativ: (25 %)
  - Assoziiert mit Bandscheiben-, Ligament- und Facettengelenkdegeneration.
  - Tritt in älteren Altersgruppen auf, insbesondere bei Frauen mittleren Alters, und betrifft hauptsächlich den Bereich von L4/L5.
- Dysplastisch: (20 %)
  - Normalerweise aufgrund einer Dysplasie der oberen Sakralgelenke, wodurch L5 auf dem Sakrum nach vorne rutscht.
- Traumatisch:
  - Eine seltene Verletzung, die eine erhebliche Krafteinwirkung erfordert.
- Pathologisch:
  - Kann mit Tumoren, Osteoporose oder Infektionen assoziiert sein.

3.4.4 Einteilung nach Schweregrad (Meyerding)

Es gibt 4 Schweregrade und eine Sonderform des Wirbelgleitens (Abb. 3.7):

3.4 Spondylolyse und Spondylolisthesis

Grade der Spondylolisthesis

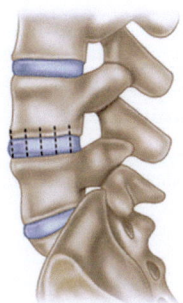
Normale
Wirbelsäul

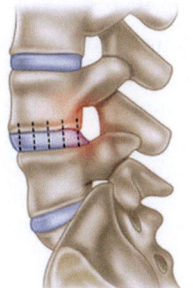
Klasse 1
<25% Schlupf

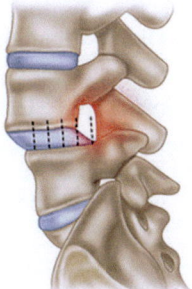
Klasse 2
25-50% Schlupf

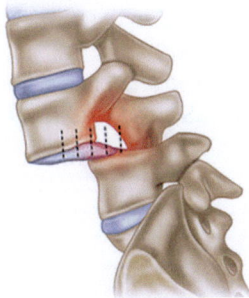
Klasse 3
50-75% Schlupf

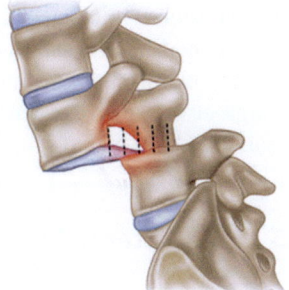
Klasse 4
>75% Schlupf

Abb. 3.7 Die vier Schweregrade der Spondylolisthesis

- **Grad 1:** Verschiebung um < 25 %
- **Grad 2:** Verschiebung von 25 bis 50 %
- **Grad 3:** Verschiebung von 51 bis 75 %
- **Grad 4:** Verschiebung von 76 bis 100 %
- **Grad 5:** Wenn der obere Wirbel vollständig von dem darunter liegenden Wirbel abrutscht (> 100 % Verschiebung), spricht man von einer Spondyloptose.

3.4.5 Klinische Präsentation

- Häufig asymptomatisch und Zufallsbefund.
- Symptome beinhalten Rückenschmerzen, gelegentlich gepaart mit Ischialgie und möglicher neurologischer Beteiligung.
- Eine fühlbare „Stufe" kann auf der Ebene des Gleitwirbels gespürt werden.

3.4.6 Untersuchung

- Seitliche Röntgenaufnahmen in Flexion und Extension zeigen jeden Verschiebung der Gleitwirbel; und bei einer isthmischen Spondylolisthesis kann der Defekt in der Pars interarticularis in dieser Ansicht gesehen werden.
- In der klassischen Ansicht erscheint die Läsion schräg und zeigt etwas, das aussieht wie ein „Scottie-Hund mit Halsband" (Abb. 3.8a, b).

3.5 Facettengelenkarthropathie

- Die lumbalen Zygapophysialgelenke(Facettengelenke) sind echte Synovialgelenke mit hyalinen Knorpeloberflächen, einer Synovialmembran und Synovialflüssigkeit sowie einer fibrösen Kapsel (Abb. 3.9).
- Diese unterliegen den gleichen arthritischen Veränderungen wie jedes andere Synovialgelenk, wobei bildgebende Untersuchungen bei nachgewiesenen Fällen Gelenkspaltverengung, subartikuläre Knochenerosionen und subchondrale Zysten, Osteophytenbildung und knöcherne Hypertrophie zeigen.
- Diese Gelenke sind lasttragend und erleichtern Flexions- und Extensionsbewegungen, während sie Rotationsbewegungen einschränken.

3.5 Facettengelenkarthropathie

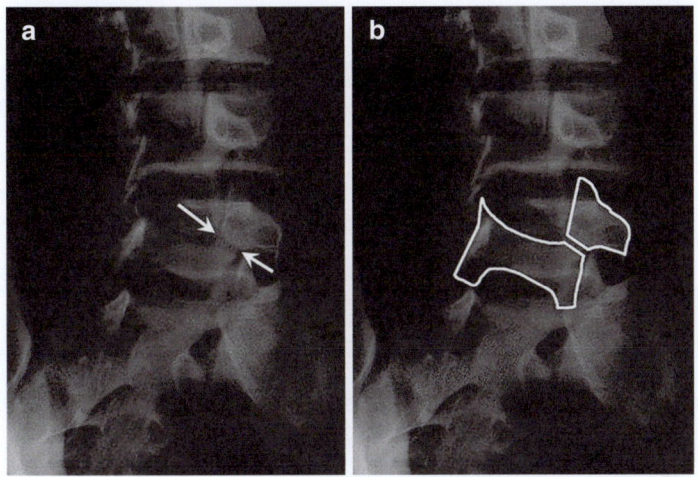

Abb. 3.8 Röntgenaufnahme mit dem „Scottie-Hund mit Halsband". **a** Röntgenaufnahmen zeigen jede Verschiebung. **b** Die klassische Ansicht zeigt die Kontur des „Scottie-Hundes mit Halsband"

- Anomalien der Facettengelenke können mit einer „segmentalen Instabilität" verbunden sein und eine Ursache für chronische Rückenschmerzen darstellen.
- Facettengelenkarthritis tritt mit zunehmendem Alter häufiger auf und wird bei fast 90 % der Menschen über 65 Jahren vermutet. Ein hoher Body-Mass-Index (BMI) ist ein Risikofaktor.

3.5.1 Symptome

- Rückenschmerzen unterschiedlichen Ausmaßes, die auf die Gesäßmuskulatur und den hinteren Oberschenkel ausstrahlen können.
- Die Symptome treten zunächst schubweise auf, können aber – einmal etabliert – chronisch werden, mit intermittierenden Exazerbationen.

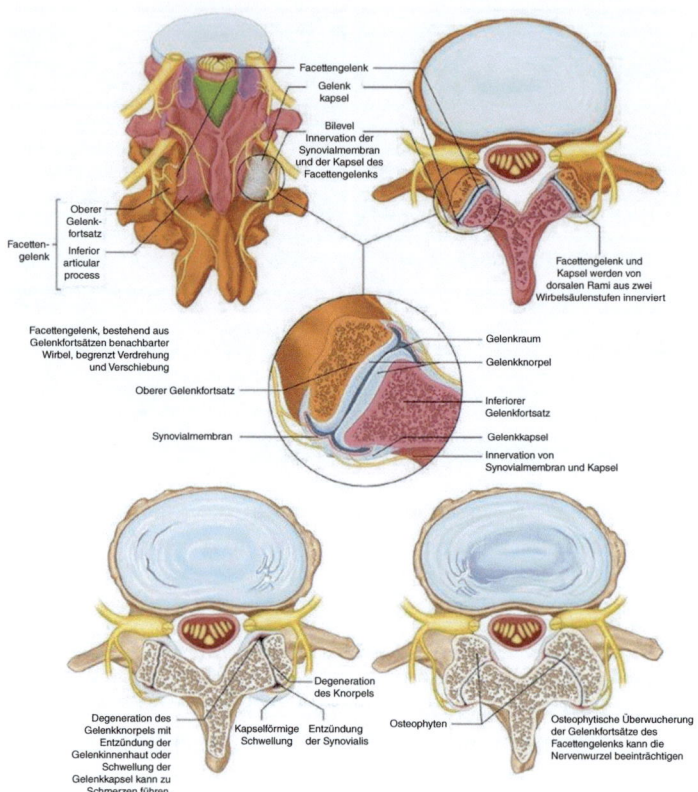

Abb. 3.9 Anatomie des Facettengelenks

- Verschlimmerung durch langes Sitzen oder Stehen und insbesondere durch Extension und Erschütterung der Lendenwirbelsäule.
- Besserung wird oft durch Hinlegen oder Positionswechsel erreicht.

3.5 Facettengelenkarthropathie

3.5.2 Anzeichen

- Wenn der Rücken schmerzt, kann es zu Bewegungseinschränkungen in Verbindung mit lokaler Schmerzempfindlichkeit, Abwehrspannung und Verspannungen kommen.
- Ohne Rückenschmerzen kann klinisch sehr wenig zu finden sein.

3.5.3 Untersuchungen

- CT- und MRT-Aufnahmen können die oben genannten typischen Merkmale zeigen.

3.5.4 Diagnose

- Es ist unerlässlich, andere Ursachen für Rückenschmerzen auszuschließen.

3.5.5 Behandlung

- Nicht-operativ
  - Allgemeine unterstützende Maßnahmen, einschließlich oraler Medikation (Analgetika und nicht-steroidale Antiphlogistika), Physiotherapie, Anleitung zu Übungen und dem Schutz der Wirbelsäule
  - Facettengelenkinjektion und Radiofrequenzneurotomie/-ablation nach diagnostischer Blockade
- Chirurgisch
  - Die einzige chirurgische Option ist die Wirbelsäulenfusion. Diese ist bei Facettenarthropathie selten angezeigt.
  - Es ist unerlässlich, andere Ursachen für Rückenschmerzen auszuschließen.

3.6 Ankylosierende Spondylitis (AS)

- AS ist eine chronische, entzündliche Multisystemerkrankung, die hauptsächlich die Iliosakralgelenke und die Wirbelsäule betrifft.
- Andere betroffene Hauptgelenke sind die Hüften und Schultern, aber sie kann auch weiter peripher gelegene Gelenke betreffen.
- Außerhalb des Gelenks können die Augen (Uveitis), die Aorta sowie die Lungen, Nieren und der Magen-Darm-Trakt betroffen sein.
- Es besteht eine genetische Prädisposition, die mit dem Vorhandensein des HLA-B27-Gens in Verbindung steht.
- Männer sind häufiger betroffen als Frauen, und das übliche Erkrankungsalter liegt zwischen 15 und 30 Jahren.
- Die Pathophysiologie beinhaltet eine Verknöcherung an den Verbindungen zwischen den Wirbeln und den äußeren Fasern des Anulus fibrosus der Bandscheiben, die zu einer knöchernen Fusion führt (Abb. 3.10). Auch eine Fusion der Iliosakralgelenke kann auftreten.

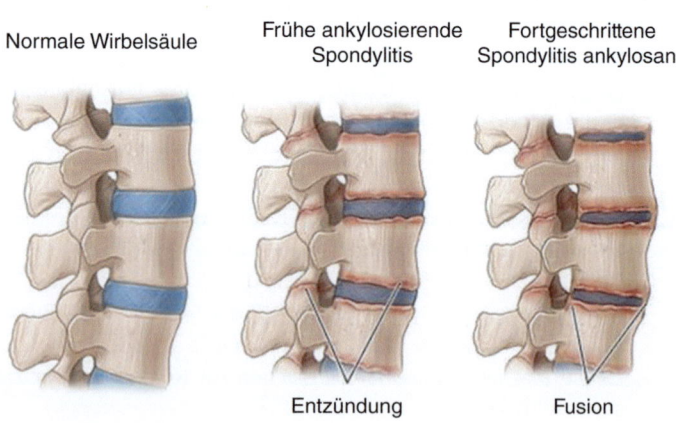

Abb. 3.10 Ankylosierende Spondylitis – Knochenfusion

3.6 Ankylosierende Spondylitis (AS)

- Die Prognose ist unterschiedlich, und die meisten Patienten mit AS bleiben leistungsfähig, während in schweren Fällen Steifheit und Deformität auftreten können.
- Das häufigste Symptom sind Schmerzen im unteren Rücken, die morgens und nach Inaktivität schlimmer sind und sich durch Bewegung verbessern. Müdigkeit ist eine häufige Beschwerde.
- Es besteht eine eingeschränkte Atemexkursion, die ein diagnostisches Merkmal ist. Wie im vorherigen Kapitel erwähnt, sollte bei jedem Patienten mit Rückenschmerzen in der entsprechenden Altersgruppe die Atemexkursion getestet werden.
- Zusätzliche diagnostische Tests umfassen den Wand- und den Schober-Test.

3.6.1 Untersuchungen

- Bluttests mit Erythrozytensedimentationsrate (ESR), C-reaktivem Protein (CRP) sowie HLA-B27

3.6.2 Bildgebung

- Iliosakralgelenke: reichen von frühen entzündlichen Veränderungen bis zur knöchernen Ankylose (Abb. 3.11)
- Wirbelkörper: Verlust der normalen Konkavität an der Vorderseite der Wirbelkörper (Abflachen) und die oben genannte Verknöcherung (Syndesmophyten), die zum klassischen Aussehen einer „Bambuswirbelsäule" führt (Abb. 3.12)

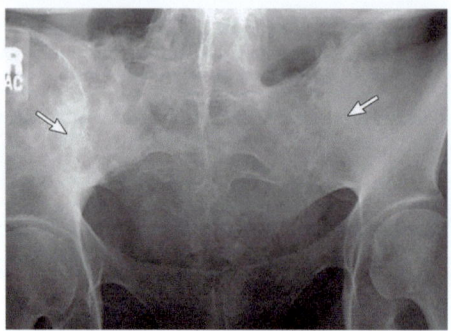

Abb. 3.11 Ankylosierende Spondylitis – ISG-Fusionen

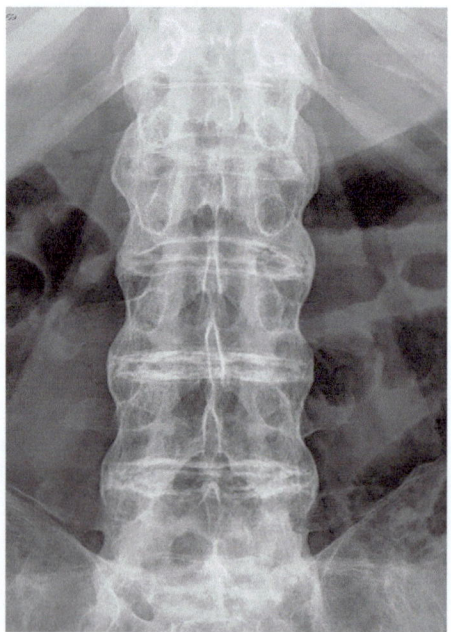

Abb. 3.12 Bambuswirbelsäule

3.7 Infektionen in der Lendenwirbelsäule: Osteomyelitis und Diszitis

3.7.1 Definitionen

- Osteomyelitis: Infektion eines Wirbelkörpers.
- Diszitis: Infektion einer Bandscheibe.
- Es ist möglich, dass diese beiden Erkrankungen verschiedene Stadien des gleichen Krankheitsprozesses sind: „Spondylodiszitis".

3.7.2 Ursachen

- Hämatogene Ausbreitung vom Ort der Primärinfektion
  - Erreger können pyogene bzw. Tuberkulosebakterien oder Parasiten sein.
- Iatrogen, nach Bandscheibeninjektion oder Wirbelsäulenoperation

3.7.3 Epidemiologie

- Hauptsächlich eine Krankheit von Erwachsenen, obwohl Diszitis auch im Kindesalter auftreten kann.
- Männer : Frauen = 2:1.
- Prädisponierende Faktoren sind Diabetes mellitus, Immunsuppression oder Bakteriämie jeglicher Ursache, vorherige Wirbelsäulenoperation und intravenöser Drogenkonsum.

3.7.4 Symptome

- Deutlich lokalisierte Rückenschmerzen, die sehr stark sein können.
- Bei hämatogener Ausbreitung können die Symptome mit der primären Infektionsstelle zusammenhängen.

- Fieber kann bei pyogenen Infektionen vorhanden sein.
- Angesichts der Tatsache, dass diese Erkrankung selten ist, Rückenschmerzen sehr häufig vorkommen und die Symptome vielfältig sein können, ist es nicht überraschend, dass die Diagnose oft verzögert erfolgt.
- Ein hoher Verdachtsindex ist erforderlich.

3.7.5 Zeichen

- Lokale Schmerzempfindlichkeit, die sehr stark sein kann
- Ausgeprägte Steifheit
- Möglicherweise Fieber (Pyrexie)

3.7.6 Untersuchungen

- Routinebluttests: Leukozytenzahl, C-reaktives Protein (CRP) und Blutsenkungsgeschwindigkeit (BSG)
- Blutkulturen – unverzichtbar
- Röntgen, Knochenszintigrafie und MRT – unverzichtbar (Abb. 3.13)
- Veränderungen in MRT-Aufnahmen:
  - Verengung des Bandscheibenraums
  - Knochenzerstörung (kortikale Erosion)
  - Knochenmarködem
  - Prävertebrale oder epidurale Extrusion (paravertebrales Abszess)

3.7.7 Behandlung

- Nicht-operativ
  - Ruhe und Schmerzbehandlung
  - Intravenöse Antibiotika, oft für 6–8 Wochen
- Chirurgisch
  - Indiziert bei neurologischer Beteiligung, Abszessbildung oder Nichtansprechen auf die konservative Behandlung

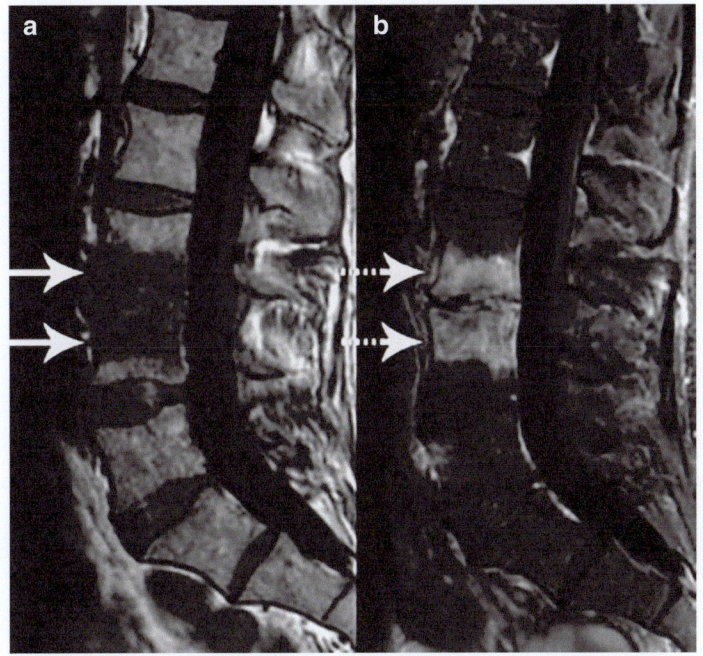

Abb. 3.13 MRT zeigt Wirbelsäuleninfektion. **a** Röntgen. **b** MRT

3.8 Der Plexus lumbosacralis

Jeder der Nerven, die den Plexus lumbosacralis bilden, teilt sich beim Austritt aus dem Wirbelkanal in eine vordere und eine hintere Nervenfaser (Rami).

Der Plexus lumbalis wird von den vorderen Seitenästen von L1–L4 gebildet, während der Plexus sacralis von den vorderen Seitenästen von S1–S4 gebildet wird, wobei der Truncus lumbosacralis (L4 und L5) einen wesentlichen Anteil ausmacht (Abb. 3.14).

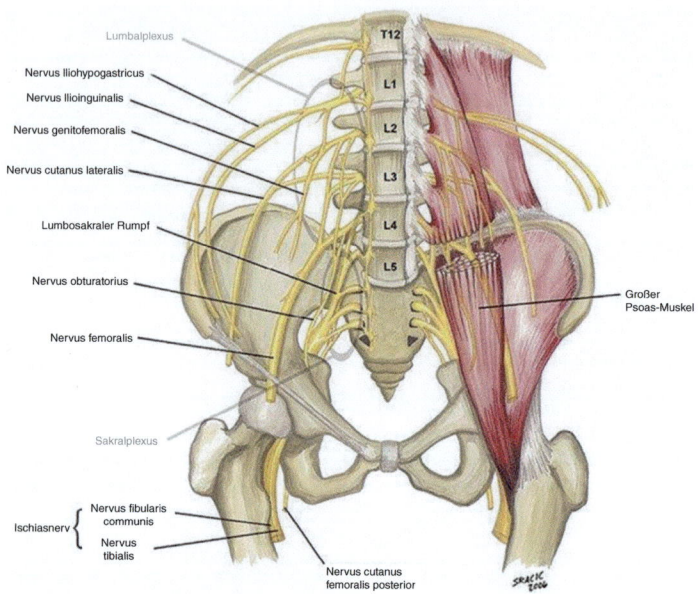

Abb. 3.14 Der Plexus lumbosacralis

3.8.1 Der Plexus lumbalis (Abb. 3.15)

- Der Plexus bildet sich innerhalb des Musculus psoas major.
- Die beiden wichtigsten motorischen Äste sind:
  - Nervus femoralis (L2, L3, L4), der den Musculus quadriceps femoris (Musculus rectus femoris und die drei Musculi vasti) versorgt
  - Nervus obturatorius (L2, L3, L4), der den Musculus adductor longus und brevis sowie den Beckenanteil des Musculus adductor magnus versorgt
- Der wichtigste sensible Ast ist der Nervus saphenus, ein Endast des Nervus femoralis, der im Femoraldreieck entsteht. Er erstreckt sich über den gesamten anteromedialen Oberschenkel und den medialen Unterschenkel, bis vor den

3.8 Der Plexus lumbosacralis

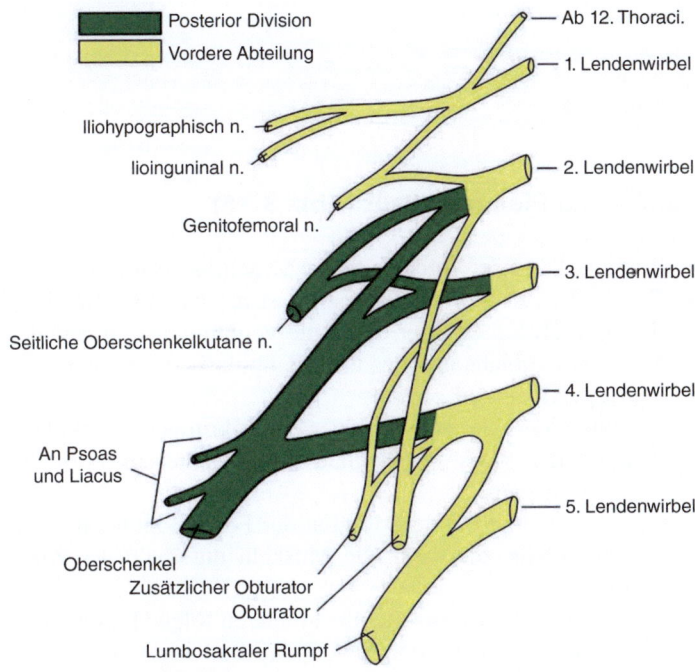

Abb. 3.15 Der Plexus lumbalis

Malleolus medialis und hinunter zur Basis der großen Zehe. Sicherlich der längste Nerv im Körper![1] Der infrapatellare Ast wird oft bei Inzisionen am vorderen Knie verletzt.
- Eine nützliche Gedächtnishilfe für die Hauptäste des Plexus lumbalis:

---

[1] In der Literatur heißt es, dass der längste Nerv des Körpers der Nervus ischiadicus sei, der im Plexus sacralis entspringt und sich über die gesamte untere Extremität bis in den Fuß erstreckt. Wie bereits erwähnt, teilt sich der Ischiasnerv im Bereich der Fossa poplitea in seine Endäste, sodass er aufhört, der Ischiasnerv zu sein.

Interested	in	getting	lunch	on	friday
Nervus iliohypogastricus	Nervus ilioinguinalis	Nervus genitofemoralis	Nervus cutaneus femoris lateralis	Nervus obturatorius	Nervus femoralis

3.8.2 Der Plexus sacralis (Abb. 3.16)

- Bildet sich auf der Vorderseite des Musculus piriformis.
- Der größte Ast des Plexus sacralis ist der Nervus ischiadicus (L4, L5, S1, S2, S3), der durch die Vereinigung von Anteilen des Nervus tibialis und des Nervus fibularis (peroneus) communis gebildet wird.
- Er innerviert alle Muskeln der ischiokruralen Muskulatur (Hamstrings) sowie die ischiale Komponente des Musculus adductor magnus.
- Der Nerv teilt sich in der Region der Fossa poplitea in seine beiden Anteile, die dann alle Muskeln unterhalb des Knies versorgen.
- Andere Äste des Plexus sacralis umfassen folgende Nerven:
  - Nervus pudendus, der motorische und sensible Äste zu Beckenboden und Perineum, einschließlich perianaler Haut, Penis/Klitoris, Skrotum und Vulva, führt
  - Nervus gluteus superior und Nervus gluteus inferior
  - Nervus musculi obturatorii interni
  - Nervus musculi quadrati femoris
  - Der perineale Ast von S4

Der Nervus saphenus muss folglich der längste Nerv im Körper sein.

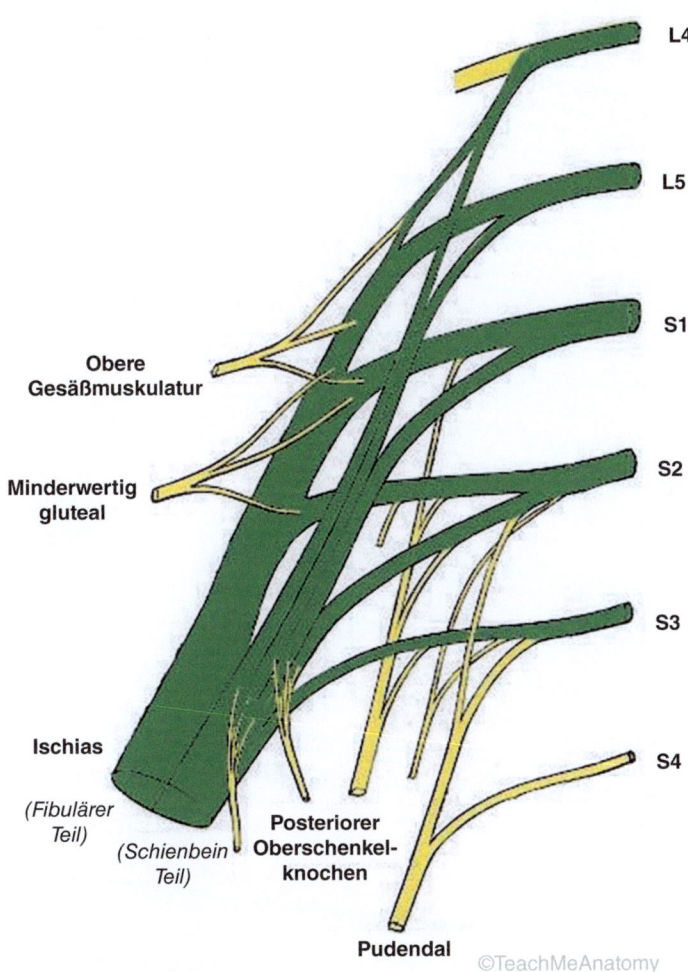

Abb. 3.16 Der Plexus sacralis

Teil II

Das Hüftgelenk

Anatomie und Funktion der Hüfte

4

- Das Hüftgelenk ist ein Kugelgelenk zwischen dem Kopf des Femurs und dem Acetabulum des Beckens. Es ist ein sehr stabiles Gelenk (Abb. 4.1).
- Das Azetabulum wird durch das es umgebende Labrum vertieft, das als faserig-knorpeliger Kragen fungiert (Abb. 4.2).
- Der untere Teil des Labrums bildet das Ligamentum transversum acetabuli.
- Die Gelenkfläche des Azetabulums ist c-förmig und umgibt die nicht gelenkige Fossa acetabuli an der Basis des Azetabulums.
- Die Fossa enthält Haversches Fettgewebe sowie das Ligamentum capitis femoris und dessen Arterie, einen kleinen Ast der Arteria obturatoria, der insbesondere im Kindesalter einen Teil des Femurkopfes versorgt.
- Der Kopf des Femurs ist glatt und mit Gelenkknorpel bedeckt, außer an der Fovea capitis femoris, an der das Ligamentum capitis femoris, auch Ligamentum teres genannt, ansetzt (Abb. 4.3).

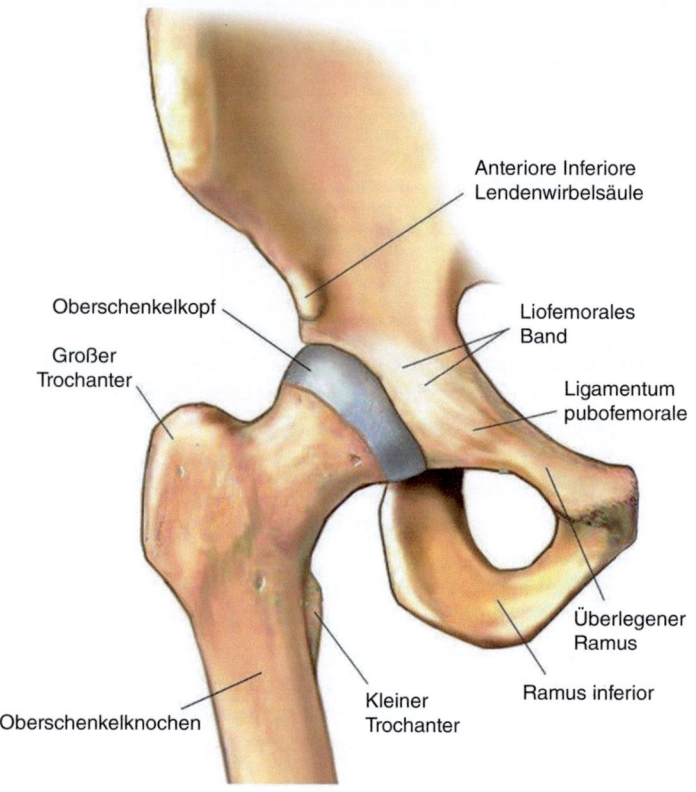

Abb. 4.1 Hüftgelenk

4.1 Bewegungen

- Trotz der Stabilität des Hüftgelenks ist eine großer Bewegungsumfang möglich.
- Bewegungen erfolgen in drei Ebenen, die rechtwinklig zueinander stehen (siehe Abb. 4.4a–h, die den Bewegungsumfang zeigen):

4.1 Bewegungen

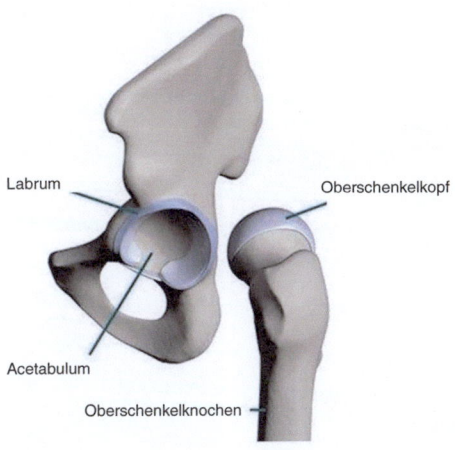

Abb. 4.2 Labrum

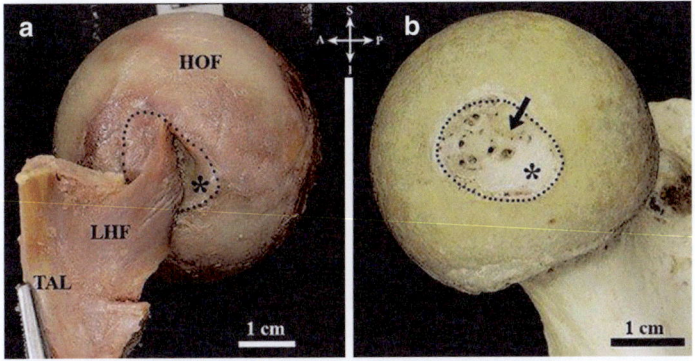

Abb. 4.3 a Ligamentum capitis femoris. b Fovea capitis femoris

– Beugung (**a**) (Musculus psoas major und Musculus Iliacus, unterstützt durch Musculus rectus femoris, Musculus sartorius und Musculus pectineus) und Streckung (**b**) (Musculus gluteus maximus und die ischiokrurale Muskulatur) in der Sagittalebene.

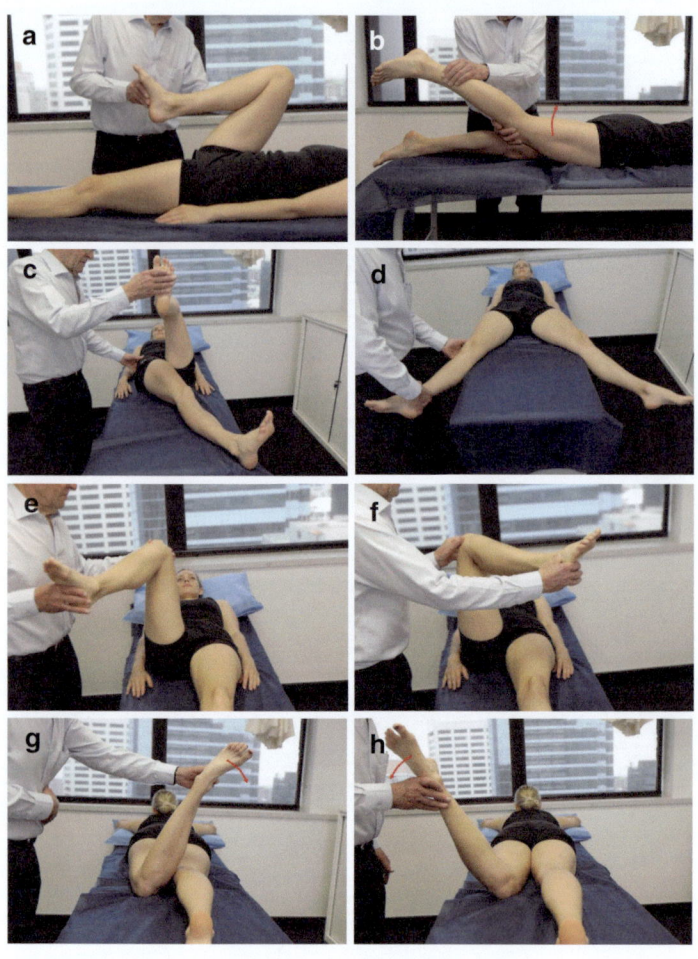

Abb. 4.4 Bewegungsumfang des Hüftgelenks

– Adduktion (**c**) (Musculus adductor magnus, longus und brevis, Musculus gracilis, Musculus pectineus) und Abduktion (**d**) (Musculus gluteus medius und minimus, Musculus tensor fasciae latae und Musculus sartorius) in der Frontalebene.

- Innen-/mediale Rotation (**e**) (Musculus tensor fasciae latae, Musculus gluteus medius und minimus) und Außen-/laterale Rotation (**f**) (Musculus gluteus maximus, Musculus gemellus superior und inferior, Musculus obturator internus und externus, Musculus quadratus femoris, Musculus piriformis) in der vertikalen Ebene.
- Das Rotationszentrum liegt in der Mitte des Femurkopfes.

Zu beachten ist, dass bei der Beurteilung von Beeinträchtigungen die Richtlinie der American Medical Association (AMA), 5. Aufl., verlangt, dass Rotationsbewegungen in Bauchlage durchgeführt werden (Abb. 4.4g, h).

Bei Frakturen des Oberschenkelhalses geht das Rotationszentrum verloren und der Femur rotiert nun um seine eigene Achse. Der Musculus psoas wird nun zu einem Außenrotator des Beins. Dies führt zu dem klassischen klinischen Befund eines verkürzten, außenrotierten Beins bei diesen Frakturen (Abb. 4.5).

4.2 Bewegungsbereich

Tab. 4.1 zeigt die anerkannten normalen Bewegungsbereiche

- Eine FFD (d. h. ein Verlust der Extension) kann mit dem Thomas-Test (Abschn. 5.7, Seiten 78, 79) erkannt werden.
- Um ein Beckenkippung zu vermeiden, die einen Verlust der Abduktion verdecken könnte, wird das Becken stabilisiert, indem die nicht betroffene Hüfte weit abduziert wird.

4.3 Bänder

- Eine gute Methode, um sich die drei Hauptligamente des Hüftgelenks zu merken, besteht darin, sich daran zu erinnern, dass das knöcherne Azetabulum durch das Zusammenwachsen von drei Knochen, Os ilium, Os ischii und Os pubis, gebildet wird.

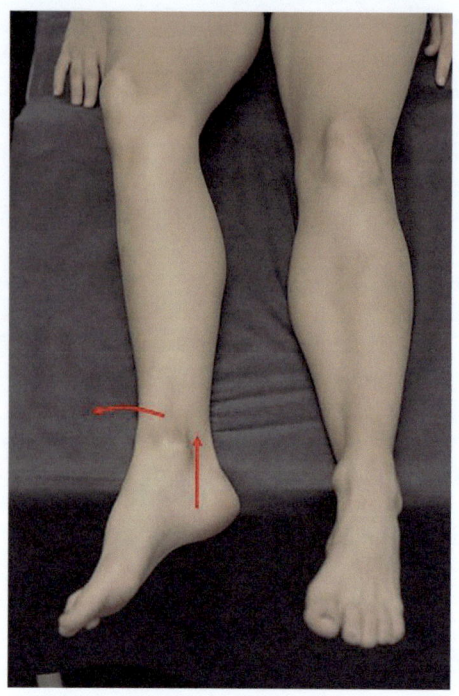

Abb. 4.5 Oberschenkelhalsfraktur – verkürztes Bein in Außenrotation

Tab. 4.1 Normaler Bewegungsbereich der Hüfte

Beugung	120–130°
Streckung[a]	20–30°
Abduktion[a]	40–50°
Adduktion	20–30°
Innenrotation	30°
Außenrotation	50°

[a] Zu beachten ist, dass bei der Prüfung auf fixierte Flexionsdeformität (FFD) und Verlust der Abduktion das Becken stabilisiert werden muss, da Bewegungen des Beckens eine fixierte Deformität verdecken können

4.3 Bänder

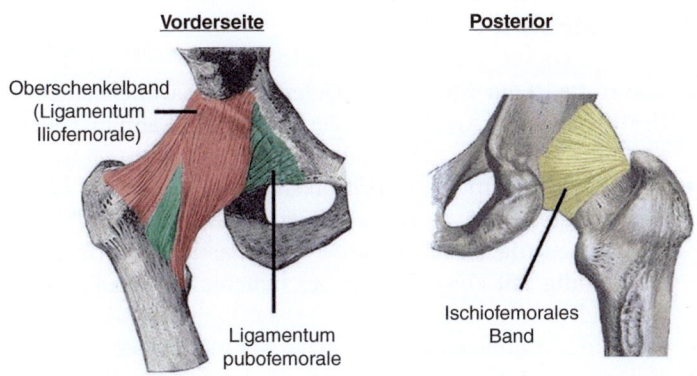

Abb. 4.6 Hüftligamente

- Die Bänder verbinden jeden dieser Knochen mit dem Femur (Abb. 4.6).
  - Das Ligamentum iliofemorale (Bigelow-Band) ist dreieckig und setzt mit der Spitze am Os ilium zwischen der unteren Hälfte der Spina iliaca anterior inferior und dem Rand des Azetabulums an, während seine Basis an der Linea intertrochanterica befestigt ist. Es ist das stärkste Band im Körper und begrenzt die Streckung der Hüfte auf 20° über die Senkrechte hinaus.
  - Das Ligamentum pubofemorale setzt am Ramus superior und am Crista obturatoria des Schambeins an, verläuft unter dem Ligamentum iliofemorale und verschmilzt mit der Kapsel.
  - Das Ligamentum ischiofemorale entspringt dem hinteren Rand des Azetabulums, verläuft seitlich zur Basis des Trochanter major und verschmilzt mit der Kapsel.
  - Das Ligamentum transversum acetabuli (oben erwähnt) überbrückt die Incisura acetabuli, bildet das azetabuläre Foramen und ermöglicht neurovaskulären Strukturen den Eintritt in das Hüftgelenk.

4.4 Stabilität

- Die Hüfte ist ein sehr stabiles Gelenk, hauptsächlich aufgrund der knöchernen Architektur, die durch das Labrum vertieft und durch Bänder und Muskeln verstärkt wird.
- Normalerweise tritt eine Hüftluxation nur bei einem Hochenergietrauma auf, z. B. bei einem Autounfall, und hintere Luxationen (die mehr als 90 % der Luxationen ausmachen) sind häufig mit einer Fraktur der hinteren Azetabulumwand verbunden.
- Vordere Luxationen machen < 10 % der Luxationen aus.
- Bei einer Hüftluxation kommt es häufig zu Begleitverletzungen.

4.5 Funktionen

4.5.1 Hüftgelenk

- Die Hauptfunktion besteht darin, das Gewicht des Körpers zu tragen und die Lastübertragung vom Achsenskelett auf die unteren Extremitäten zu erleichtern.
- Das Gelenk bietet einen großen Bewegungsspielraum und spielt eine wichtige Rolle bei der Aufrechterhaltung des Gleichgewichts.

4.5.2 Labrum acetabuli

- Trägt zur Stabilität der Hüfte bei, indem es das Azetabulum vertieft und eine Art „Vakuumsiegel" (Saugeffekt) erzeugt.
- Unterstützt bei der Lastübertragung.
- Spielt eine wichtige Rolle bei der Regulierung der Synovialflüssigkeit und der Gelenkschmierung.

Systematische Untersuchung der Hüfte

- Wie bei Gelenkuntersuchungen im Allgemeinen wird immer eine sorgfältige Anamnese vor der Untersuchung erhoben, insbesondere im Hinblick auf eventuelle frühere Verletzungen.
- Jede Untersuchung/Bewertung der unteren Extremitäten muss eine Untersuchung der Lendenwirbelsäule und eine neurologische Untersuchung der unteren Extremitäten beinhalten.

5.1 Inspektion und Palpation

- Erforderlich ist eine ausreichende Entkleidung, um die Vorder- und Rückseite auf Anomalien wie Narben, Schwellungen und Verformungen zu untersuchen.
- Stehender Patient:
  - Geprüft wird, ob das Becken waagerecht ist, und eventuelle Beinlängenunterschiede mit der Blockmethode erfasst (Abschn. 5.4, Seiten 72, 73)
  - Trendelenburg-Zeichen (Abschn. 5.5, Seiten 74–76)

5.2 Gangbild

Die häufigsten Anomalien sind folgende:

- Kurzbeiniger Gang: Die Schulter auf der betroffenen Seite senkt sich. Stellen Sie sich vor, der Patient geht auf dieser Seite ohne seinen Schuh.
- Antalgischer (schmerzlindernder) Gang: kurzschrittig, mit verkürzter Standphase auf der betroffenen Seite (schnelles Durchschwingen)
- Trendelenburg-Gang (Abschn. 5.5, Seite 74)
- Propulsiver (Parkinson-)Gang:
  - Kurzschrittiger, schlurfender Gang, gebeugte starre Haltung mit nach vorne gebeugtem Kopf und Hals
- Steppergang:
  - Hochschrittiger Gang aufgrund einer Fußheberschwäche mit effektiver Streckung der Gliedmaßen. Verstärkte Hüft- und Knieflexion zur Erzielung von Bewegungsfreiheit. Häufiges „Fußklatschen".
- Watschelgang:
  - Beidseitige Hüftluxation/Muskeldystrophie. Bilateraler Trendelenburg.
- Spastischer (Hemiplegie-)Gang:
  - Hirnschädigung (Schlaganfall/Trauma) mit erhöhtem Tonus in Arm und Bein auf einer Seite. Überstreckung des Knies mit Flexion und Inversion des Fußes und des Fußgelenks führt zu funktioneller Verlängerung. Kompensation durch Zirkumduktion des Beines.
  - Der betroffene Arm wird in Adduktion und Innenrotation der Schulter mit Flexion des Ellbogens und des Handgelenks gehalten.

5.3 In Rückenlage auf der Untersuchungsliege

- Vergewissern Sie sich, dass keine fixierten knöchernen Deformitäten vorliegen.
- Richten Sie das Becken „rechtwinklig" aus und messen Sie die Beinlänge von der Spina iliaca anterior superior (SIAS) zum Malleolus medialis (Abb. 5.1). Bestätigen Sie die Messung mit der Blockmethode.
- Wenn sich das Becken bei parallelen Beinen und vorhandener Verkürzung nicht rechtwinklig ausrichten lässt, handelt es sich um eine offensichtliche Verkürzung (Abschn. 5.6, Seiten 76–78).
- Eine gute Methode, um festzustellen, ob die Verkürzung ober- oder unterhalb des Knies liegt, besteht darin, die Knie um 90° zu beugen und die Füße nebeneinander auf der Untersuchungsliege abzustellen.
  - Die Ansicht vom Fußende der Liege lässt eine tibiale Verkürzung erkennen (Abb. 5.2).

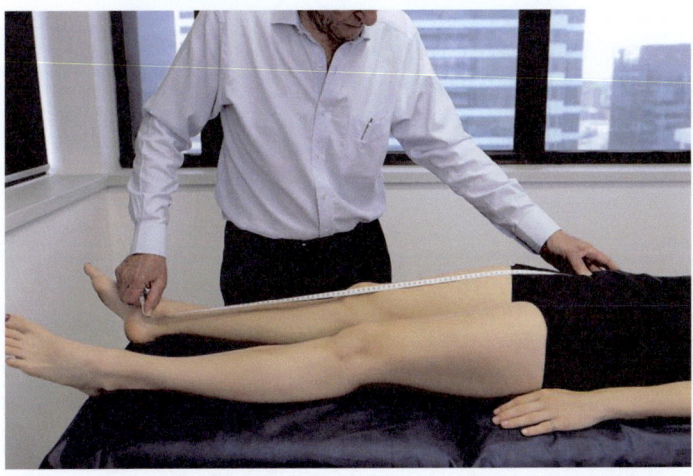

Abb. 5.1 Messung der Beinlänge

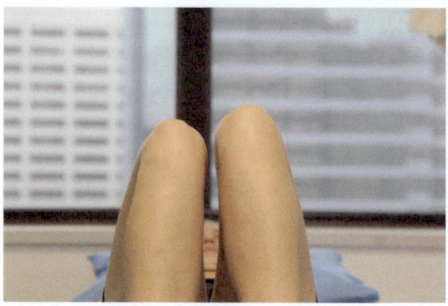

Abb. 5.2 Tibiale Verkürzung

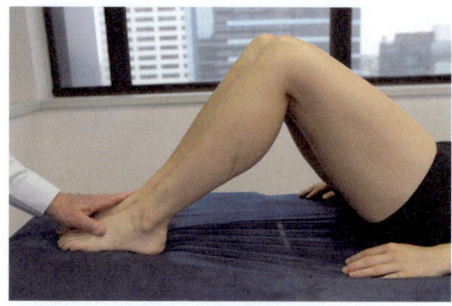

Abb. 5.3 Verkürzung des Femurs

- Die Ansicht von der Seite lässt eine femorale Verkürzung erkennen (Abb. 5.3).

5.4 Blockmethode zur Messung der Beinlänge

- Dies ist eine alternative Methode zur Messung einer Beinlängendifferenz.
- Sie wird mit Blöcken von 0,5 cm, 1 cm, 2 cm und 4 cm durchgeführt (dadurch sind 0,5-cm-Schritte bis zu 7 cm möglich; Abb. 5.4).

5.4 Blockmethode zur Messung der Beinlänge

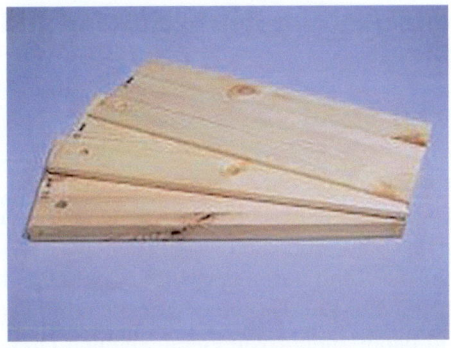

Abb. 5.4 Blöcke verschiedener Höhen zur Messung der Beinlängendifferenz

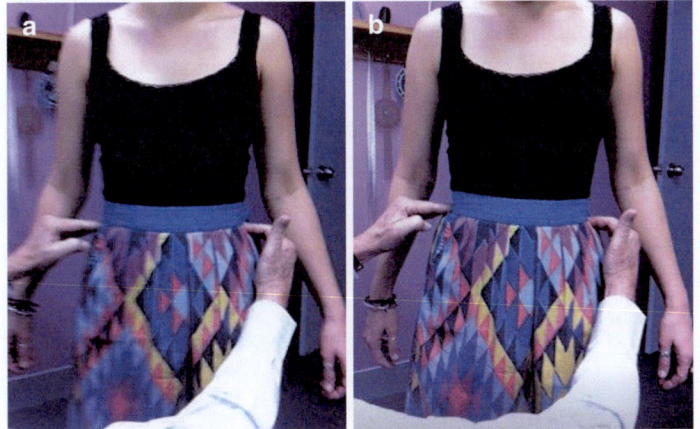

Abb. 5.5 Messung der Beinlängendifferenz. **a** Finger auf den Cristae iliacae und Augen auf gleicher Höhe; **b** Mit einem 1 cm hohen Block auf der rechten Seite

- Die Finger auf den Cristae iliacae und die Augen befinden sich auf gleicher Höhe (Abb. 5.5a).
- Zu beachten ist der offensichtliche Unterschied mit einem 1 cm hohen Block auf der rechten Seite (Abb. 5.5b).

5.5 Trendelenburg-Zeichen (Stand und Gehen)

5.5.1 Test im Stand

- Normalerweise bleibt das Becken beim Stehen auf einem Bein auf der gegenüberliegenden Seite auf gleicher Höhe oder leicht erhöht (Abb. 5.6a).
- Dies ist auf die Kontraktion der Hüftabduktoren, dem Musculus gluteus medius und Musculus gluteus minimus, zurückzuführen und hängt zudem von einem stabilen Drehpunkt (dem Hüftgelenk) und Hebelarm (dem Oberschenkelhals) ab.
- Sinkt das Becken auf der gegenüberliegenden Seite ab, ist der Test positiv (Abb. 5.6b).
- Die Standardmethode zur Durchführung des Tests besteht darin, vor oder hinter dem Patienten zu stehen, die Finger auf die Cristae iliacae zu legen und zu beobachten, ob das Becken auf der nicht betroffenen Seite absinkt.
- Eine weitere Möglichkeit, um den Test durchzuführen, besteht darin, vor dem Patienten zu stehen, die Unterarme des Patienten zu stützen und den Patienten zu veranlassen, sich auf die betroffene Seite zu stellen (Einbeinstand; Abb. 5.7).
- Bei einem positiven Test drückt der Patient die gegenüberliegende/nicht betroffene Seite nach unten, um sein Gleichgewicht zu halten.

5.5.2 Test im Gehen

- Bei einem positiven Test tendiert das Becken dazu, auf der gegenüberliegenden Seite abzusinken, wenn der Patient die betroffene Seite belastet.
- Um dem entgegenzuwirken, verlagert sich das Körpergewicht zur betroffenen Seite, wenn der Patient den Fuß auf der gegenüberliegenden (normalen) Seite anhebt. Dadurch verschiebt sich der Schwerpunkt über die betroffene Hüfte. Dies verhindert ein Absinken des Beckens und eine Tendenz zum Fallen.

5.5 Trendelenburg-Zeichen (Stehen und Gang)

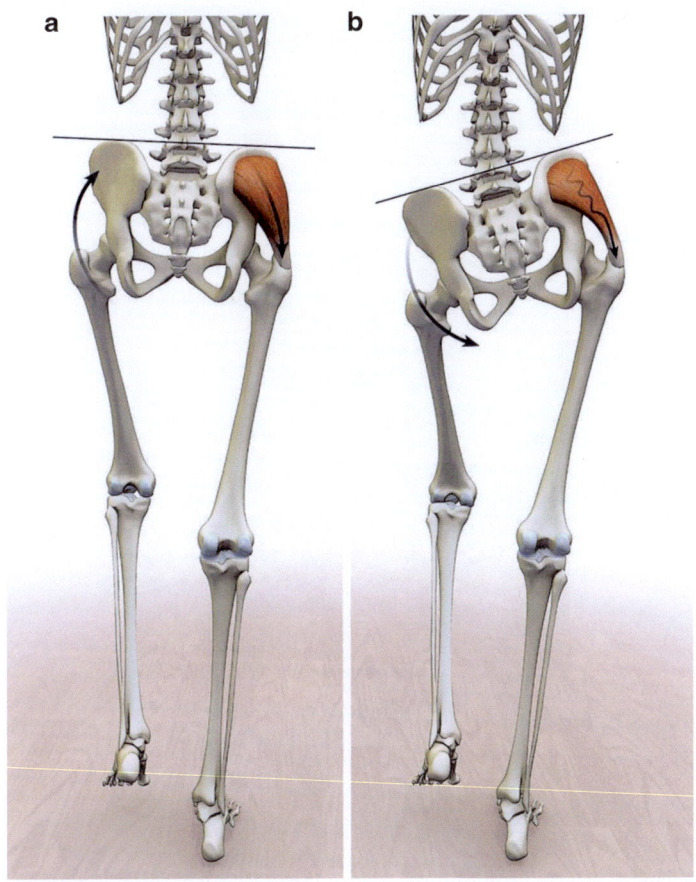

Abb. 5.6 Trendelenburg-Zeichen

Zusammenfassend lässt sich sagen, dass das Becken beim Stehen auf der nicht betroffenen Seite absinkt, während beim Gehen der Körper zur betroffenen Seite geneigt wird, um dies zu verhindern.

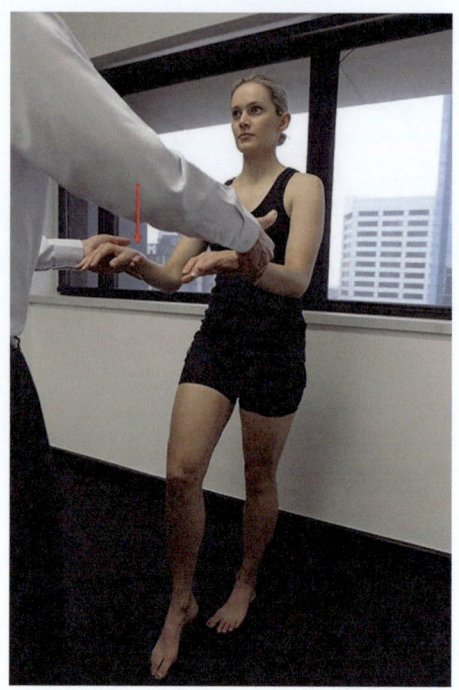

Abb. 5.7 Test im Stand

5.5.3 Ursachen

- Jede Nervenschädigung der Abduktoren (Nervenwurzelschädigung von L5, Läsion des oberen Gesäßnervs, Poliomyelitis, postoperativ)
- Jede andere Erkrankung, die zu einer Verkürzung/Schwächung der Abduktoren führt (Zwerchfellhernie, Coxa vara, Trochanter-major-Frakturen)
- Schmerzhafte Inhibition

5.6 Scheinbare Verkürzung

- Diese ist immer auf eine fixierte Adduktionskontraktur der Hüfte auf der betroffenen Seite zurückzuführen.
- Bei geradem Becken würde das betroffene Bein das unbeeinträchtigte Bein überkreuzen und das Gehen unmöglich machen (Abb. 5.8a).
- Um dies zu vermeiden, muss das Becken auf der betroffenen Seite „hochgezogen" werden, sodass die Beine parallel stehen, was zu einer scheinbaren Verkürzung auf der betroffenen Seite führt (Abb. 5.8b).
- Das Gegenteil passiert, wenn eine fixierte Abduktionskontraktur vorliegt (unüblich; Abb. 5.8c), bei der das Becken auf der unbeeinträchtigten Seite hochgezogen werden muss, die nun verkürzt erscheint (Abb. 5.8d).
- Die scheinbare Verkürzung wird von einem zentralen Punkt aus auf jeder Seite gemessen, entweder vom Nabel oder vom Processus xiphoideus bis zum Malleolus medialis (Abb. 5.9).

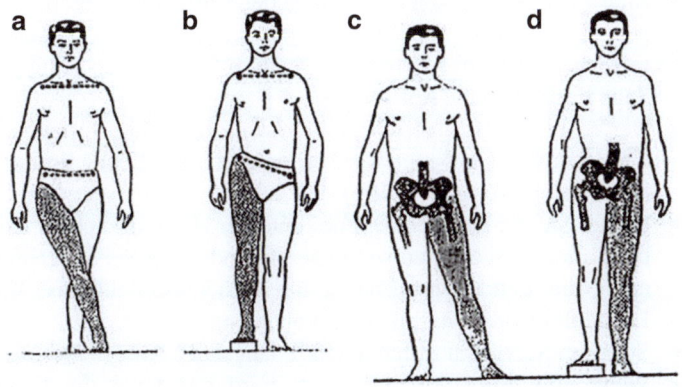

Abb. 5.8 Scheinbare Verkürzung

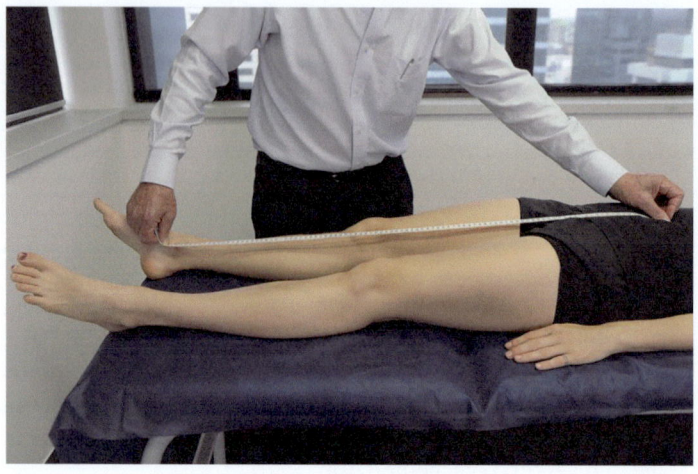

Abb. 5.9 Messung der scheinbaren Verkürzung

5.7 Thomas-Test

- Eine FFD (Verlust der Extension) der Hüfte kann durch Kippen des Beckens und Erhöhen der Lendenlordose maskiert werden, sodass die Extremität flach auf der Untersuchungsliege liegen kann (Abb. 5.10a).
- Der Test wird durchgeführt, indem zunächst beide Hüften und Knie zur Brust gebeugt werden, wodurch die Lendenlordose eliminiert wird (Abb. 5.10b).
- Halten Sie die nicht betroffene Seite der Hüfte in dieser Position, um das Becken zu stabilisieren, und legen Sie eine Hand unter die Lendenwirbelsäule, um sicherzustellen, dass die Lendenlordose weiterhin aufgehoben ist.
- Strecken Sie die zu testende Hüfte langsam (Abb. 5.10c).
- Wenn eine FFD vorhanden ist, wird das Knie die Liege nicht erreichen (Abb. 5.10d), und der Winkel der Deformität zwischen Oberschenkel und Liege kann gemessen werden (Abb. 5.10e).

5.7 Thomas-Test

Abb. 5.10 Der Thomas-Test

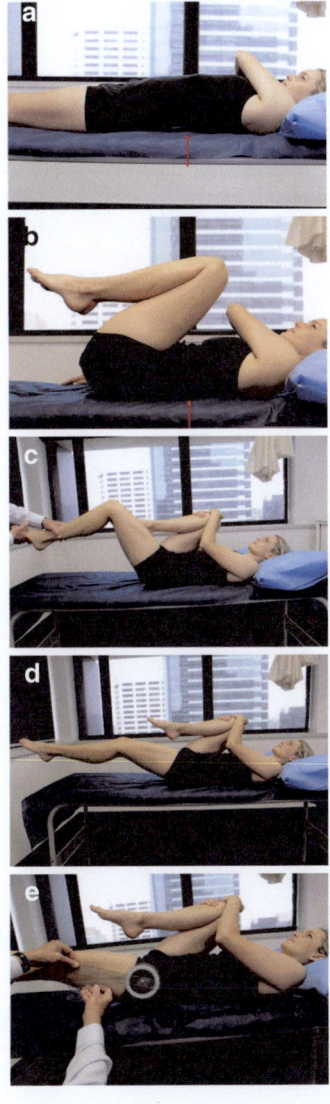

Untersuchung auf spezifische Erkrankungen der Hüfte

6.1 Kindheit und Jugend

Als Gedächtnisstütze ist es hilfreich, Abb. 6.1 im Hinterkopf zu behalten, die das Alter des Auftretens der fünf wichtigsten Erkrankungen der Hüfte im Kindes- und Jugendalter zeigt.

6.2 Transiente Synovitis (3–10 Jahre)

- Von allen in Abb. 6.1 aufgeführten Erkrankungen, die sich mit einer schmerzhaften Hüfte oder Hinken einhergehen können, ist die transiente (vorübergehende) Synovitis die häufigste.
- Es liegt eine Synovialentzündung mit begleitendem Erguss vor, die häufiger Jungen betrifft.
- **Es ist äußerst wichtig, schwerwiegendere Ursachen auszuschließen, insbesondere eine septische/pyogene Arthritis, die eine dringende Behandlung erfordert.**
- Die genaue Ätiologie ist nicht bekannt, aber als wahrscheinlichste Ursache gilt eine postvirale Infektion oder eine Verletzung.
- Anzeichen und Symptome umfassen:

Hüftleiden im Kindes- und Jugendalter

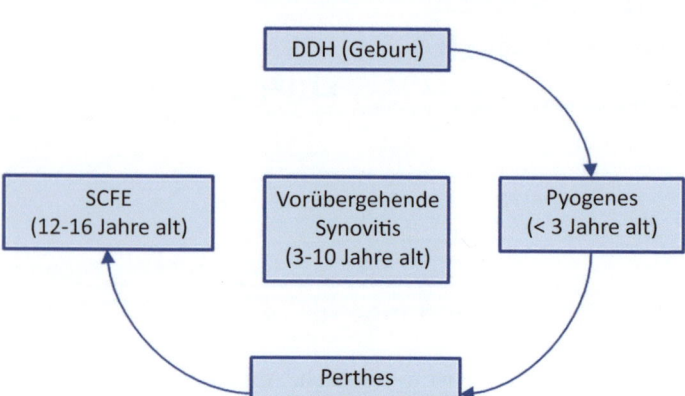

Abb. 6.1 Hüfterkrankungen im Kindes- und Jugendalter. *DDH* entwicklungsbedingte Hüftdysplasie („developmental dysplasia of the hip"), *ECF* Epiphyseolysis capitis femoris

- Leistenschmerzen
- Hinken
- Eingeschränkter Bewegungsumfang
- Möglicherweise leichtes Fieber

- Ein wesentliches Merkmal ist, dass die Erkrankung selbstlimitierend ist und die Symptomen innerhalb von ein bis zwei Wochen abklingen.
- Es wird angenommen, dass es ein Zusammenhang mit Morbus Perthes besteht.
- Untersuchungen:
  - Bluttests zum Nachweis von Infektionen
  - Röntgenaufnahmen zum Feststellen von Knochenanomalien oder Gelenkspaltvergrößerungen aufgrund eines Ergusses
  - Ultraschall, der eine leichte Gelenkspaltverbreiterung aufgrund von Erguss zeigen kann

6.3 Entwicklungsbedingte Hüftdysplasie (DDH)

- Die entwicklungsbedingte Hüftdysplasie („developmental dysplasia of the hip", DDH) umfasst einSpektrum von Störungen, die mit einer abnormalen Entwicklung des Azetabulums einhergehen.
  - Dysplasie: flaches Azetabulum ohne Verschiebung des Femurkopfes (Abb. 6.2a)
  - Subluxation: Verschiebung, aber mit verbleibendem Kontakt zwischen Femurkopf und Azetabulum (Abb. 6.2b)
  - Dislokation: vollständige Verschiebung ohne Restkontakt zwischen Femurkopf und Azetabulum (Abb. 6.2c)
- Zu nennen ist zudem die „teratologische Hüftluxation", bei der das Gelenk in utero ausgekugelt wurde und nicht reponiert werden kann und die mit einer schweren Grunderkrankung assoziiert ist.
- **Es ist äußerst wichtig, eine DDH frühzeitig zu diagnostizieren und zu behandeln und jedes neugeborene Kind sorgfältig auf Hüftinstabilität zu untersuchen.**
- Unbehandelte oder übersehene Fälle können zu vorzeitiger sekundärer Arthritis führen, die einen Hüftgelenkersatz in jungen Jahren erfordert.
- Die Erkrankung tritt häufiger bei weiblichen Erstgeborenen, bei Steißlagen oder bei familiärer Vorbelastung auf.
- Es höhere Inzidenz ist bei Säuglingen zu beobachten, die fest umwickelt („gepuckt") werden, d. h. mit aneinander liegenden Beinen und gestreckten Hüften und Knien gewickelt werden.

6.3.1 Klinische Anzeichen bei einseitiger Dislokation

- Ungleiche Beinlängen
- Asymmetrische Hautfalten an den Oberschenkeln (Abb. 6.3)
- Verminderte Flexibilität (bei beid- oder einseitigen Fällen)

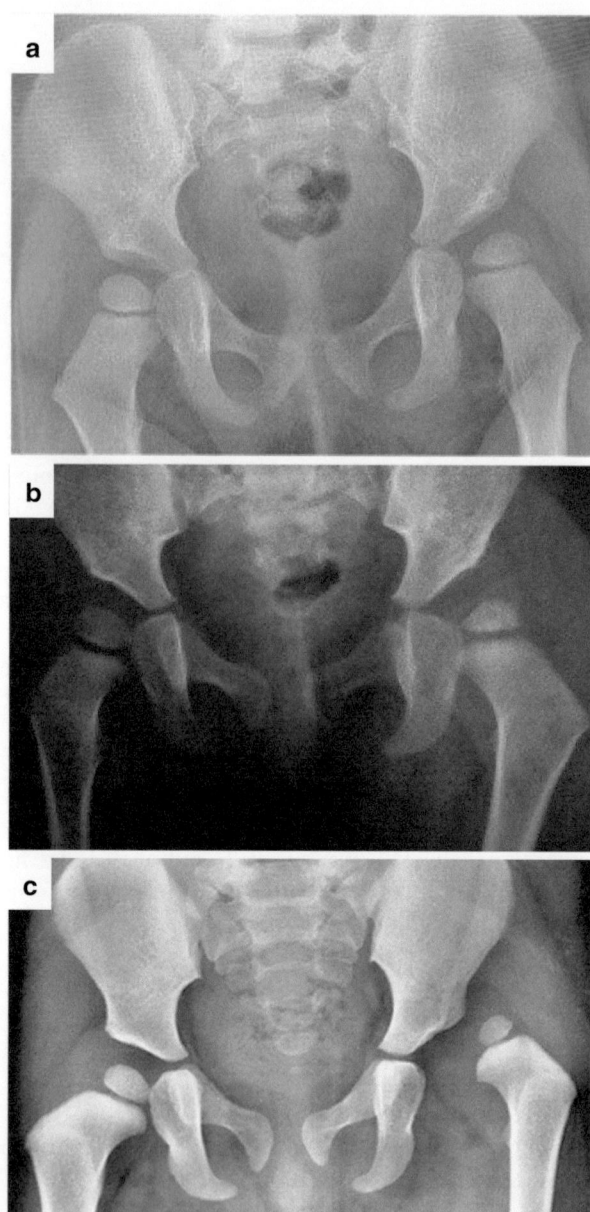

Abb. 6.2 DDH. **a** Dysplasie; **b** Subluxation; **c** Dislokation

6.3 Entwicklungsbedingte Hüftdysplasie (DDH)

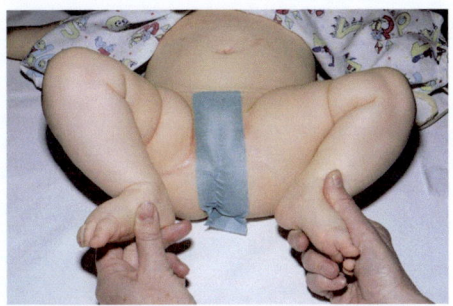

Abb. 6.3 Asymmetrische Hautfalten an den Oberschenkeln

6.3.2 Klinische Tests (unter 3 Monate)

- Ortolani (Abschn. 6.4) (Seite 86)
- Barlow (Abschn. 6.5) (Seite 87)
- Galeazzi (Abschn. 6.6) (Seite 87)

6.3.3 Untersuchungen

- Ultraschall: Geburt bis 6 Monate. Am nützlichsten, da er den Femurkopf und das Azetabulum visualisieren kann, die in diesem Stadium in der Röntgenaufnahme nicht zu sehen sind.
- Röntgenaufnahmen von 4 bis 6 Monaten: In der Röntgenaufnahme können verschiedene Linien eingezeichnet werden, die zeigen, ob der Femurkopf im Azetabulum liegt (Abb. 6.4).
- Bei einer linksseitigen Dislokation ist Folgendes zu beachten:
  - Die entlang des Femurhalses und des oberen Schambeinastes (Shenton-Linie) gezogene Linie ist unterbrochen.
  - Der Femurkopf liegt oberhalb der Hilgenreiner-Linie.
  - Der Femurkopf liegt lateral zur Perkin-Linie.

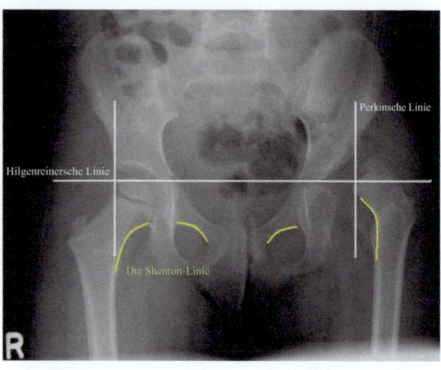

Abb. 6.4 Shenton-, Hilgenreiner- und Perkin-Linie

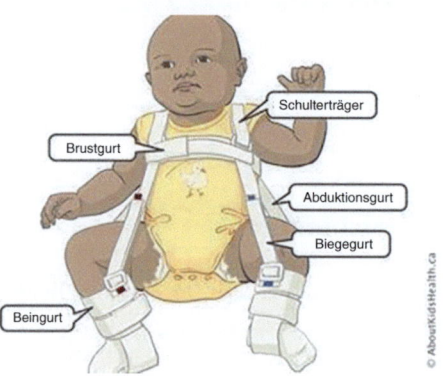

Abb. 6.5 Pavlik-Bandage

6.3.4 Behandlung

- Ziel der Behandlung ist es, den Femurkopf im Azetabulum zu reponieren und dort zu halten.
- Dies kann in der Regel konservativ erreicht werden, indem die Hüfte in Flexion und Abduktion geschient wird (z. B. mit einem Pavlik-Bandage; Abb. 6.5). Gelegentlich ist eine operative Behandlung erforderlich.
- Im späteren Leben kann eine Beckenosteotomie oder eine Hüft-Totalendoprothese (Hüft-TEP) angezeigt sein.

6.4 Ortolani-Test

- Spreizen Sie die Hüfte und üben Sie sanften Druck von hinten auf den Oberschenkel aus (Abb. 6.6a).
- Beim Vorliegen einer Hüftdysplasie kann die Hüfte mit einem spürbaren „Klickgeräusch" zurück in das Azetabulum gleiten (Schnapp-Phänomen).

6.5 Barlow-Test

- Fassen Sie den Oberschenkel nahe der Hüfte und versuchen Sie sanft, den Femurkopf mit hinterem und seitlichem Druck aus dem Azetabulum zu verlagern (Abb. 6.6b).
- Wenn die Hüfte dislozierbar ist, kann der Kopf mit einem „Klickgeräusch" herausspringen.

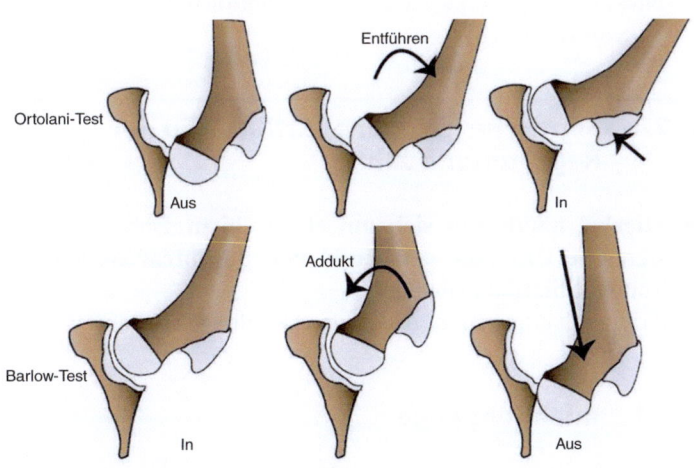

Abb. 6.6 a Ortolani-Test. b Barlow-Test

Abb. 6.7 Galeazzi-Test

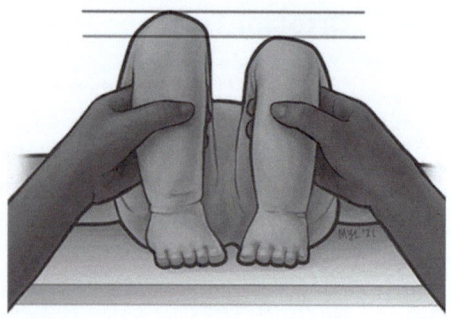

6.6 Galeazzi-Test

- In Rückenlage werden die Hüften und Knie vollständig flektiert, bis die Knöchel das Gesäß berühren (Abb. 6.7).
- Wenn sich die Knie nicht auf gleicher Höhe befinden, kann eine einseitige Verkürzung auf eine Hüftdislokation auf dieser Seite hinweisen.

6.7 Septische (pyogene) Arthritis (in der Regel unter 3 Jahre)

- **Hierbei handelt es sich um einen chirurgischen Notfall, der eine Drainage der Hüfte und die intravenöse Gabe von Antibiotika erfordert.**
- Tritt am häufigsten im Alter von unter drei Jahren auf.

6.7.1 Infektionswege

- Mögliche Infektionswege:
  - Hämatogen von einer entfernten Stelle
  - Ausbreitung durch eine angrenzende Osteomyelitis
- Die Gefahr einer verzögerten Behandlung besteht in einer Beschädigung/Zerstörung des Femurkopfes, die innerhalb von Stunden auftreten kann.

- Mechanismus der Zerstörung:
  - Proteolytische Enzyme der Bakterien
  - Erhöhung des Gelenkdrucks → Osteonekrose

6.7.2 Anzeichen und Symptome

- Akuter Schmerzbeginn
- Weigerung, Gewicht zu tragen
- Allgemeine Anzeichen einer Infektion: Fieber, toxisches Aussehen
- Starke Schmerzen bei Bewegungsversuchen
- Das betroffene Gelenk befindet sich in einer Position mit maximalem Kapselvolumen. Das häufig betroffene Hüftgelenk steht in Flexion, Abduktion und Außenrotation (FABER).
- Andere häufig betroffene Gelenke sind das Knie, die Schulter, das Handgelenk, der Ellbogen und die Interphalangealgelenke.

6.7.3 Diagnostische Untersuchungen

- Bluttests: BSG, Leukozytenzahl, CRP und Zellkulturen
- Hüftgelenksaspiration

6.8 Morbus Perthes (Morbus Legg-Calvé-Perthes)

- Ein Morbus Perthes ist eine idiopathische avaskuläre Nekrose des Femurkopfes bei Kindern im Alter von 4–10 Jahren.
- Sie betrifft 1 von 10.000 Kindern. Jungen : Mädchen = 5:1.
- Die Ursache ist unbekannt, und der gesamte Prozess kann bis zu 4 Jahre dauern.
- Nach dem Absterben des Femurkopfes kommt es zu eine Revaskularisation.
- In leichten Fällen kann sich der Femurkopf wieder normalisieren, aber in schwereren Fällen kann ein Kollaps mit Ab-

flachung des Kopfes auftreten, wobei ein Teil des Kopfes seitlich herausragt.
- Kinder, die vor dem 6. Lebensjahr erkranken, haben eine bessere Prognose.

6.8.1 Klassifikation

- Catterall-Klassifikation: basiert auf dem Ausmaß der Beteiligung des Femurkopfes
- Herring-Klassifikation: basiert auf dem Ausmaß der Beteiligung der lateralen Teile des Femurkopfes: „lateraler Pfeiler", die „lasttragende" Region des Kopfes

6.8.2 Prognostische Faktoren

- Je jünger der Patient, desto besser die Prognose.
- Je mehr vom Kopf beteiligt ist, desto schlechter die Prognose.
- Jungen schneiden besser ab als Mädchen.

6.8.3 Symptome

- Schleichender Beginn
- Intermittierendes schmerzloses Hinken; kann schmerzhaft sein

6.8.4 Zeichen

- Antalgisches oder schmerzloses Hinken
- Verminderte Bewegungsfähigkeit, insbesondere Abduktion und Innenrotation

6.8.5 Bildgebung (Röntgen)

- Frühstadium (Abb. 6.8a):
  - Erweiterung des Gelenkraums
  - Verminderte Größe des Knochenkopfes im Vergleich zur gegenüberliegenden Seite
- Zwischenstadium (Abb. 6.8b):
  - Erhöhte Dichte des Knochenkerns
  - Sogenanntes Crescent Sign („Halbmondzeichen"), eine halbmondförmige Aufhellungslinie, die auf eine subchondrale Fraktur hinweist
  - Fragmentierung des Femurkopfes
- Spätstadium (Abb. 6.8c):
  - Reossifikation mit unterschiedlichem Grad der Deformität, abhängig vom Ausmaß der Kopfbeteiligung
  - In leichten Fällen kann sich sogar ein normaler Hüftkopf bilden; in schweren Fällen kann ein großer, abgeflachter Kopf mit lateraler Verlagerung und damit verbundener Hüftgelenksdysplasie resultieren.

6.9 Epiphyseolysis capitis femoris (ECF)

- Bei ECF verbleibt die Epiphyse im Azetabulum, und die Metaphyse verschiebt sich in Bezug auf die Epiphyse.
- Um die auftretende Verschiebung nachzuvollziehen, stellen Sie sich vor, dass Sie die mediale Seite der großen Zehe eines Fußes hinter die Ferse des anderen Fußes stellen (Abb. 6.9); dazu müsste man das Bein auf der betroffenen Seite extendieren, adduzieren und außenrotieren.
- Diese Erkrankung ist selten (5 pro 100.000), betrifft Jungen häufiger als Mädchen (2:1) und tritt zumeist zwischen dem 12. und 16. Lebensjahr auf.
- **Wenn eine Hüfte abrutscht, besteht eine 25–50%ige Chance, dass auch die andere Hüfte abrutscht. Dies ist besonders wichtig für die Behandlung.**
- Die Fähigkeit, Gewicht zu tragen, deutet auf einen stabilen Abrutsch hin. Die Unfähigkeit, Gewicht zu tragen, deutet auf einen instabilen Abrutsch hin.

Abb. 6.8 Morbus Perthes. **a** Frühstadium; **b** Zwischenstadium; **c** Spätstadium

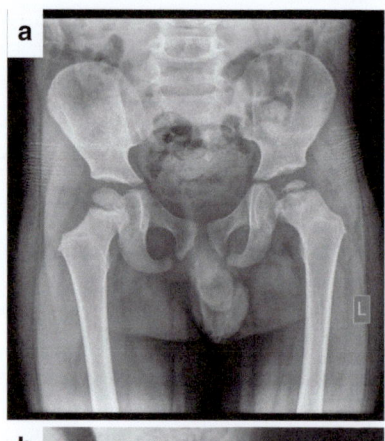
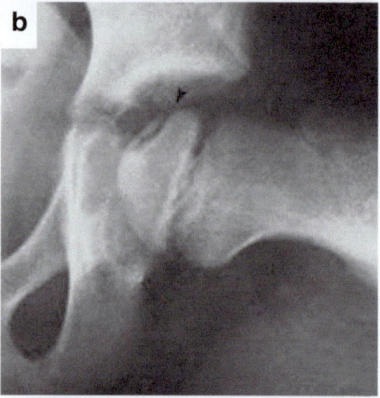
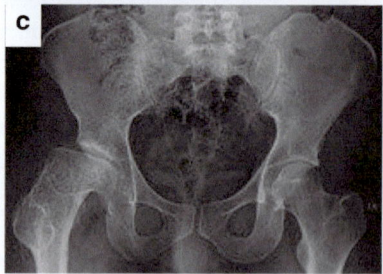

6.9 Epiphyseolysis capitis femoris (ECF)

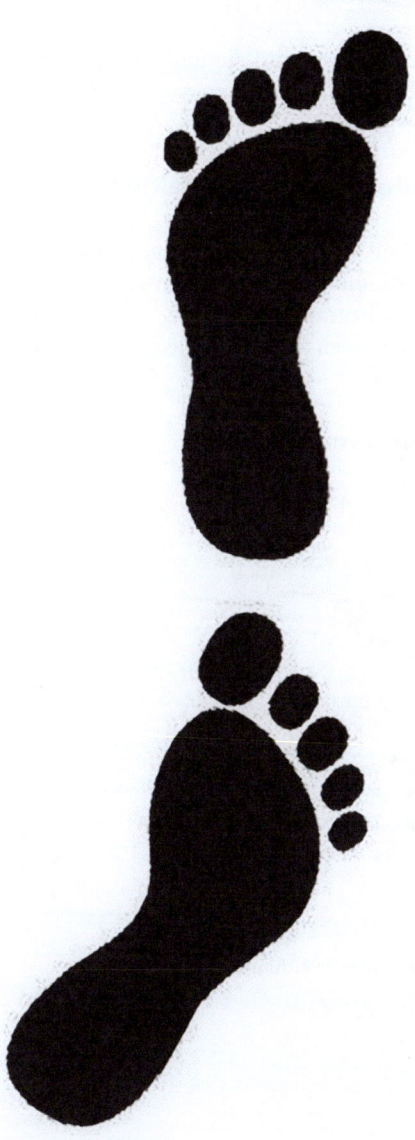

Abb. 6.9 ECF-Verschiebung

6.9.1 Einstufung

Siehe Tab. 6.1 für die zeitliche und Tab. 6.2 für die prozentuale Einstufung des Abrutsches.

6.9.2 Ätiologie und Risikofaktoren

- Kindliche Fettleibigkeit ist der wichtigste Risikofaktor.
- Hormonelle/endokrine Anomalien gelten als ein weiterer Faktor bei dieser Erkrankung.
- Trauma kann einen akuten Abrutsch verursachen.

6.9.3 Symptome

- Leisten-, Oberschenkel- oder Knieschmerzen
- Hinken
- Fuß „dreht sich nach außen"

Tab. 6.1 Zeitliche Einstufung

Akut	Symptome für < 3 Wochen vorhanden
Chronisch	Symptome > 3 Wochen andauernd
Akut auf chronisch	Akute Verschlimmerung von lang anhaltenden Symptomen

Tab. 6.2 Prozentuale Einstufung des Abrutsches

Grad I	Verschiebung um 1/3 (0–33 %)
Grad II	Verschiebung um 1/3 bis 1/2 (33–50 %)
Grad III	Verschiebung um >1/2 (> 50 %)

6.9.4 Anzeichen

- Hinken
- Außenrotation der betroffenen Gliedmaßen
- Verkürzung
- Verminderte Bewegungsfähigkeit (Flexion, Abduktion und Innenrotation)
- Atrophie der Oberschenkelmuskulatur

6.9.5 Bildgebung

Anteroposteriore Ansicht und Seitenansicht in „Froschhaltung" beider Hüften

- Anteroposteriore Ansicht: Trethowan-Zeichen (Abb. 6.10a): Normalerweise verläuft eine Linie, die entlang des oberen Seite des Oberschenkelhalses gezogen wird, durch den lateralen Teil der Oberschenkelepiphyse; bei ECP verläuft die Linie oberhalb der Epiphyse.
- Seitenansicht (sensitiverer Test; Abb. 6.10b): Normalerweise schneiden sich die Linien, die durch die Basis der Epiphyse und durch die Mitte des Halses gezogen werden, im 90°-Winkel. Ein Winkel von weniger als 90° weist auf ein Abrutschen hin.

6.9.6 Behandlung

- **Zu beachten ist, dass Manipulationen der Hüfte zur Verbesserung der Position (d. h. zur Aufhebung des Abrutsches) vor einer internen Fixation mit einem hohen Risiko für avaskuläre Nekrose (AVN) verbunden sind. Sie sollten vermieden werden.**
- Geringe Verschiebung:
  - Interne Fixation mit zwei Schrauben

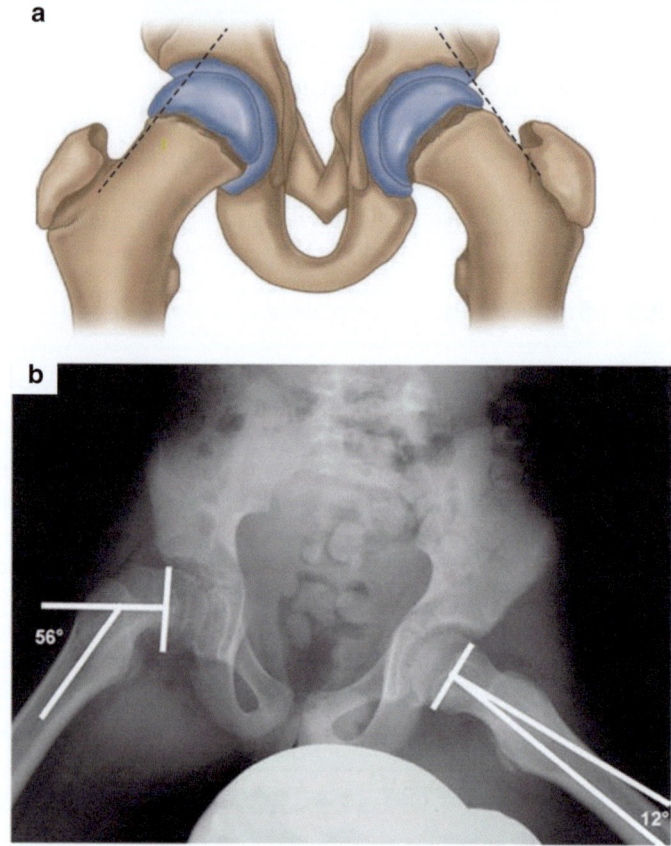

Abb. 6.10 a Trethowan-Zeichen; b Seitentest

- Mäßige Verschiebung:
  - Position beibehalten und intern mit zwei Schrauben fixieren.
  - Nach 2 Jahren erneute Bewertung und bei als inakzeptabel erachteter Restdeformität Durchführung einer intertrochantären Osteotomie

- Schwere Verschiebung:
  - Offene Reduktion und interne Fixation (Dunn)
  - Sollte in Spezialzentren durchgeführt werden – hohes Risiko für AVN
  - Bei Fehlen von Spezialeinrichtungen Fixieren in der Position und anschließende Durchführung einer Osteotomie

6.9.7 Triplane Osteotomie

- Entfernung eines Keils zur Korrektur von Extension- und Adduktionsdeformitäten in Kombination mit einer Rotation zur Korrektur der externen Rotationsdeformität (Abb. 6.11)

6.9.8 Komplikationen

- AVN: fast immer eine Komplikation einer gewaltsamen Manipulation, daher zu vermeiden
- Abrutschen der gegenüberliegenden Hüfte in 25–50 % der Fälle
- Chondrolyse: in bis zu 2 % der Fälle

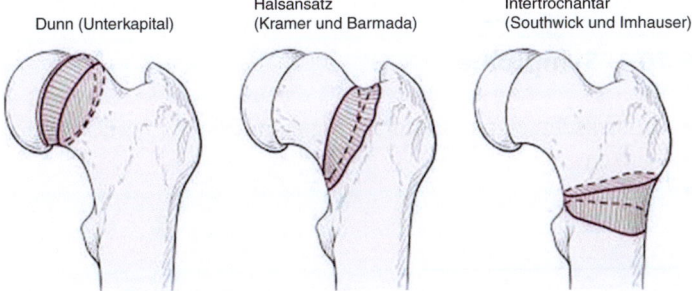

Abb. 6.11 Proximale Femurosteotomie

6.9.9 Etwas zum Nachdenken: Eine schlecht verheilte Femurfraktur

Nehmen wir an, es handelt sich um eine Femurfraktur, die mit 15° anteriorer Angulation, 15° lateraler Angulation und 15° Außenrotation verheilt ist.
Wie würden Sie den Keil gestalten, der entfernt werden muss, um alle drei Merkmale der Femurfehlstellung zu korrigieren? Oder tatsächlich auch jede andere Fehlstellung eines langen Knochens (siehe Abschn. 6.10.5, Seite 100).

6.10 Hüftgelenksarthrose (Coxarthrose)

Degenerative Erkrankung des Hüftgelenks mit fortschreitendem Verlust des Gelenkknorpels.

- Primär: keine offensichtliche Ursache feststellbar; aber diese Gruppe wird wahrscheinlich in der Zukunft abnehmen, da andere Ursachen für Hüftgelenksarthrosen bekannt werden, z. B. ein femoroazetabuläres Impingement (FAI; siehe nächster Abschnitt).
- Sekundär: bei Vorliegen einer zugrunde liegenden Ursache (Tab. 6.3)[1].

6.10.1 Symptome

- Leistenschmerzen, oft mit Bezug zum Knie[2]
- Hinken
- Steifheit

---

[1] *Apley's System of Orthopaedics and Fractures*, 9. Auflage.
[2] Es ist nicht ungewöhnlich, dass Patienten mit Hüftgelenksarthrose mit ipsilateralen Knieschmerzen vorstellig werden. Daher muss bei jedem Patienten mit Knieschmerzen immer auch die Hüfte untersucht werden. Eine große Falle in der Orthopädie!

6.10 Hüftgelenksarthrose (Coxarthrose)

Tab. 6.3 Formen sekundärer Hüftarthrosen

Abnormale Belastung	Defekter Knorpel	Abnormer Knochen
Subluxation	Infektion	Fraktur
Coxa magna	Rheumatische Erkrankungen	Nekrose
Coxa vara	Kalzinose	Morbus Paget des Knochens
Geringfügige Deformitäten		Andere Ursachen für Sklerose
Protrusion		

6.10.2 Zeichen

- Antalgischer Gang
- Verminderte Bewegungsfähigkeit, die Innenrotation und die Abduktion nehmen als Erstes ab
- Scheinbare Verkürzung mit Adduktionskontraktur

6.10.3 Bildgebung

- Röntgenaufnahmen: Es gibt vier klassische radiologische Zeichen für Osteoarthrosen jedes Gelenks (Abb. 6.12).
- Verlust des Gelenkraums (asymmetrisch); das früheste Zeichen
- Osteophytenbildung
- Subchondrale Sklerose
- Zystenbildung

Hinweis: Während einfache Röntgenaufnahmen aufgrund ihrer Verfügbarkeit und geringen Kosten die am häufigsten verwendete Untersuchung bei Hüftgelenksarthrose sind, sind andere Methoden, insbesondere in frühen Stadien, sensitiver, z. B. MRT, CT und kernspintomografische Verfahren.

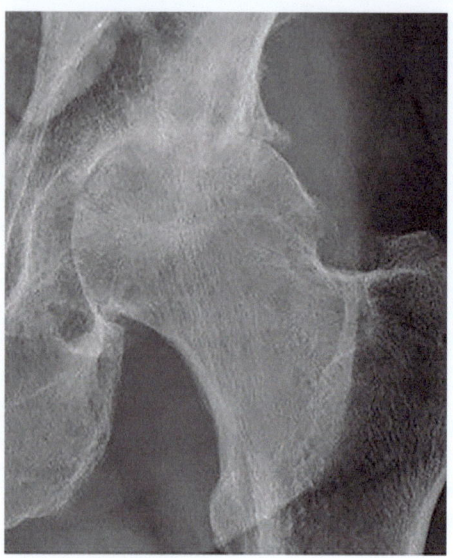

Abb. 6.12 Hüftgelenksarthrose

6.10.4 Behandlung

- Nicht-operativ:
  - Allgemein: Gewichtsabnahme, Physiotherapie, Dehnübungen, Gehhilfe
  - Medikation: Analgetika/Antiphlogistika
  - Injektion
- Operativ:
  - Hüft-TEP oder möglicherweise ein knochenerhaltender Oberflächenersatz der Hüfte beim jungen, aktiven Mann (bei Frauen wegen hoher Revisionsrate zu vermeiden).

6.10.5 Korrektur fehlverheilter Femurfrakturen

Schritt 1: Durchtrennen Sie den Femur an der Stelle der Fehlverheilung rechtwinklig zur Längsachse des proximalen Schafts des Femurs.

Schritt 2: Anschließend trennen Sie den distalen Schaft rechtwinklig zur Längsachse des distalen Schafts ab und entfernen dabei so wenig Knochen wie möglich.

Schritt 3: Das Zusammenfügen der beiden Enden wird sowohl die vordere als auch die seitliche Winkelabweichung korrigiert.

Schritt 4: Drehen Sie den distalen Schaft um 15° nach innen, um die Außenrotationsdeformität zu korrigieren und die Neuausrichtung abzuschließen.

6.11 Femoroazetabuläres Impingement (FAI)

- Tritt auf, wenn der Kopf oder der Hals des Femurs in einer abnormalen Weise gegen den Rand des Azetabulums stößt. Man nimmt an, dass dieses Impingement zur Entwicklung einer Hüftgelenksarthrose führt.
- FAI ist ein relativ neues Konzept und könnte für viele Fälle verantwortlich sein, die früher als „primäre Hüftgelenkarthrose" angesehen wurden.
- Der abnormale Kontakt zwischen Femur und Azetabulum führt zu Labrum- und Knorpelschäden.
- Es gibt drei Arten des FAI:
  – Cam-FAI: knöcherne Vorsprünge im Bereich der Kopf-Hals-Verbindung mit Impingement gegen ein normales Labrum und Azetabulum (Abb. 6.13a)
  – Pincer-FAI: vergrößerte Azetabulum-Labrum-Überlappung, die auf einen normalen Femurhals drückt (Abb. 6.13b)
  – Kombination aus Cam- und Pincer-FAI (Abb. 6.13c)

6.11.1 Symptome

- Leistenschmerzen, insbesondere nach langem Sitzen
- Bewegungseinschränkung
- Verschlimmerung durch Hüftflexion

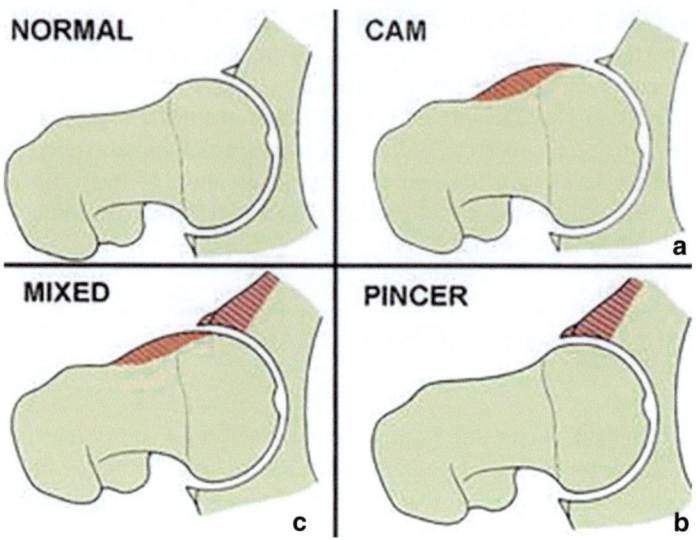

Abb. 6.13 Drei Arten des FAI

6.11.2 Zeichen

- Einschränkung der Innenrotation in Flexion

6.11.3 Bildgebung

- Röntgenaufnahmen des Beckens in anteroposteriorer und Seitenansicht der Hüfte geben Aufschluss über die Art des FAI.
- CT-Aufnahme zeigt knöcherne Anomalien.
- MR-Arthrografie (MRA) ist nützlich zur Erkennung von Labrum- und Knorpelschäden.

6.12 Femurkopfnekrose (auch bekannt als avaskuläre Nekrose, AVN)

Die Osteonekrose des Femurkopfes wird durch eine Unterbrechung der Blutversorgung des proximalen Femurs verursacht, die zu einem mehr oder weniger stark ausgeprägten Kollaps des Femurkopfes und der Entwicklung einer Arthrose führt.

6.12.1 Ursachen

- Idiopathisch
- Traumatisch
- Fraktur des Femurhalses
- Hüftluxation
- Nicht-traumatisch:
  - Häufigste Ursachen:
    Steroidgebrauch
    Chronischer Alkoholkonsum
  - Weniger häufige Ursachen:
    Caisson-Krankheit
    Sichelzellkrankheit
    Morbus Gaucher
    Koagulopathien
    Systemischer Lupus erythematodes (SLE)

Ein nützlicher Merkspruch für die Ursachen der AVN des Femurkopfes ist „ASEPTIC":

A: Alkohol, AIDS
S: Steroide (häufigste Ursache)/Sichelzellkrankheit/SLE
E: Erlenmeyerkolben (Gaucher-Krankheit)
P: Pankreatitis
T: Trauma: Fraktur des Femurhalses/Hüftluxation
I: Idiopathisch/Infektion
C: Caisson-Krankheit (die Bends)

6.12.2 Symptome

- Hüftschmerzen, oft beidseitig
- Hinken
- Bewegungseinschränkung

6.12.3 Anzeichen

- Hinken
- Verkürzung
- Atrophie
- Verminderte Bewegungsfähigkeit, insbesondere in Innenrotation und Abduktion

6.12.4 Untersuchungen

- Röntgenaufnahme:[3]
  - Normal in frühen Stadien
  - Reaktive Veränderungen im umgebenden Knochen
  - Crescent Sign: eine dünne, subchondrale Frakturlinie, am besten in der Seitenansicht in Froschhaltung zu sehen (Abb. 6.14)
  - Kollaps des betroffenen Segments
- MRT-Aufnahme:
  - Veränderungen sind lange vor Veränderungen in der Röntgenaufnahme sichtbar.
  - Sichtbar als klare Linie zwischen lebendem und totem Knochengewebe.

---

[3] Es dauert mindestens 6–12 Monate nach dem Absterben des Knochens, bis die ersten Veränderungen in der Röntgenaufnahme sichtbar werden. Dies kann aus medizinisch-rechtlicher Sicht wichtig sein. Zu beachten ist, dass Fragmentierung und Kollaps erst dann auftreten, wenn der starke, abgestorbene Knochen durch neues, brüchigeres Knochengewebe ersetzt wird.

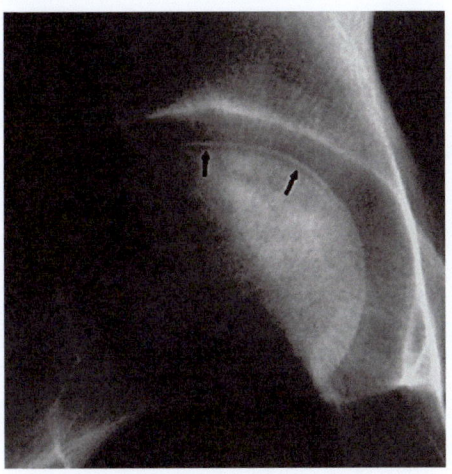

Abb. 6.14 Röntgenbild zeigt das Crescent Sign

6.12.5 Stadien (verschieden beschrieben)

Stadium 1: Nekrose mit minimalen Symptomen und ohne röntgenologische Veränderungen, nur durch MRT zu erkennen
Stadium 2: Erste Veränderungen werden in der Röntgenaufnahme sichtbar, aber ohne Kollaps des Femurkopfes
Stadium 3: Fragmentierung und Kollaps des Femurkopfes
Stadium 4: Reossifikation und Remodellierung

6.12.6 Prognose

- Abhängig vom Ausmaß der Beteiligung des Femurkopfes
- Eine leichte Beteiligung kann eine gute Prognose mit minimalem oder keinem Kollaps des Kopfes haben.
- Bei einem erheblichen Kollaps kommt es zur Osteoarthrose.

Teil III

Das Kniegelenk

Anatomie und Funktion des Kniegelenks

7.1 Allgemeine Überlegungen

- Das Knie ist ein Synovialgelenk und das größte Gelenk im Körper.
- Es handelt sich um ein modifiziertes Scharniergelenk, das neben Flexion und Extension auch eine geringe Rotation bei Kniebeugung sowie Gleiten zulässt.[1]
- Die konvexen Kondylen des Femurs artikulieren mit den leicht konkaven Kondylen der Tibia, wobei die medialen und lateralen Menisken teilweise zwischen diesen liegen und die Kongruenz erhöhen (Abb. 7.1).
- Der dritte Knochen, der das Kniegelenk bildet, ist die dreieckige Patella, die innerhalb der Sehne des Musculus quadriceps femoris liegt und als Sesambein bezeichnet wird.
- Das Knie ist von einer Kapsel umgeben, die zwei Aussparungen aufweist, von denen eine die Verbindung mit der suprapatellaren Tasche und die andere den Durchtritt der Sehne des Musculus popliteus ermöglicht.

---

[1] Der Femur hat eine größere Gelenkfläche als die Tibia, sodass die Femurkondylen beim Übergang von der Flexion in die Extension nach hinten über das Tibiaplateau gleiten. Wäre dies nicht der Fall, würde der Femur von der Tibia herunterrollen, bevor die volle Extension erreicht ist.

© Der/die Autor(en), exklusiv lizenziert an Springer Nature Switzerland AG 2024
R. Pillemer, *Handbuch zur Untersuchung der Lendenwirbelsäule und der unteren Extremitäten*,
https://doi.org/10.1007/978-3-031-65230-1_7

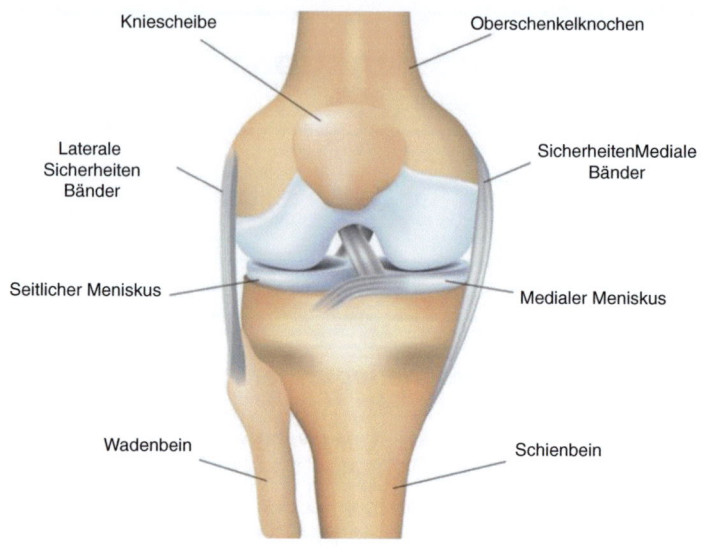

Abb. 7.1 Anatomie des Kniegelenks

- Die Stabilität des Knies wird durch zwei Gruppen von Bändern gewährleistet, den intrakapsulären und den extrakapsulären Bändern.
- Bursae: Es gibt 13 Schleimbeutel im und um das Knie, die klinisch bedeutendsten sind die Bursa praepatellaris, Bursa infrapatellaris und Bursa anserina (Abb. 7.2).
- Die Belastung des Knies (ein Vielfache des Körpergewichts) ändert sich bei verschiedenen Aktivitäten (Tab. 7.1).

7.2 Bewegungen des Kniegelenks

- Bei der Flexion und Extension des Knies rollen die Oberschenkelkondylen nicht nur über das Tibiaplateau, sondern gleiten auch nach vorne und nach hinten, was durch die unterschiedliche Gelenkflächengröße bedingt ist.

7.2 Bewegungen des Kniegelenks

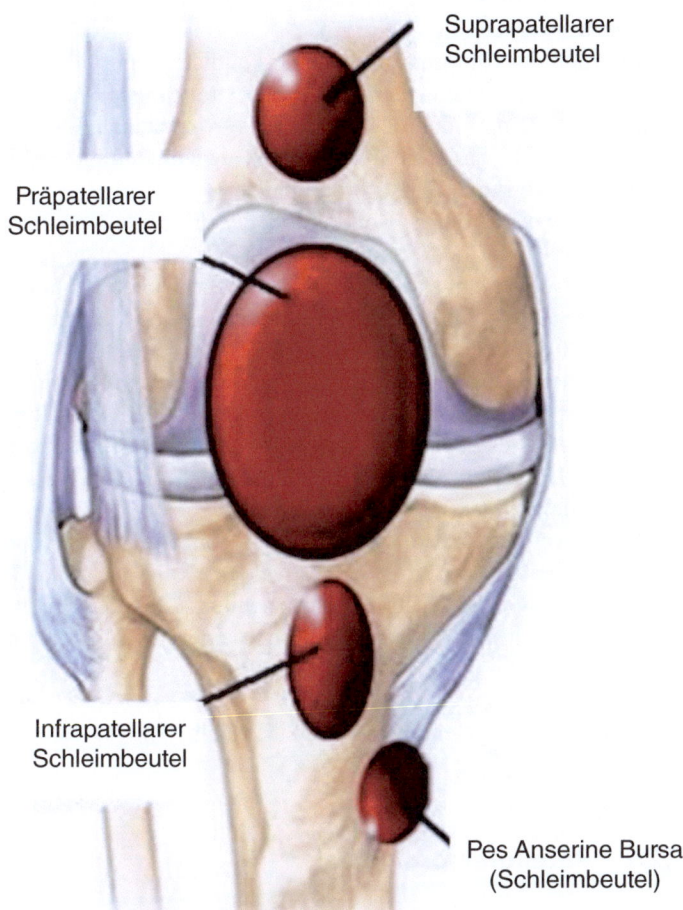

Abb. 7.2 Schleimbeutel im Kniebereich

Tab. 7.1 Belastung des Knies bei verschiedenen Aktivitäten

Aktivität	Körpergewicht
Gehen	1,5 Mal
Treppensteigen	3–4 Mal
Kniebeugen	8 Mal

- Das posteriore Zurückrollen des Femurs mit Knieflexion tritt mehr auf der lateralen Seite auf.
- Aufgrund der Anordnung der Femurkondylen rotiert die Tibia während der letzten paar Grade der Streckung passiv nach außen auf dem Femur, und das Knie „verriegelt" dann. In dieser Position ist das Knie in der Lage, Gewicht zu tragen, ohne dass eine Muskelaktion erforderlich ist.
- Das Knie wird durch Kontraktion des Musculus popliteus „entriegelt", der den Femur auf der Tibia nach außen rotiert und so die Beugung des Knies ermöglicht. Unbelastet rotiert der Musculus popliteus die Tibia nach innen (anstatt den Femur nach außen zu rotieren; Abb. 7.3).
- Zu beachten ist, dass der Umfang der Kniebeugung bei Flexion des Hüftgelenks größer ist, als wenn das Hüftgelenk gestreckt ist. Dies liegt daran, dass der Musculus rectus femoris, der das Hüftgelenk überquert, entspannt ist und so eine größere Knieflexion ermöglicht.
- Dies ist vergleichbar mit der größeren Dorsalflexion des Fußgelenks bei gebeugtem statt gestrecktem Knie aufgrund der Entspannung des Musculus gastrocnemius. (Nehmen Sie sich Zeit, um sich das Konzept in diesen beiden Situationen klar vorzustellen.)

Die auf das Kniegelenk wirkenden Muskeln sind in Tab. 7.2 (Seite 112) aufgeführt.

7.2.1 Patellofemoralgelenk

- Eine sehr wichtige Funktion ist die Vergrößerung des Abstands der Streckmuskulatur von der Beuge- und Streckachse des Knies, wodurch die Streckkraft um bis zu 50 % erhöht werden kann (Abb. 7.4).
- Die Kompressionskraft im Gelenk erhöht sich mit zunehmender Beugung und kann beim Hocken bis zum Achtfachen des Körpergewichts betragen.

7.2 Bewegungen des Kniegelenks

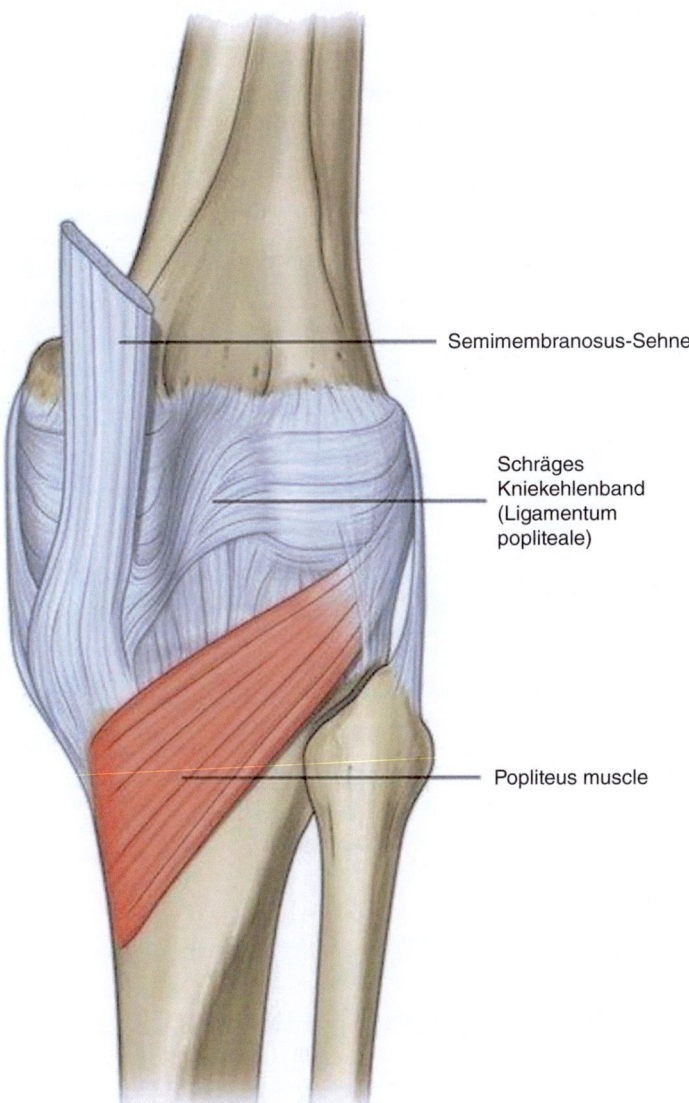

Abb. 7.3 Musculus popliteus

Tab. 7.2 Muskeln, die auf das Kniegelenk wirken

Flexion	Ischiokrurale Muskulatur (Musculus semimembranosus, Musculus semitendinosus und Musculus biceps femoris) unterstützt durch den Musculus gracilis und den Musculus sartorius
Extension	Musculus quadriceps femoris (Musculus rectus femoris und die drei Musculi vasti – Musculus vastus intermedius, Musculus vastus medialis und Musculus vastus lateralis) unterstützt durch den Musculus tensor fasciae latae
Innenrotation	Musculus semimembranosus, Musculus semitendinosus unterstützt durch den Musculus sartorius und den Musculus gracilis
Außenrotation	Musculus biceps femoris

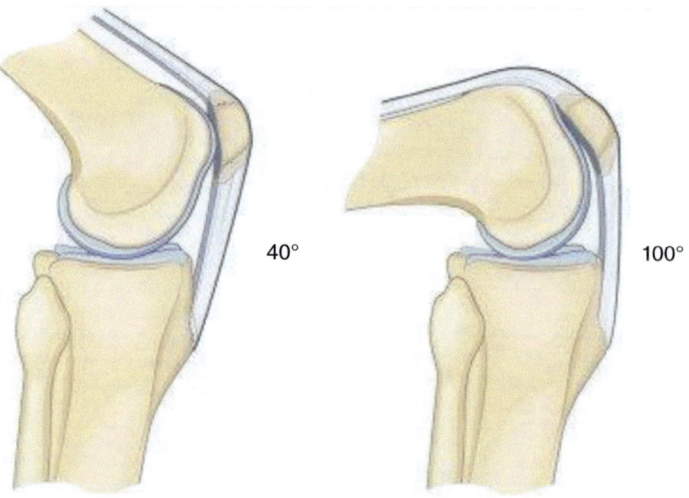

Abb. 7.4 Patellofemoralgelenk

- **Aufgrund der Bedeutung der Patella sollte eine Patellektomie als Behandlungsoption möglichst vermieden werden!**

7.2.2 Kniebänder

Die Bänder des Knies können in zwei Gruppen unterteilt werden:

- Extrakapsuläre Bänder:
  - Ligamentum collaterale tibiale (mediale)
  - Ligamentum collaterale fibulare (laterale)
  - Ligamentum popliteum
    obliquum
    arcuatum
- Intrakapsuläre Bänder:
  - Ligamentum cruciatum anterius
  - Ligamentum cruciatum posterius

7.2.2.1 Extrakapsuläre Bänder

- Ligamentum collaterale tibiale bzw. mediale (Abb. 7.5)
  - Zwei Komponenten, oberflächlich und tief, manchmal durch eine Bursa getrennt
  - Ursprung: Epicondylus medialis femoris
  - Ansatz: Periost des proximalen Tibia
  - Der tiefe Teil setzt am Meniscus medialis (Innenmeniskus) an
  - Funktion: verhindert die Valgusstellung
- Ligamentum collaterale fibulare bzw. laterale (Abb. 7.6)
  - Ursprung: Epicondylus lateralis femoris
  - Ansatz: Kopf der Fibula
  - Schnurartige Struktur, leicht tastbar in der „Figur-4"-Position
  - Funktion: verhindert die Varusstellung
- Ligamentum popliteum obliquum (Abb. 7.7)
  - Ursprung: Fortsetzung der Sehne des Musculus semimembranosus am hinteren Teil der medialen Tibiakondyle; verläuft nach oben und zur Seite
  - Ansatz: hinterer Rand der lateralen Femurkondyle
- Ligamentum popliteum arcuatum (Abb. 7.7)
  - Y-förmige Verdickung der posterolateralen Kapsel
  - Ursprung: hinterer Rand des Fibulakopfes – Stamm des Y

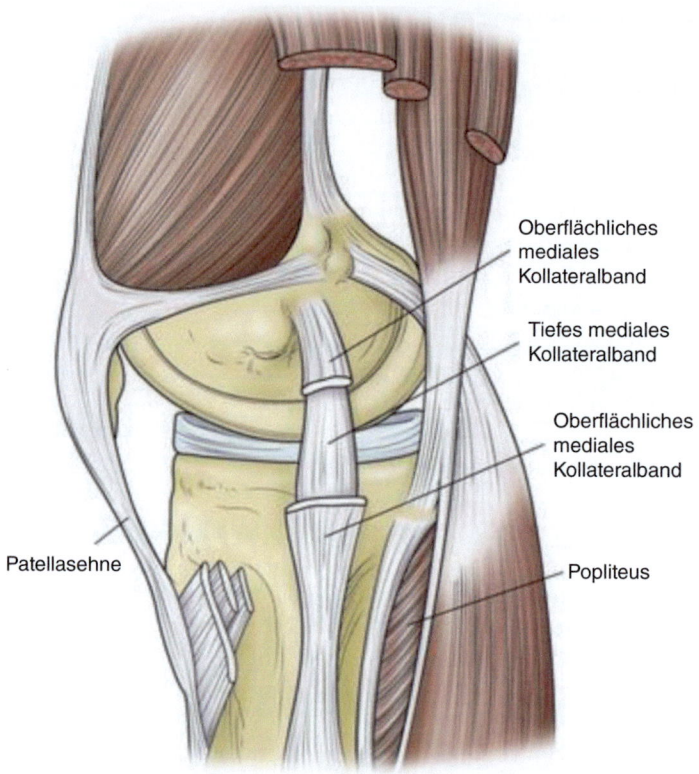

Abb. 7.5 Mediales Kollateralband

- Ansatz:
    Medialer Schenkel: setzt am hinteren interkondylären Bereich der Tibia an
    Lateraler Schenkel: setzt an der lateralen Femoralkondyle an
- Ligamentum popliteofibulare (Abb. 7.7)
    - Verläuft von der Popliteussehne zum Kopf der Fibula
    - Ein wichtiger Begrenzer der Außenrotation der Tibia

7.2 Bewegungen des Kniegelenks

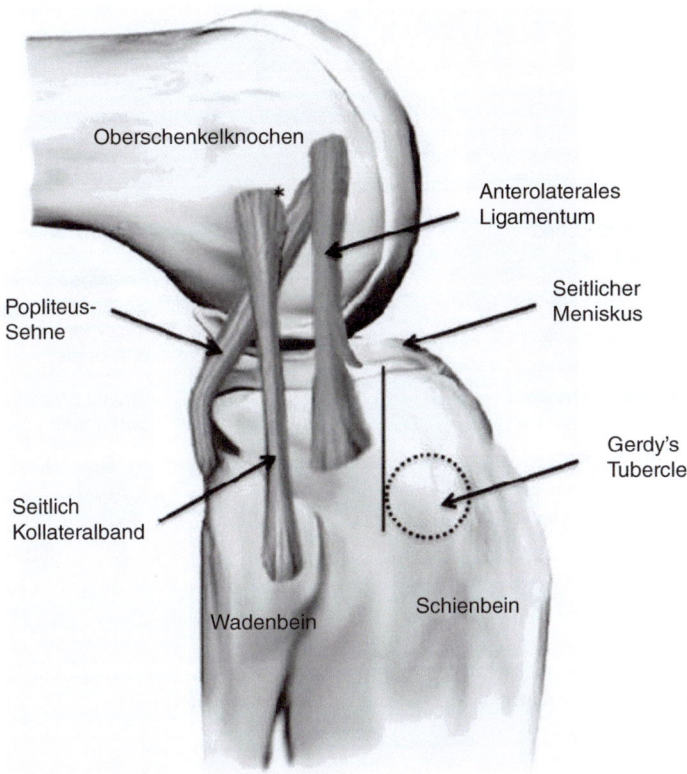

Abb. 7.6 Laterale Kollateralbänder

7.2.2.2 Intrakapsuläre Bänder: die Kreuzbänder

- Sehr starke Bänder, die den Femur mit der Tibia verbinden, ähnlich einem Kreuz (Lateinisch: Kreuz = crux).
- Obwohl die Bänder intrakapsulär liegen, befinden sie sich extrasynovial, da sie anterior und lateral, nicht aber posterior von Synovialgewebe bedeckt sind (Abb. 7.8).

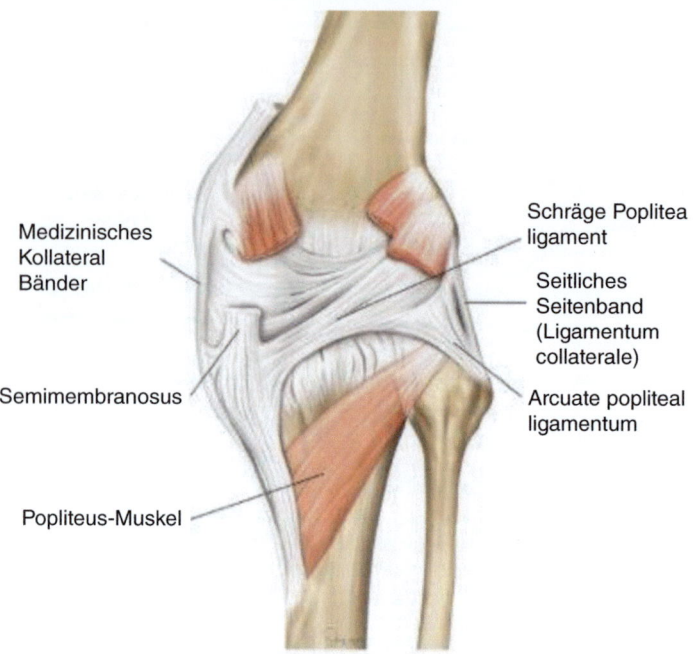

Abb. 7.7 Schräge und bogenförmige Kniekehlenbänder

7.2.2.3 Ligamentum cruciatum anterius (Abb. 7.9)

- Untere Befestigung: vorderes Tibiaplateau, etwas hinter der Befestigung des Vorderhorns des Meniscus medialis. Verläuft posterior und lateral.
- Obere Befestigung: posteriorer Teil der lateralen Femurkondyle innerhalb der interkondylären Kerbe

7.2.2.4 Ligamentum cruciatum posterius (Abb. 7.9)

- Untere Befestigung: hinterer interkondylärer Bereich der Tibia, der sich etwas auf die hintere Oberfläche des Tibia erstreckt. Verläuft anterior und medial.

7.2 Bewegungen des Kniegelenks

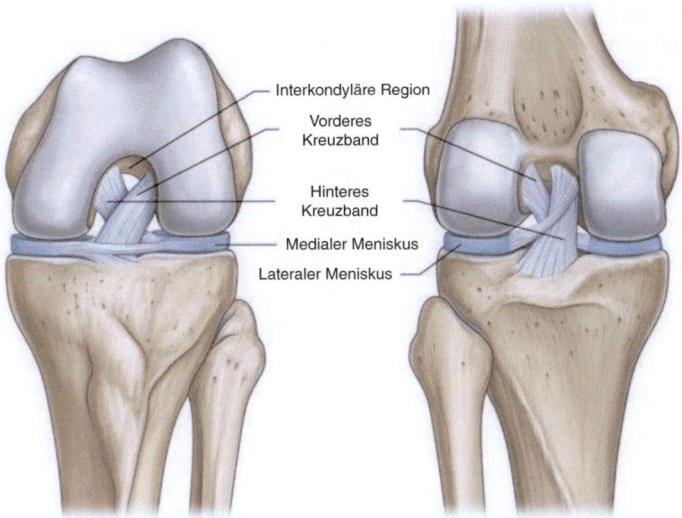

Abb. 7.8 Kreuzbänder

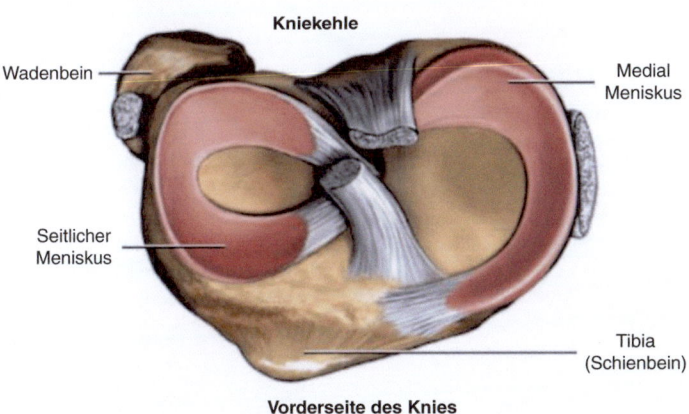

Abb. 7.9 Ansicht von oben auf das rechte Knie mit den Menisken

- Obere Befestigung: anterolateraler Teil der medialen Femurkondyle innerhalb der interkondylären Kerbe.

7.2.2.5 Menisken
(Griechisch: meniskos = Halbmond; Abb. 7.9)

- Halbmondförmige fibrokartilaginöse Keile an den medialen und lateralen Seiten des Knies.
- Die oberen Flächen artikulieren mit den konvexen Femurkondylen und sind konkav, während die unteren Flächen eben sind und an der Außenseite des Tibiaplateaus ansetzen.
- Im Querschnitt dreieckig, in der Peripherie dick (rote Zone – vaskulär) und sich zu einem dünnen freien Saum verjüngend (weiße Zone – avaskulär; Abb. 7.10).
- Das Ligamentum transversum verbindet die Vorderhörner beider Menisken.

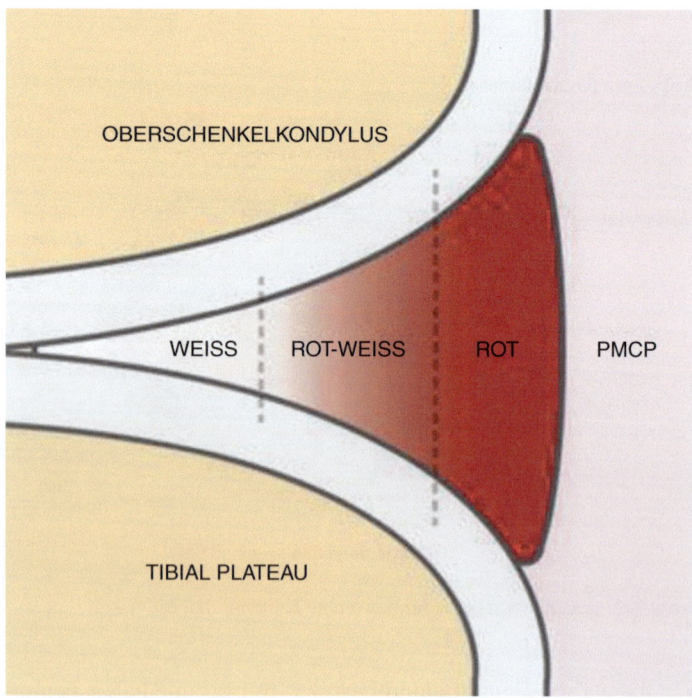

Abb. 7.10 Blutversorgung des Meniskus

- Beide Menisken sind während der Flexion und Extension des Knies in anteroposteriorer Richtung beweglich, da sie durch die Befestigungen am Tibiaplateau gehalten werden. Der Außenminiskus (Meniscus lateralis) ist beweglicher als der Innenmeniskus (Meniscus lateralis).

7.2.2.6 Innenmeniskus (Meniscus medialis)

- Halbkreisförmig und im hinteren Teil breiter (Abb. 7.9).
- Vorderhorn: setzt vor dem Ligamentum cruciatum anterius im interkondylären Bereich der Tibia an (Abb. 7.9).
- Hinterhorn: setzt vor dem Ligamentum cruciatum posterius im interkondylären Bereich der Tibia an (Abb. 7.9).
- Medial: setzt an der Kapsel und am Ligamentum collaterale tibiale an (Abb. 7.9).

7.2.2.7 Außenmeniskus (Meniscus lateralis)

- Fast kreisförmig (Abb. 7.9).
- Vorderhorn: setzt hinter dem Ligamentum cruciatum anterius im interkondylären Bereich der Tibia an (Abb. 7.9).
- Hinterhorn: setzt vor dem Hinterhorn des Meniscus medialis im interkondylären Bereich der Tibia an (Abb. 7.9).
- Die Ligamenta meniscofemorales anterius und posterius (Humphrey- und Wrisberg-Ligament) gehen vom hinteren Teil des Meniscus lateralis aus und verlaufen medial zum lateralen Teil der medialen Femurkondyle, vor und hinter dem Ligamentum cruciatum posterius (Abb. 7.11).

7.3 Funktionen

7.3.1 Lastübertragung

- Axiale Belastungen werden in Zugspannungen im Meniskusumfang umgewandelt – „Ringspannungen" (Abb. 7.12).
- Im gestreckten Knie werden 50 % der Belastung in jedem Kompartiment über die intakten Menisken übertragen. Bei Beugung kann sich dieser Anteil auf 80–90 % erhöhen.

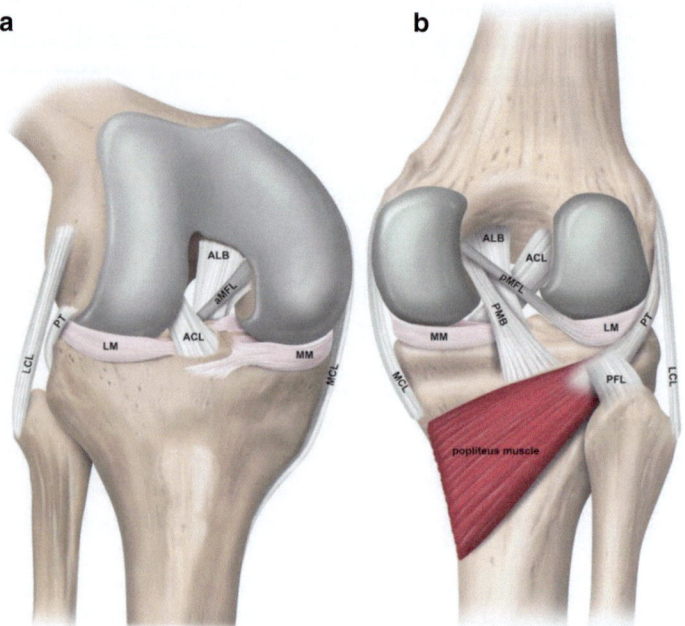

Abb. 7.11 a Ligamentum meniscofemorale anterius und **b** Ligamentum meniscofemorale posterius (Humphrey- und Wrisberg-Ligament). *ACL* Ligamentum cruciatum anterius, *ALB* anterolaterales Bündel des Ligamentum cruciatum posterius, *aMFL* Ligamentum meniscofemorale anterius, *LCL* Ligamentum collaterale laterale, *LM* Meniscus lateralis, *MCL* Ligamentum collaterale mediale, *MM* Meniscus medialis, *PFL* Ligamentum popliteofibulare, *PMB* posterolaterales Bündel des Ligamentum cruciatum posterius, *pMFL* Ligamentum meniscofemorale posterius, *PT* Popliteussehne

- Eine totale mediale Meniskektomie führt zu einer 50–70%igen Reduktion der Kontaktfläche der Femurkondyle und einer 10%igen Erhöhung der Kontaktbelastung im medialen Kompartiment.
- Eine totale laterale Meniskektomie führt zu einer 40–50%igen Reduktion der Kontaktfläche und einer bis zu 200%igen Erhöhung der Kontaktbelastung im lateralen Kompartiment.

7.3 Funktionen

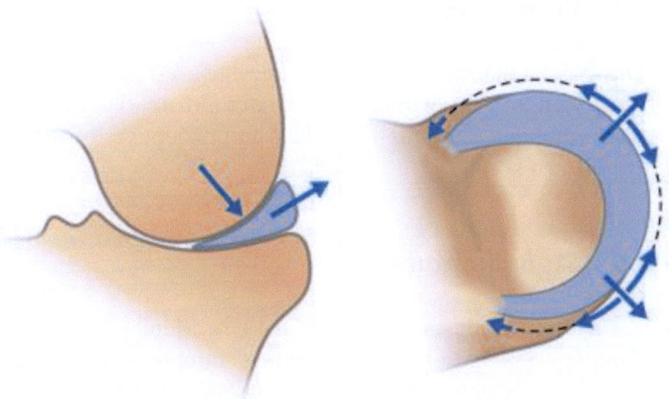

Abb. 7.12 Ringspannungen

- Es ist allgemein bekannt, dass die Entfernung eines Meniskus zur Entwicklung einer Kniearthrose führt (erstmals beschrieben von Fairbank im Jahr 1948).
- Ziel jeder chirurgischen Behandlung ist es, das Meniskusgewebe nach Möglichkeit zu erhalten!

7.3.2 Gelenkstabilität

- Die Menisken spielen eine bedeutende Rolle für die Stabilität des Kniegelenks.
- Eine totale mediale oder laterale Meniskektomie führt zu einer erhöhten Laxität des Kniegelenks.
- Dies gilt insbesondere bei einem Defekt des Ligamentum cruciatum anterius im Knie, bei dem die Menisken als sekundäre Stabilisatoren für die anteriore Translation fungieren.

7.3.3 Gelenkschmierung und Ernährung

- Es wird angenommen, dass die Menisken eine Rolle spielen, aber der Mechanismus ist unklar.

7.3.4 Propriozeption

- Das Vorhandensein spezifischer mechanorezeptiver Nervenstrukturen in den Vorder- und Hinterhörnern der Menisken lässt vermuten, dass die Menisken propriozeptive Informationen liefern könnten.

7.3.5 Stoßdämpfung

- Lange Zeit wurde angenommen, dass die Menisken eine stoßdämpfende Funktion im Knie haben. Infolge neuerer Untersuchungen besteht jedoch eine gewisse Unsicherheit in dieser Frage.

7.4 Blutversorgung des Knies

Die Hauptversorgung erfolgt über die fünf Äste der Arteria poplitea, die Anastomosen um das Knie bilden (Abb. 7.13).

- Arteria superior medialis genus und lateralis genus
- Arteria inferior medialis genus und lateralis genus
- Arteria genus media, die die Kreuzbänder versorgt

7.5 Nervale Versorgung

Die nervale Versorgung erfolgtüber die Nerven, die alle Muskeln versorgen, die das Gelenk überqueren (Gesetz von Hilton).[2]

---

[2] Gesetz von Hilton: Der Nerv, der die Muskeln versorgt, die direkt über einem bestimmten Gelenk verlaufen und auf dieses einwirken, versorgt nicht nur den Muskel, sondern innerviert auch das Gelenk und die über dem Muskel liegende Haut.

7.5 Nervale Versorgung

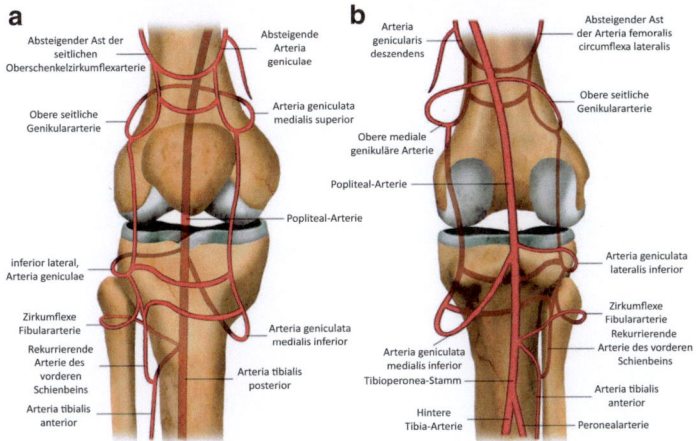

Abb. 7.13 Arterielle Versorgung des Knies

Systematische Untersuchung des Knies

8

- Wie bei Gelenkuntersuchungen im Allgemeinen wird vor der Untersuchung immer eine sorgfältige Anamnese erhoben, insbesondere im Hinblick auf eventuelle frühere Verletzungen.
- Wie bei jedem Gelenk müssen die Untersuchungen der proximalen (Hüfte) und distalen Gelenke (Sprunggelenke) durchgeführt werden.
- Dies gilt insbesondere für die Untersuchung der Hüfte bei Patienten, die mit Knieschmerzen vorstellig werden. Ich würde behaupten, dass einer der größten Fallstricke bei der orthopädischen Untersuchung darin besteht, die Hüftarthrose bei Patienten mit Knieschmerzen zu übersehen.
- Der vermutete Mechanismus für diese nicht ungewöhnliche Situation ist nicht eindeutig geklärt, dürfte aber wahrscheinlich mit der Schmerzübertragung im Verlauf des Nervus femoralis zusammenhängen.
- **Die Untersuchung eines Patienten, der mit Knieschmerzen vorstellig wird, ist nicht vollständig ohne eine Untersuchung der Hüfte.**

8.1 Inspektion und Palpation

- Erforderlich ist eine ausreichende Entkleidung, um von vorne, von den Seiten und von hinten auf eventuelle Anomalien, einschließlich Narben, Schwellungen, Deformitäten oder Atrophien, zu inspizieren.
- Valgusausrichtung: normal = 4–8°, bei Frauen größer.
- Beinlängendifferenz/-verkürzung wird in **Teil II** unter der Überschrift „Systematische Untersuchung der Hüfte" in Abschn. 5 (Seiten 70–73) behandelt.

8.1.1 Gangbild

Die häufigsten Anomalien sind:

- Kurzbeiniger Gang: Die Schulter auf der betroffenen Seite sinkt ab, ohne dass es zu einem Schwanken auf eine der beiden Seiten kommt. Stellen Sie sich eine Person vor, die auf dieser Seite ohne Schuh geht.
- Antalgischer Gang: kurze Schritte mit verkürzter Standphase auf der betroffenen Seite (schnelles Durchschwingen).
- Trendelenburg-Gang (siehe **Teil II:** Abschn. 5, Seiten 74–76).

8.1.2 Bewegungsumfang

- Normalerweise 0–140°.
- Fehlende vollständige Streckung:
  - Passiv: fixierte Beugekontraktur
  - Aktiv: Streckspannung
- Test auf Gelenkgeräusche (Krepitus) während der Flexion und Extension mit der freien Hand auf der Patella.
- In der leichten Kniebeuge wird die Kraft gemessen, und es kann ein Krepitus hörbar sein.

8.1 Inspektion und Palpation

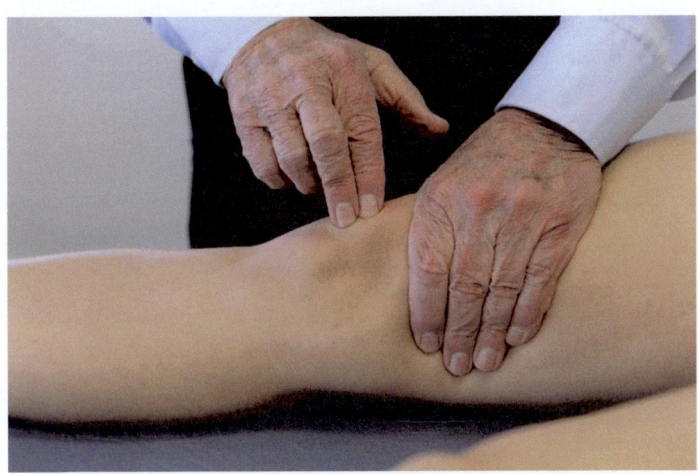

Abb. 8.1 Patella-Tap-Test

8.1.3 Erguss im Knie

- Patellar-Tap-Test
  - Drücken Sie mit der linken Hand die suprapatellare Tasche zusammen, während Sie mit der rechten Hand in Richtung Femur gegen die Patella klopfen (Abb. 8.1).
  - Wenn Flüssigkeit im Knie vorhanden ist, wird das Klopfen leicht spürbar sein.
  - Ein sehr sensitiver Test für mittelgroße Ergüsse.
- Brush- oder Bulge-Test
  - Drücken Sie erneut die suprapatellare Tasche (Abb. 8.2a) und danach die mediale Seite des Knies zusammen, um eventuell vorhandene Flüssigkeit seitlich zu verschieben (Abb. 8.2b).
  - Drücken Sie dann die laterale Seite des Gelenks zusammen (Abb. 8.2c). Auf der medialen Seite tritt eine leichte Wölbung auf, wenn Flüssigkeit vorhanden ist.
  - Wird verwendet, um kleinere Ergüsse zu erkennen.

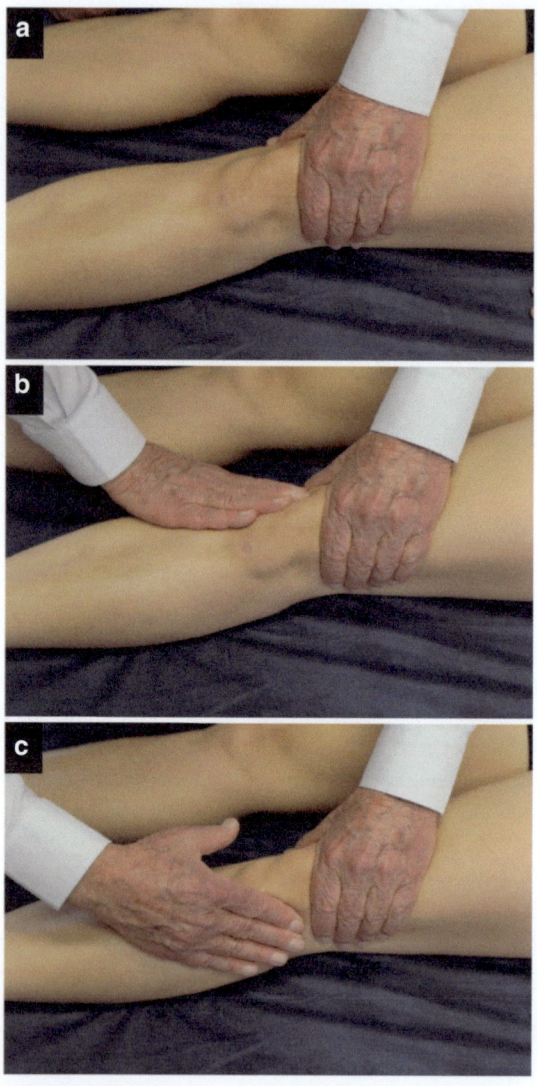

Abb. 8.2 Brush- oder Bulge-Test: **a** Druck auf die suprapatellare Tasche; **b** Druck auf die mediale Seite; **c** Druck auf die laterale Seite

8.1.4 Patellofemoralgelenk

- Patella-Tracking-Störung: Normalerweise sollte die Patella bei Flexion und Extension des Knies innerhalb der Trochlea des Femurs bleiben. Zu beachten ist jede Subluxation, die mit der Bewegung verbunden ist.
- Patella-Apprehension-Test: Mit dem Knie in Extension und entspanntem Musculus quadriceps femoris wird die Patella mit dem Daumen des Untersuchers zur Seite gedrückt (Abb. 8.3); Schmerz oder Unbehagen („apprehension") deutet auf eine Instabilität hin.
- Clarke-Zeichen/Patella-Grind-Test: Mit entspanntem Musculus quadriceps femoris wird die Patella mit der linken Hand nach unten gehalten, dann soll der Patient den Musculus quadriceps femoris anspannen (Abb. 8.4); Schmerz deutet auf eine patellofemorale Reizung hin.
- Wenn ein Krepitus vorhanden ist, ist er leicht fühlbar.
- Insell-Zeichen: Beugen Sie das Knie um 30° und mobilisieren Sie die Patella medial; Schmerz deutet auf ein gereiztes patellofemorales Gelenk hin.
- Palpation der Gelenkfläche der Patella auf Schmerzhaftigkeit: Mit entspanntem Musculus quadriceps femoris Palpation der Gelenkfläche, nachdem die Patella nach innen (medial) und dann nach außen (lateral) gedrückt wurde (Abb. 8.5a, b).

8.2 Test der Stabilität

8.2.1 Kollateralbänder

8.2.1.1 Ligamentum collaterale mediale

- Valgusstresstest in Knieextension (Abb. 8.6a) und -flexion um 30° (Abb. 8.6b)
  - Laxität nur bei 30°: deutet auf eine Laxität des Ligamentum collaterale mediale hin.
  - Laxität bei 0°: deutet auf eine Laxität des Ligamentum collaterale mediale, auf Schäden an einem oder beiden Kreuzbändern und eine Laxität der hinteren Kapsel hin.

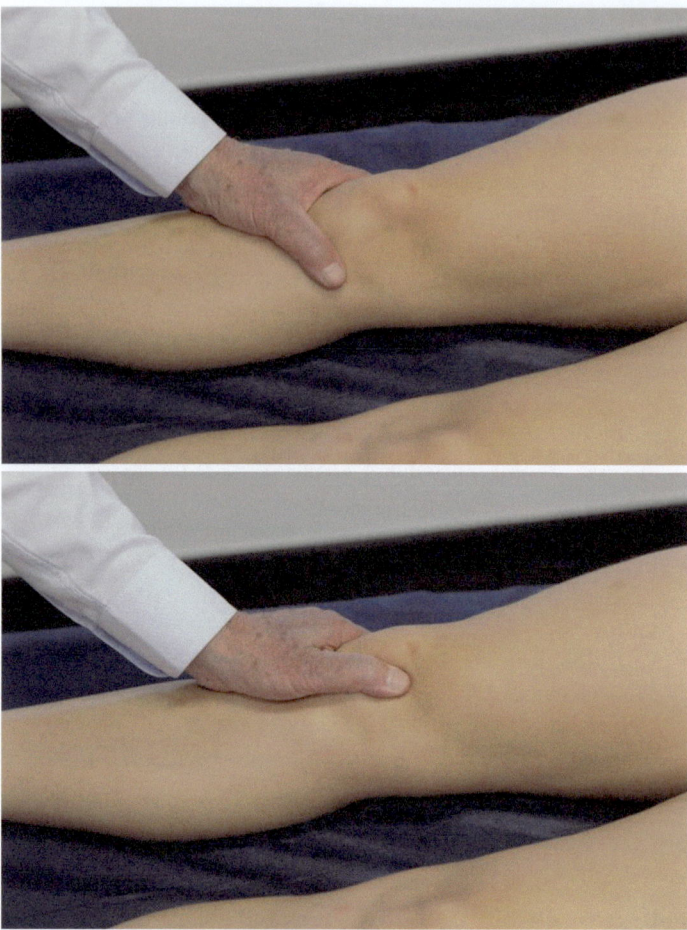

Abb. 8.3 Patella-Apprehension-Test

8.2.1.2 Ligamentum collaterale laterale

- Varusstresstest in Knieextension (Abb. 8.6c) und -flexion um 30° (Abb. 8.6d)
  - Laxität nur bei 30°: deutet auf Laxität des Ligamentum collaterale laterale hin.

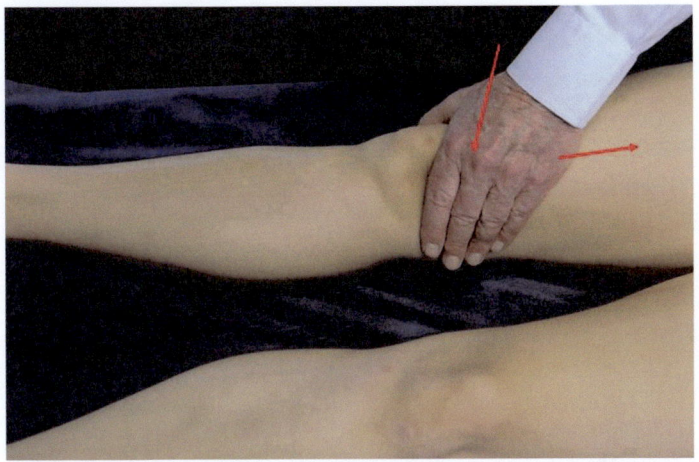

Abb. 8.4 Clarke-Zeichen/Patella-Grind-Test

– Laxität bei 0°: deutet auf eine Laxität des Ligamentum collaterale laterale, auf Schäden an einem oder beiden Kreuzbändern und eine Laxität der hinteren Kapsel hin.

8.3 Kreuzbänder

Immer mit der gegenüberliegenden/nicht betroffenen Seite vergleichen.

8.3.1 Schubladentest

- Umgreifen Sie bei gebeugtem Hüftgelenk, um 90° flektiertem Knie und dem Fuß flach auf der Untersuchungsliege mit beiden Händen die obere Tibia (Abb. 8.7) und beurteilen Sie den Abstand zwischen den Femurkondylen und der Vorderseite des medialen und des lateralen Tibiaplateaus.
- **Verwenden Sie Ihre Zeigefinger, um sicherzustellen, dass die ischiokrurale Muskulatur entspannt ist.**

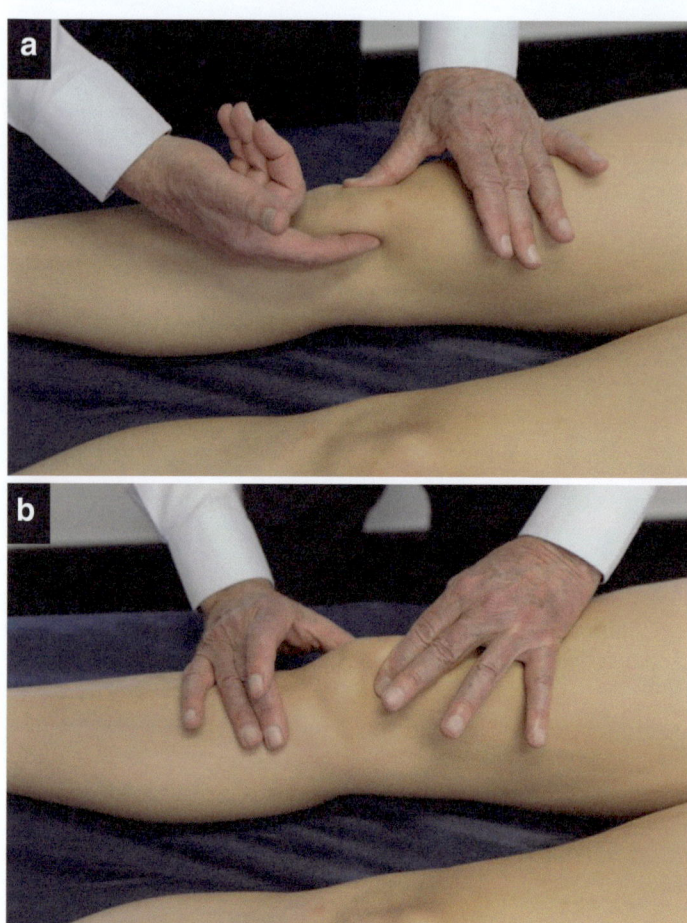

Abb. 8.5 Palpation der Gelenkfläche der Patella. **a** Medial; **b** lateral

- Schieben Sie die Tibia in der Sagittalebene vor und zurück; eine erhöhte vordere Gleitfähigkeit kann auf eine Laxität des Ligamentum cruciatum anterius hinweisen („vorderes Schubladenphänomen"), während eine erhöhte hintere Gleitfähigkeit auf eine Laxität des Ligamentum cruciatum posterius hinweist („hinteres Schubladenphänomen").

8.3 Kreuzbänder

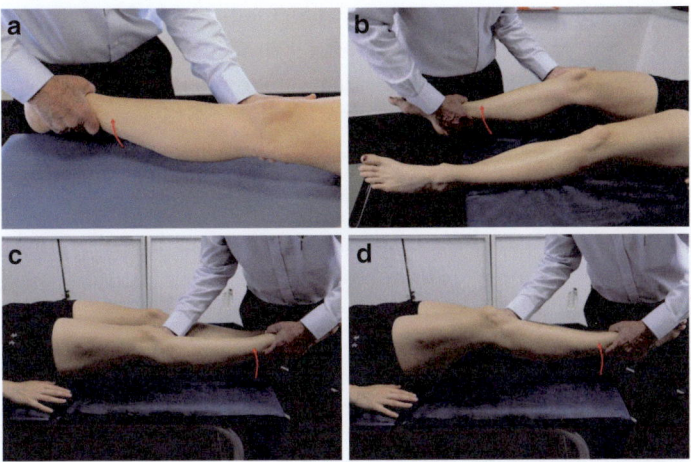

Abb. 8.6 **a** Valgusstresstest bei extendiertem Knie. **b** Valgusstresstest bei um 30° flektiertem Knie. **c** Varusstresstest bei extendiertem Knie. **d** Varusstresstest bei um 30° flektiertem Knie

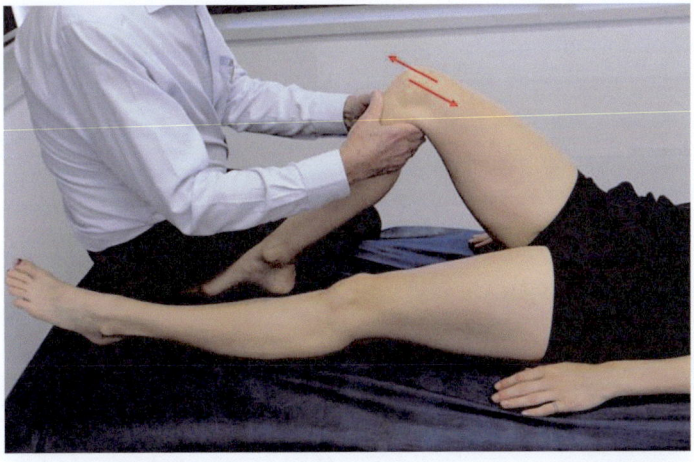

Abb. 8.7 Schubladentest

- Ein Schubladentest im Sitzen, der „lumbale Extensionstest im Sitzen", wurde ebenfalls beschrieben. Diese Methode fördert eine größere Entspannung der ischiokruralen Muskulatur und gilt als sensitiver Test für eine Laxität des Ligamentum cruciatum anterius (Abschn. 8.5.1, Seiten 136–138).

8.3.2 Ligamentum cruciatum anterius

8.3.2.1 Lachman-Test

- Gilt als der sensitivste Test auf eine Laxität des Ligamentum cruciatum anterius.
- Während man den unteren Oberschenkel mit einer Hand stützt, mit um 20–30° flektiertem Knie, und die andere Hand die obere Tibia hält, schiebt man das die Tibia auf dem Femur vor und zurück (Abb. 8.8).
- Ein übermäßiges vorderes Gleiten deutet auf eine Laxität des Ligamentum cruciatum anterius hin.

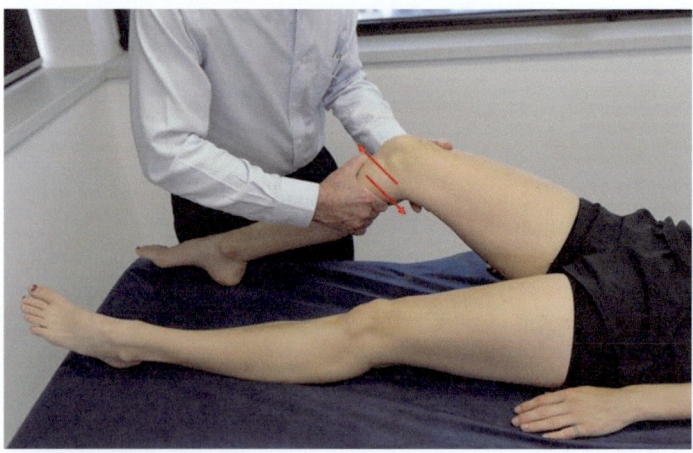

Abb. 8.8 Lachman-Test

8.3.2.2 Pivot-Shift-Test

- Mit ausgestrecktem und entspanntem Knie wird das Bein angehoben und nach innen gedreht.
- Anschließen wird das Knie gebeugt, während eine Valgusstress ausgeübt wird.
- Bei einem Knie mit Kreuzbanddefekt ist die Tibia in der Streckung anterior subluxiert, und bei der Beugung reduziert sich die Subluxation oft mit einem Ruck.
- Dies kann für den Patienten sehr unangenehm sein und wird in der Regel in Akutsituationen nicht durchgeführt.

8.3.3 Ligamentum cruciatum posterius

8.3.3.1 Posterior-Sag-Zeichen

- Mit gebeugter Hüfte und um 90° flektiertem Knie des Patienten betrachten Sie das Knie von der Seite, die Augen befinden sich auf Kniehöhe.
- Bei einem Ruptur des Ligamentum cruciatum posterius ist zu erkennen, dass die Tibia im Verhältnis zum Femur leicht nach hinten verschoben ist (Abb. 8.9a).
- In dieser Position soll der Patient den Musculus quadriceps femoris aktiv anspannen, während Sie die Tibia stabilisieren. Zu sehen ist, wie sich die Tibia nach vorne in ihre normale Position bewegt, wenn ein hinterer Durchhang des Unterschenkels vorhanden war (Abb. 8.9b).

(Bei allen oben genannten Tests sollte immer geprüft werden, ob der Endpunkt einer Bewegung „hart" oder „weich" ist. Eine geringe Verschiebung mit einem harten Endpunkt kann normal sein. Nehmen Sie immer einen Vergleich mit der Gegenseite vor.)

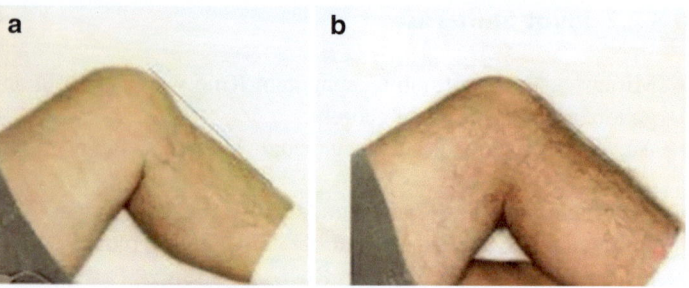

Abb. 8.9 Posterior-Sag-Zeichen (**a**), aufgehoben durch eine Kontraktion des Musculus quadriceps femoris (**b**)

8.3.3.2 Meniskusverletzungen

- Diese werden in **Abschn.** 9.1 „**Kniearthrose**" ausführlicher besprochen.

8.4 Druckschmerzhaftigkeit der Gelenklinien

- Dies ist der einfachste und möglicherweise sensitivste Test für Meniskusläsionen. Die Palpation über den medialen und lateralen Gelenklinien kann Unbehagen oder Schmerzen verursachen.

8.5 McMurray-Test

- Platzieren Sie bei vollständig flektiertem Knie Ihre Daumen und Finger auf den medialen und lateralen Gelenklinien.
- Das Knie wird dann langsam gestreckt, während abwechselnd Valgus- und Varusstress ausgeübt wird und sich das Knie dadurch sowohl in Innen- als auch Außenrotation befindet.
- Der Test muss wiederholt werden, damit alle oben genannten Bedingungen erfüllt werden.

8.5 McMurray-Test

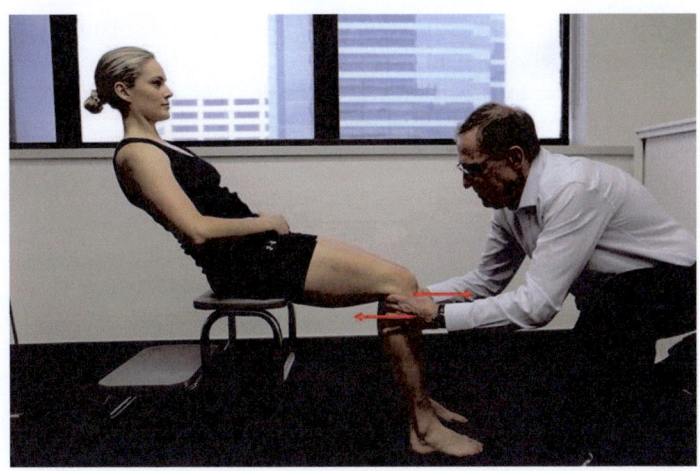

Abb. 8.10 Lumbaler Extensionstest im Sitzen, bei dem sich der Patient nach hinten lehnt

- Ist ein „Klicken" zu fühlen oder zu hören, deutet dies auf einen gerissenen Meniskus hin.

8.5.1 Methode zur Durchführung des lumbalen Extensionstests im Sitzen

- Patient sitzt und lehnt sich ohne hintere Stütze um 60° zurück (Abb. 8.10).
- Testen Sie die Laxität des Ligamentum cruciatum anterius auf die übliche Weise.

8.5.2 Zu betonende Punkte

- Der Schlüssel zur Überprüfung der Laxität des Ligamentum cruciatum anterius ist die Entspannung der ischiokruralen Muskulatur.

- Es ist sehr schwierig, die ischiokrurale Muskulatur vollständig zu entspannen.
- Die ischiokrurale Muskulatur ist in der hier vorgeschlagenen Position entspannter als in Rückenlage.

8.5.3 Erklärung

- In sitzender, gestreckter Position der Lendenwirbelsäule verhindern die Hüftbeugemuskeln, insbesondere der Musculus psoas, eine weitere Streckung.
- Wenn die Hüftbeuger kontrahieren, entspannen sich die antagonistischen Muskeln, die Hüftstrecker, d. h. die ischiokrurale Muskulatur.

8.5.4 Schlussfolgerung

- Der lumbale Extensionstest im Sitzen ist sensitiver als der standardmäßig durchgeführte vordere Schubladentest zur Beurteilung einer Laxität des vorderen Kreuzbands.[1]

---

[1] Roger Pillemer YouTube: Physical signs Part I.

9

Untersuchung auf spezifische Erkrankungen des Knies

9.1 Kniearthrose

Degenerative Erkrankung des Kniegelenks mit fortschreitendem Verlust des Gelenkknorpels.

- Tritt 3 Mal so häufig wie eine Hüftarthrose auf, oft beidseitig
- Sehr häufig keine offensichtliche Ursache (idiopathisch); mögliche genetische Ursache

9.1.1 Risikofaktoren

- Schädigung des Gelenkknorpels
- Meniskusriss
- Ligamentöse Laxität
- Adipositas
- Rauchen

9.1.2 Symptome

- Symptome können in unterschiedlichem Maße vorhanden sein.

© Der/die Autor(en), exklusiv lizenziert an Springer Nature Switzerland AG 2024
R. Pillemer, *Handbuch zur Untersuchung der Lendenwirbelsäule und der unteren Extremitäten*,
https://doi.org/10.1007/978-3-031-65230-1_9

- Schmerzen, meist lokalisiert auf das betroffene Kompartiment, medial oder lateral. Wenn hauptsächlich das Patellofemoralgelenk betroffen ist, besonders beim Treppensteigen spürbar.
- Hinken
- Steifheit, besonders nach längerem Sitzen
- Schwellungs-, Sperr-, Klick- oder Einrastgefühl
- Schwierigkeiten beim Treppensteigen, Hocken oder Knien
- Gefühl der Instabilität

9.1.3 Anzeichen

- Antalgischer Gang
- Verminderte Bewegungsfähigkeit, oft verbunden mit Krepitus
- Atrophie des Musculus quadriceps femoris
- Valgus-/Varusdeformität, abhängig davon, welches Kompartiment hauptsächlich betroffen ist
- Erguss

9.1.4 Röntgenbilder

Es gibt vier klassische radiologische Anzeichen für Gelenkarthrosen (Abb. 9.1):

- Verlust des Gelenkspalts (asymmetrisch); das früheste Anzeichen
- Osteophytenbildung
- Subchondrale Sklerose
- Zystenbildung

Hinweis: Einfache Röntgenaufnahmen sind aufgrund ihrer Verfügbarkeit und geringen Kosten und ihrer hohen Sensitivität die am häufigsten verwendete Untersuchung bei Kniearthrose. Die sensitivste Röntgenaufnahme zur Beurteilung der

9.1 Kniearthrose

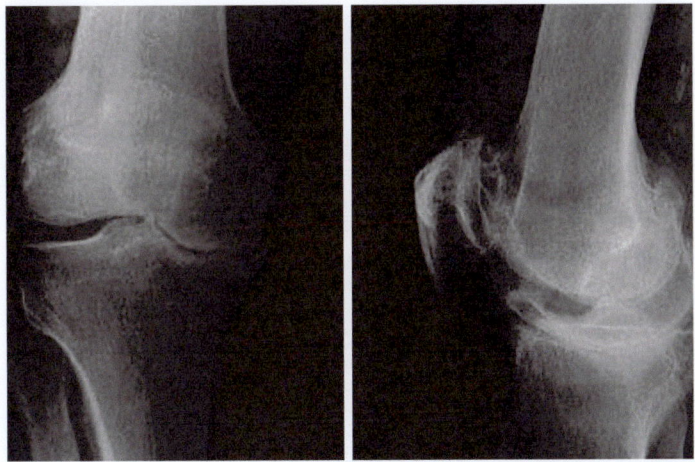

Abb. 9.1 Röntgenaufnahme des Knies, das die vier klassischen Anzeichen einer Kniearthrose zeigt

Gelenkspaltverengung ist die Rosenberg-Ansicht, eine posteroanteriore Röntgenaufnahme unter Belastung mit um 30–45° gebeugtem Knie (Abb. 9.2).

9.1.5 Behandlung

9.1.5.1 Nicht-operativ

- Allgemein: Gewichtsabnahme, Physiotherapie, Dehnübungen, Gehhilfen, Übungen für den Musculus quadriceps femoris, externe Unterstützung
- Medikation: Analgetika/Antiphlogistika
- Injektion: Steroide, blutplättchenreiches Plasma (PRP), Hyaluronsäure
- Entlastungsschiene

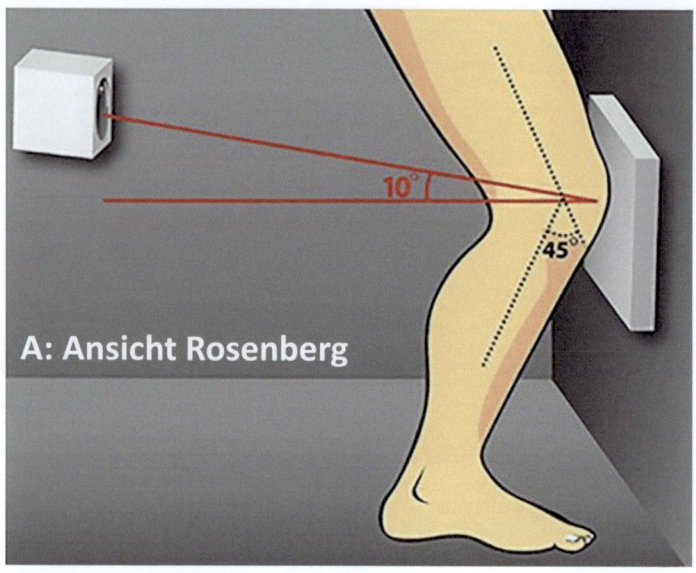

Abb. 9.2 Rosenberg-Ansicht

9.1.5.2 Operativ

- Hohe tibiale Osteotomie (HTO) bei jüngeren Patienten und wenn nur das mediale oder laterale Kompartiment betroffen ist. Diese kann den Bedarf einer Arthroplastik für viele Jahre hinauszögern.
- Hemiarthroplastik
- Totaler Gelenkersatz

9.2 Meniskusläsionen

- Die wichtigen Funktionen der Menisken wurden in Abschn. 7.3 (Seiten 121, 122) beschrieben.
- Der Meniscus medialis reißt weitaus häufiger als der Meniscus lateralis, da er weniger beweglich ist.
- Es gibt zwei Arten von Meniskusrissen:

9.2 Meniskusläsionen

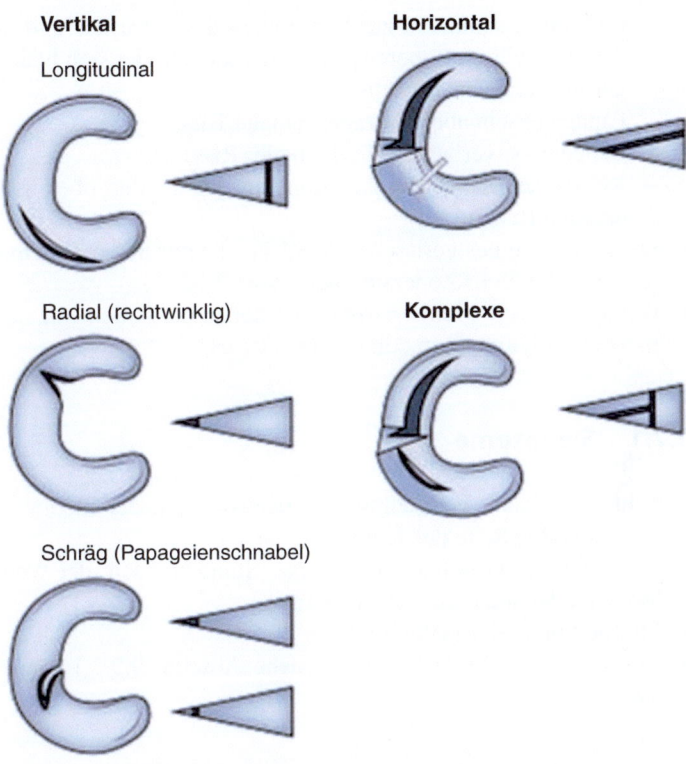

Abb. 9.3 Beschreibung von Meniskusrissen

- Akut: in der Regel verbunden mit einer Verdrehung des gebeugten Knies unter Belastung.
- Degenerativ: Menisken werden mit dem Altern fibröser und weniger elastisch und sind anfälliger für Risse; 60 % der Bevölkerung über 60 Jahre weisen degenerative Risse auf.
• Beschreibung der Risse (Abb. 9.3):
  - Längsriss: horizontal (Spaltung) oder vertikal; der vertikale Typ kann zu einem Eimergriffriss führen, wenn er ausgedehnt und verlagert ist.

- Radialriss: senkrecht zur Längsachse des Meniskus und in der avaskulären (inneren) Zone. Dieser befindet sich häufiger im Meniscus lateralis
- Papageienschnabel: schräger radialer Riss
- Lappenriss: verlagerter horizontaler Riss
- Komplexer Riss: Kombination aus jedem der oben genannten Rissformen
• Die Heilung eines gerissenen Meniskus ist nur in der äußeren (roten/vaskulären) Zone möglich (Abb. 7.10).
• Das Risiko von Meniskusrissen ist höher bei Knien mit defizientem Ligamentum collaterale anterius.

9.2.1 Symptome

• Schmerzen nach Verletzung, oft lokalisiert auf der medialen oder lateralen Seite des Knies
• Schwellung, typischerweise einige Stunden nach der Verletzung oder sogar am nächsten Tag
• Steifheit und/oder Instabilität
• Einrasten oder „Verriegelung" (siehe Abschn. 9.2.2.1, Seite 144)

9.2.2 Anzeichen

• Druckschmerzhaftigkeit der Gelenklinien, typischerweise auf der betroffenen Seite. Dies ist der einfachste und möglicherweise sensitivste Test
• Erguss
• Verlust des Bewegungsumfangs, am häufigsten geringer Verlust der Extension
• Spezielle Tests:
  - McMurray-Test (siehe Abschn. 9.2.2.2, Seite 145)
  - Apley-Test (Mahltest; siehe Abschn. 9.2.2.3, Seite 145)

Bestätigung der Diagnose durch MRT

9.2.2.1 Blockade
Es gibt zwei Arten von Blockaden:

- Ursache für eine **Pseudoblockade** sind starke Schmerzen, die als Schutzmechanismus den Bewegungsumfang erheblich einschränken können. Das Knie ist jedoch beweglich.
- Bei einer **echten Blockade** kann das Knie weder aktiv noch passiv vollständig gestreckt werden, z. B. aufgrund von:
  - Eimergriffriss des Meniskus
  - Losem Körper im Gelenk
  - Ausgerenkter Patella

Hinweis: Bei einem eingeklemmten losen Körper sind weder Flexion noch Extension möglich. Bei einem Eimergriffriss kann noch eine gewisse Flexion vorhanden sein.

9.2.2.2 McMurray-Test

- Bei vollständig gebeugtem Knie stützt der Untersucher mit einer Hand das Knie, wobei Finger und Daumen entlang der Gelenklinie platziert sind, während die andere Hand die Ferse umfasst.
- Das Knie wird dann bei Beibehaltung der äußeren (Meniscus medialis) oder inneren Tibiarotation (Meniscus lateralis) gestreckt.
- Schmerzen, die mit einem „Knacken" oder „Klicken" einhergehen, werden als positiver Test gewertet und sind auf eingeklemmtes Meniskusgewebe zurückzuführen.

9.2.2.3 Apley-Test (Mahltest)

- Durchgeführt mit dem Patienten in Bauchlage und dem Knie um 90° gebeugt (Abb. 9.4).
- Die Tibia wird dann medial und lateral rotiert, während eine Kompression ausgeübt wird.
- Eine schmerzhafte Reaktion deutet auf eine Meniskusläsion hin.

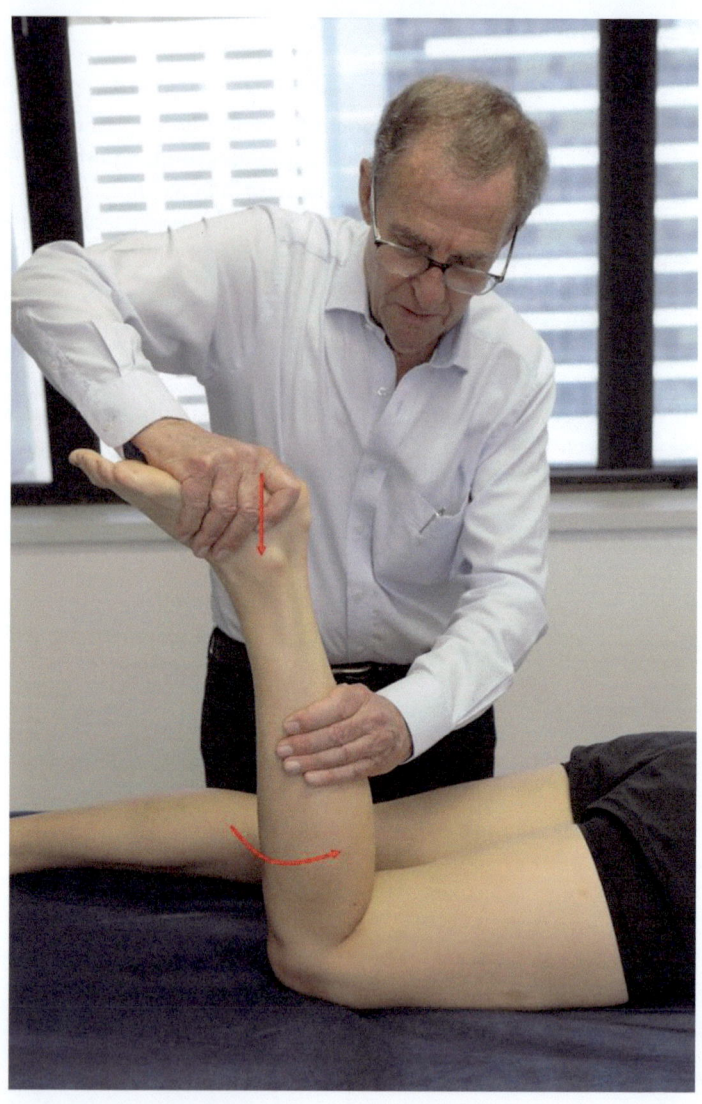

Abb. 9.4 Apley-Test (Mahltest)

9.3 Kniebandverletzungen

Methoden zur Überprüfung der Bandinstabilität des Knies werden in Kap. 8 beschrieben.

9.3.1 Anzeichen und Symptome

- Schmerzen: variieren von gering bis schwer. Paradoxerweise sind vollständige Bandrisse oft weniger schmerzhaft als Teilrisse.
- Bei akuten Rissen kann der Schmerz die Untersuchung stark beeinträchtigen.
- Schmerzempfindlichkeit entsteht an der Stelle des Risses.
- **Schwellung: Diese ist normalerweise stärker ausgeprägt bei partiellen Rissen, da die intakte Kapsel das Anschwellen auf das Gelenk behindert.** Sie tritt sofort auf, im Gegensatz zu Meniskusrissen, bei denen die Schwellung verzögert eintritt.
- Es ist wichtig, zwischen partiellen und vollständigen Rissen zu unterscheiden und bei Zweifeln eine Untersuchung unter Anästhesie durchzuführen.
- Die Diagnose ist bei chronischer Instabilität viel einfacher.

9.3.1.1 Ligamentum collaterale fibulare: Palpation des am besten tastbaren Bands im Körper

- Im Sitzen das linke distale Bein seitlich auf den distalen Oberschenkel des rechten Beins legen (Figur-4-Position; Abb. 9.5).
- Mit dem Mittelfinger der linken Hand tasten Sie den Raum zwischen dem prominenten Fibulakopf und der lateralen Femurkondyle ab.
- Das dicke, seilartige laterale Band ist leicht tastbar.
- Bei aktivem Anheben des Knöchels um 1 cm vom distalen Oberschenkel spüren Sie, wie das Band verschwindet, sobald die passive Belastung entfällt.

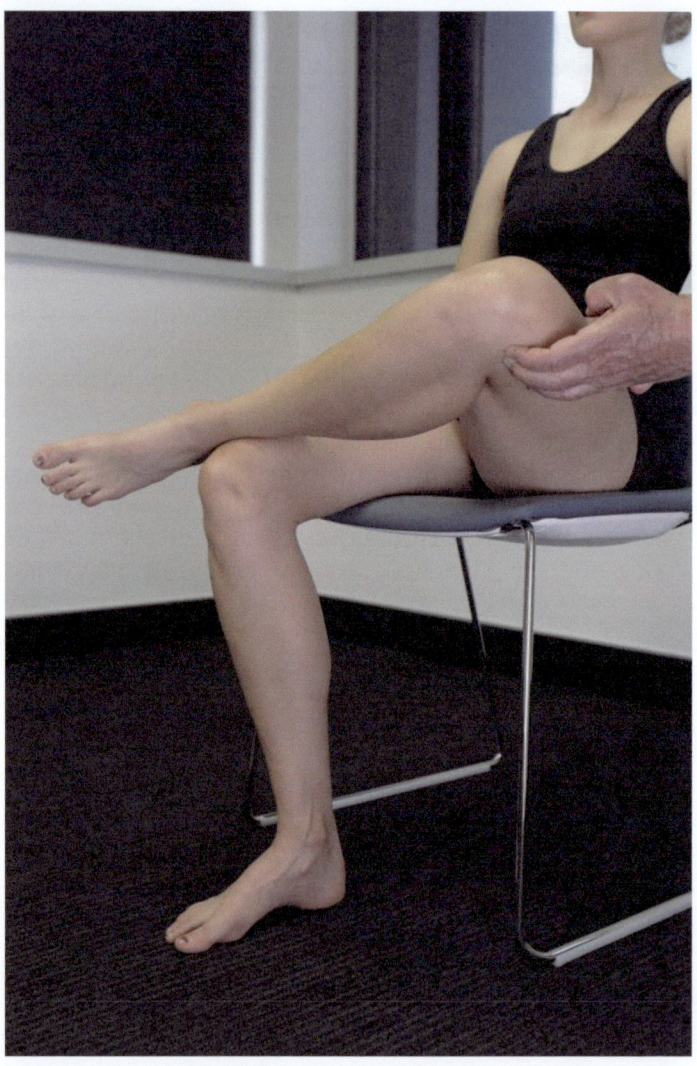

Abb. 9.5 Palpation des lateralen Bands des Knies (in Figur-4-Position)

9.4 Patellaluxation

- Aufgrund der Valgusstellung des Knies zieht die Kontraktion des Musculus quadriceps femoris die Patella in laterale Richtung.
- Die einzigen knöchernen Strukturen, die der Patella Stabilität verleihen, sind die interkondyläre Rinne des Femurs und die prominente laterale Femurkondyle (Abb. 9.6).
- Die anderen stabilisierenden Faktoren sind allesamt Weichteile und beinhalten:
  - Insbesondere das Ligamentum patellofemorale mediale (Abb. 9.7).
  - Die patellofemoralen, patellomeniskalen und patellotibialen Ligamente
  - Die Kontraktion des Musculus quadriceps femoris zieht die Patella in die Trochlearinne
- Im normalen Knie ist eine beträchtliche Kraft erforderlich, um die Patella zu dislozieren.
- Allerdings können Anomalien der stützenden Strukturen, einschließlich der oben genannten, die Patella anfälliger für eine Verrenkung machen (siehe den folgenden Abschnitt über die rezidivierende Patellaluxation).

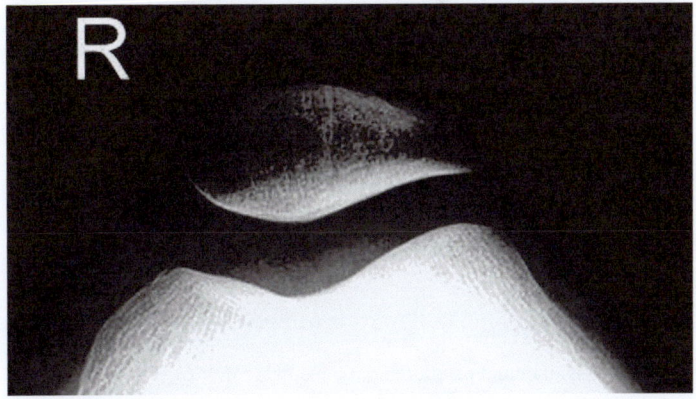

Abb. 9.6 Skyline-Ansicht des Patellofemoralgelenks

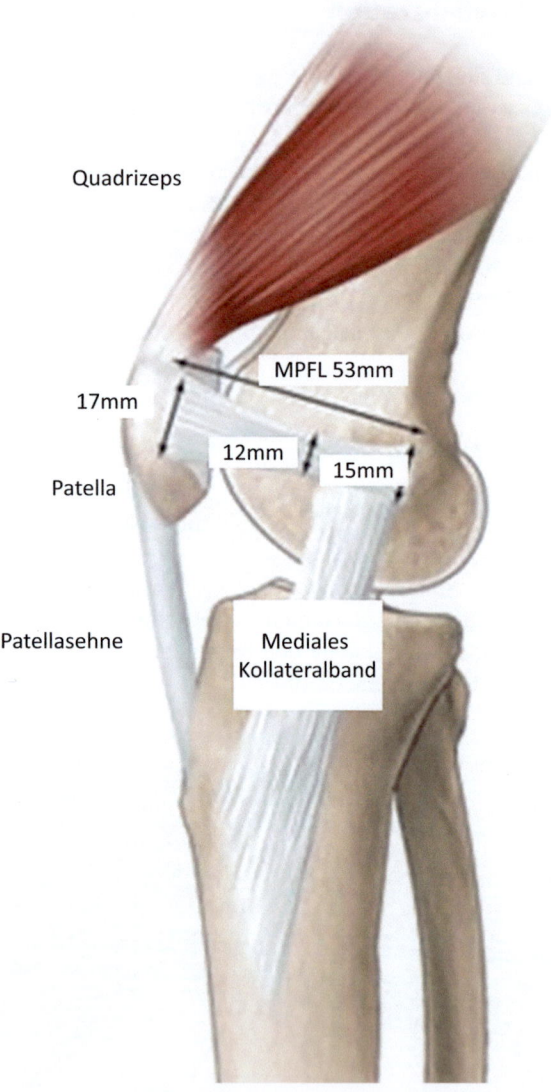

Abb. 9.7 Ligamentum patellofemorale mediale *(MPFL)*

9.4.1 Symptome

- Starke Schmerzen und Unfähigkeit, das Knie zu bewegen
- Eine Patellaluxation kann sich spontan oder durch medialen Druck auf die Patella bei leichter Streckung des Knies zurückbilden.

9.4.2 Zeichen

- Offensichtliche Deformität, wenn nicht reponiert
- Nach der Reposition erhebliche Schwellung (Hämarthrose)
- Medialer Druckschmerz mit möglichem Bluterguss

9.5 Rezidivierende Patellaluxation

- Kann nach einer akuten Patellaluxation folgen.
- Prädisponierende Faktoren:
  - Familiäre Vorbelastung
  - Allgemeine Bandlaxität
  - Valgusausrichtung des Knies (X-Bein)
  - Unterentwicklung der lateralen Femurkondyle
  - Trochleadysplasie
  - Kleine oder hoch sitzende Patella (Patella alta)

9.5.1 Anzeichen und Symptome

- Offensichtliche Deformität, wenn nicht reponiert
- Nach der Reposition erhebliche Schwellung (Hämarthrose)
- Medialer Druckschmerz mit möglichem Bluterguss
- Bei habitueller Luxation kann es zu einer minimalen Schwellung kommen. (In diesem Fall luxiert die Patella immer, wenn das Knie gebeugt wird, und reloziert spontan bei Streckung des Knies.)
- Patella-Apprehension-Test (Abb. 8.3, Seite 129):

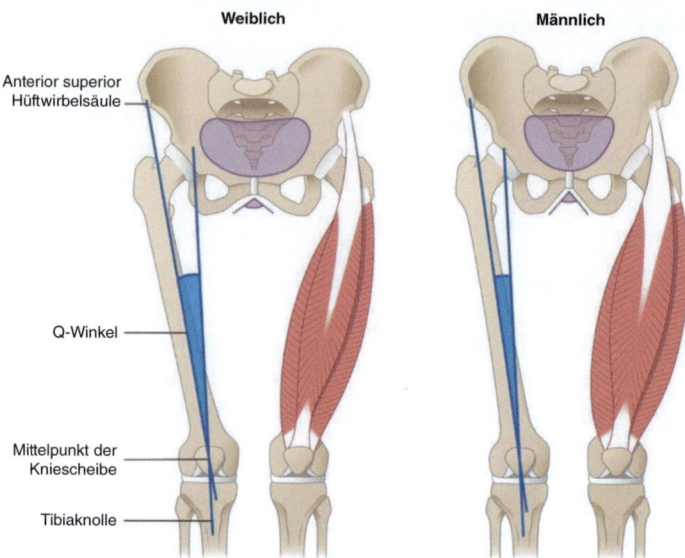

Abb. 9.8 Q-Winkel

- Passive laterale Translation führt zu erheblichem Unbehagen
- Zunahme der passiven Patellartranslation.
- Vergrößerung des Q-Winkels (Quadrizepswinkels)[1]

9.6 Verlust des Streckmechanismus

- Verursacht durch plötzliche Extension des Knies unter Widerstand.
- Ein Querfraktur der Patella ist die häufigste Ursache für das Versagen des Streckmechanismus.

---

[1] Der Q-Winkel wird definiert als der Winkel zwischen einer Linie, die von der Spina iliaca anterior superior (SIAS) zur Mitte der Patella gezogen wird, und einer Linie, die von der Mitte der Patella zur Tuberositas tibiae gezogen wird (Abb. 9.8). Ein Q-Winkel über 15° kann dazu führen, dass die Patella bei Kontraktion des Musculus quadriceps femoris lateral subluxiert.

9.6 Verlust des Streckmechanismus

- Eine Sehnenruptur kann oberhalb der Patella (Abriss der Quadrizepssehne vom oberen Pol der Patella) oder unterhalb der Patella (Ruptur/Abriss der Patellasehne) auftreten.
- Ein Abriss der Tibiaapophyse ist selten und erfordert in der Regel eine dringende Operation, da es sich um eine Wachstumsfugenverletzung handelt.
- Wie in Abb. 9.9 dargestellt, verlagert sich der Verletzungsort mit zunehmendem Alter von der Tibiaapophyse zur Quadrizepssehne.

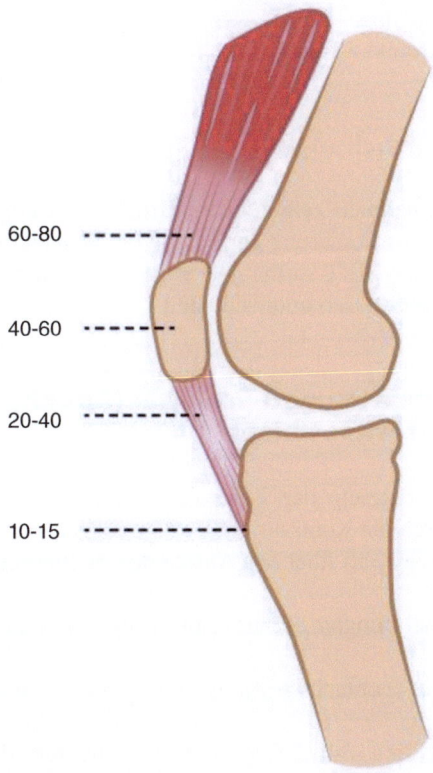

Abb. 9.9 Verletzungsort des Streckmechanismus nach Alter (in Jahren): Die Position steigt mit zunehmendem Alter an

9.6.1 Risikofaktoren

- Steroidgebrauch
- Rheumatoide Arthritis
- Diabetes mellitus
- Nierenversagen

9.6.2 Anzeichen

- Bei vollständigen Rupturen Unfähigkeit zur aktiven Extension des Knies
- Tastbarer Defekt an der Rissstelle

9.6.3 Untersuchungen

- Röntgenaufnahmen zeigen einen Bruch der Patella und eine abnormale Positionierung der Patella bei Weichteilrupturen.
- Mithilfe einer MRT-Aufnahme wird zwischen vollständigen und partiellen Rissen unterschieden.

9.7 Morbus Osgood-Schlatter (Apophysitis tuberositas tibiae)

- Eine Zugverletzung der Tuberositas tibiae (Apophyse), verursacht durch die Kontraktion des Musculus quadriceps femoris, durch die Kraft über den Ansatz der Patellasehne ausgeübt wird
- Häufiger bei Jungen (12–15 Jahre) als bei Mädchen (8–12 Jahre)
- In der Regel spontanes Auftreten ohne frühere Verletzung und oft beidseitig
- Präsentiert sich mit Schmerzen im vorderen Bereich des Knies, insbesondere nach Aktivität, mit Schwellung und Druckschmerhaftigkeit der Tuberositas tibiae.

9.7 Morbus Osgood-Schlatter (Apophysitis tuberositas tibiae)

- Schmerzen können durch Extension des Knies gegen Widerstand reproduziert werden.
- Röntgenaufnahmen können Unregelmäßigkeiten und eine Fragmentierung der Tuberositas tibiae zeigen (Abb. 9.10).
- In den meisten Fällen klingt die Erkrankung spontan ab, wobei bei einigen Patienten eine prominente Tuberositas tibialis oder ein separater Ossikel innerhalb des Betts der Tuberositas tibialis zurückbleibt, wie in Abb. 9.10 gezeigt.

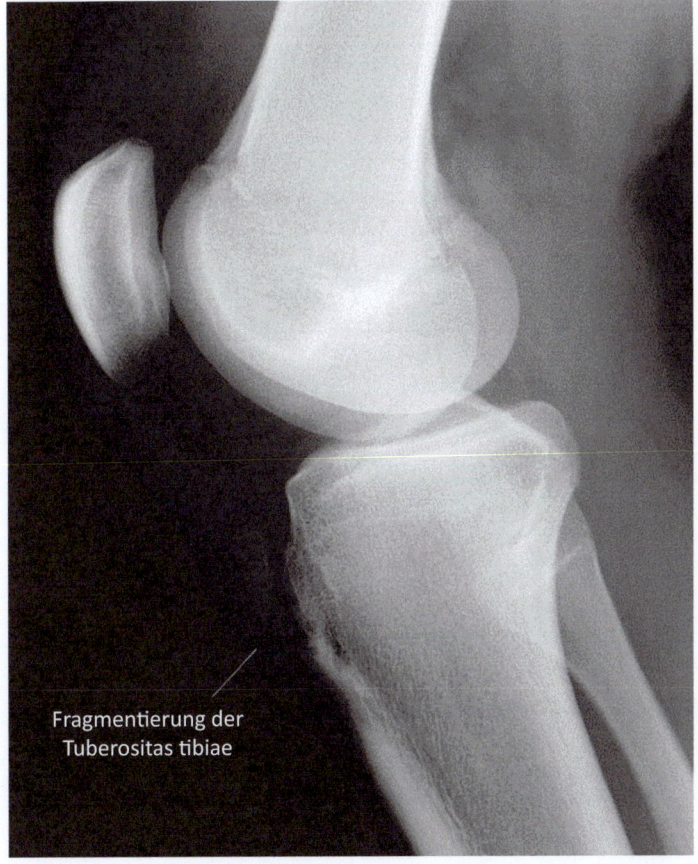

Abb. 9.10 Fragmentierung der Tuberositas tibiae bei Morbus Osgood-Schlatter

9.8 Osteochondrosis dissecans (OCD) des Knies

- Ein Knochensegment unter dem Gelenkknorpel löst sich ab.
- Obwohl OCD jedes Gelenk betreffen kann, ist das Knie das am häufigsten betroffene Gelenk des Körpers (70 %).
- In den meisten Fällen tritt die Läsion an der lateralen Fläche der medialen Femurkondyle auf.
- Die wahrscheinlichste Ursache ist ein Trauma, das durch den Aufprall des medialen Tibiakopfes auf die Femurkondyle verursacht wird.
- Allerdings scheinen auch andere Faktoren eine Rolle zu spielen, da mehrere Gelenke betroffen sein können und es auch eine familiäre Häufung gibt.
- Männer sind häufiger betroffen als Frauen (3:1). Die Läsion tritt in der Regel im Alter von 20 Jahren auf, und die Läsionen sind in 30–60 % der Fälle beidseitig lokalisiert.
- Wenn der darüber liegende Knorpel intakt bleibt, behält das knöcherne Fragment seine Position bei. In einem späteren Stadium kann sich die Läsion lösen und zu einem losen Körper werden (Abb. 9.11a).

9.8.1 Symptome

- Schmerzen und Schwellungen, ein Gefühl der Instabilität und wenn ein loser Körper vorhanden ist, kann es zu Blockaden kommen.

9.8.2 Zeichen

- Schmerzempfindlichkeit der medialen Femurkondyle, Erguss und schließlich eine Atrophie des Musculus quadriceps femoris
- Wilson-Test

9.8 Osteochondrosis dissecans (OCD) des Knies

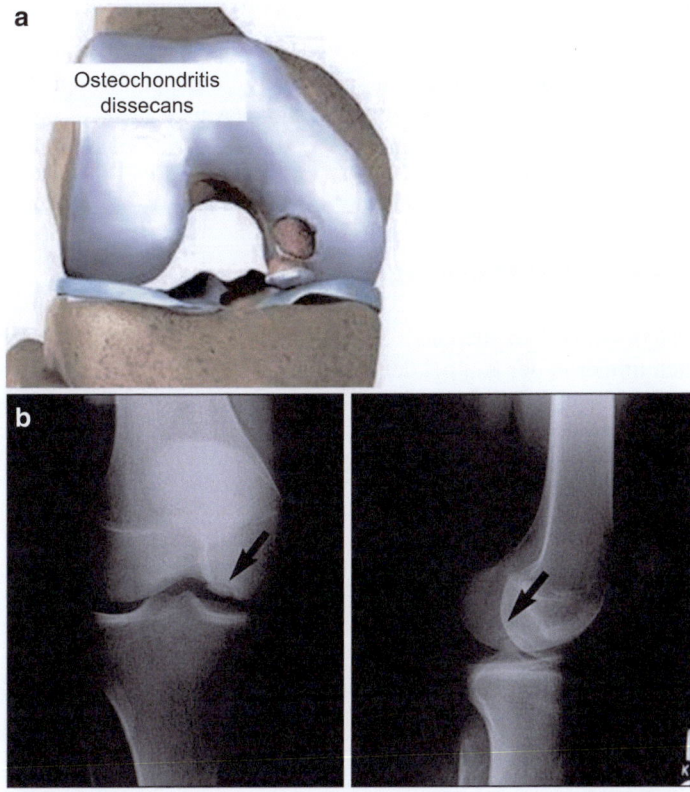

Abb. 9.11 **a** Loser Körper; **b** Röntgenaufnahmen zeigen eine OCD-Läsion mit Kuppelform und klarer Abgrenzungslinie

- Patient sitzt auf der Untersuchungsliege, mit überhängenden Beinen und um 90° flektiertem Knie.
- Tibia/Fuß werden innenrotiert und das Knie gestreckt.
- Der Test ist positiv, wenn bei etwa 30° vor vollständiger Streckung Schmerzen auftreten.
- Bei Außenrotation von Tibia/Fuß in dieser Position verringert sich der Schmerz.

9.8.3 Bildgebung

- Röntgenaufnahmen zeigen schließlich die kuppelförmige Läsion mit einer klaren Abgrenzungslinie (Abb. 9.11b).
- Wenn sich das Fragment ablöst, ist die leere Gelenkpfanne mit einem losen Körper zu sehen (Abb. 9.11a).

9.8.4 Differenzialdiagnose

Osteonekrose der medialen Femurkondyle. Die Läsion befindet sich immer in der Kuppel der Kondyle (Abb. 9.12).

9.9 Osteonekrose des Knies

- Entwicklung einer sichelförmigen osteonekrotischen Läsion, wobei die häufigste Stelle die Kuppel der medialen Femurkondyle ist (Abb. 9.12).
- In den meisten Fällen handelt es sich um eine subchondrale Insuffizienzfraktur.
  - Am häufigsten bei Frauen mit Osteoporose
  - Kann als Komplikation eines Wurzelrisses des Meniscus medialis auftreten.

Es gibt zwei Arten:

9.9.1 Spontane Osteonekrose des Knies (SONK)

- Im Allgemeinen älter als 55 Jahre
- Frau : Mann = 3:1
- Anzeichen und Symptome:
  - Plötzlich auftretende starke Schmerzen auf der medialen Seite des Knies
  - Erguss
  - Schmerzempfindlichkeit über der medialen Femurkondyle
- Möglicherweise aufgrund von Stressfrakturen

9.9 Osteonekrose des Knies

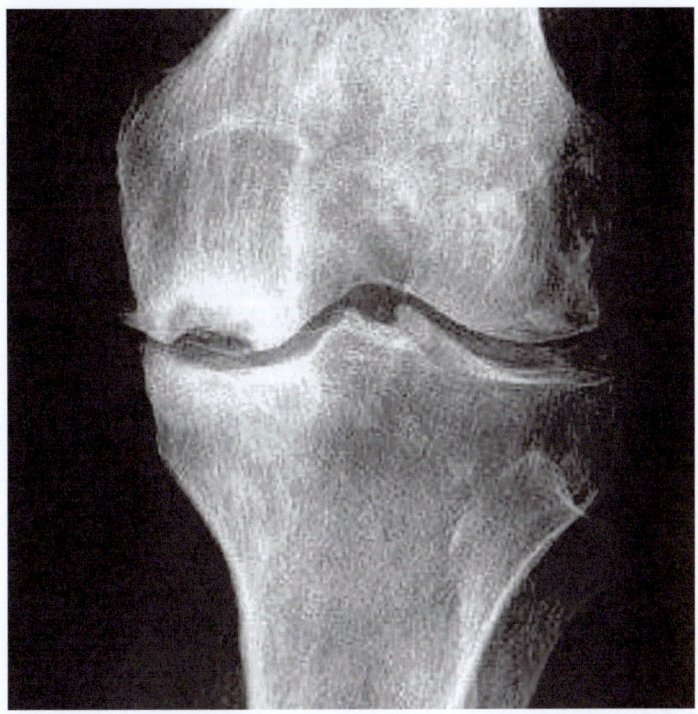

Abb. 9.12 Osteonekrose: Die Röntgenaufnahme zeigt eine Läsion in der Kuppel der medialen Femurkondyle

9.9.1.1 Untersuchungen

- Röntgen: In späteren Stadien zeigt sich eine sichelförmige Abgrenzungslinie (Abb. 9.12).
- Knochenszintigrafie: zeigt eine erhöhte Aktivität im betroffenen Bereich.
- MRT: zeigt die sichelförmige Abgrenzung zwischen vitalem und nekrotischem Knochen (Abb. 9.13).

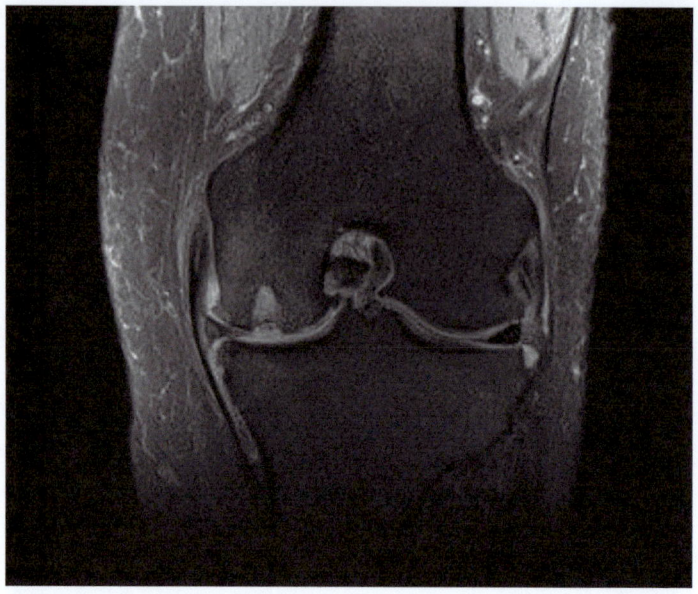

Abb. 9.13 MRT-Aufnahme bei Osteonekrose zeigt die Abgrenzung

9.9.1.2 Prognose

- Eine leichte Störung kann sich folgenlos zurückbilden; eine schwere kann zum Zusammenbruch der Femurkondyle führen.

9.9.1.3 Differenzialdiagnose

- Osteochondrosis dissecans: Die Läsion befindet sich hier auf der lateralen Seite der medialen Femurkondyle und nicht in der Kuppel der Kondyle.
- Stressfraktur
- Fraktur eines Osteophyten

9.9.2 Zusammenhang mit zugrunde liegenden Faktoren

- Steroidgebrauch
- Alkoholmissbrauch
- Sichelzellkrankheit
- Dekompressionskrankheit
- Systemischer Lupus erythematodes
- Morbus Gaucher

9.10 Schwellungen des Knies: häufigere Ursachen

- Verletzung: Hämarthrose oder Synovialerguss
- Osteoarthrose
- Rheumatoide Arthritis: Betroffen sind in der Regel kleinere Gelenke; häufig tritt eine symmetrische Beteiligung auf.
- Gicht (Uratkristalle) und Pseudogicht (Kalziumpyrophosphatablagerung – CPPD)
- Infektionen
- Bursitis: Es gibt 13 mit dem Knie verbundene Bursae. Die am häufigsten betroffenen sind die Bursa praepatellaris und die Bursa infrapatellaris (Abb. 9.14).
- Popliteal-/Baker-Zyste: Schwellung in der Fossa poplitea, die mit dem Kniegelenk in Verbindung steht (Abb. 9.15).

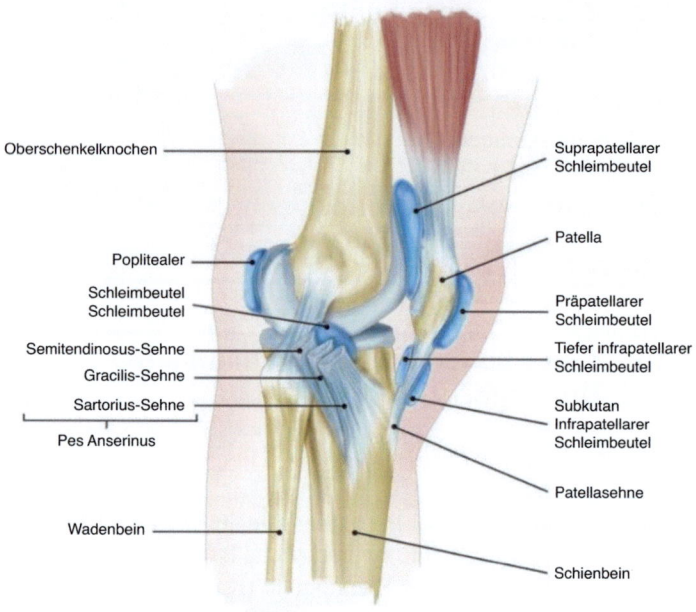

Abb. 9.14 Bursae des Knies

9.10 Schwellungen des Knies: häufigere Ursachen

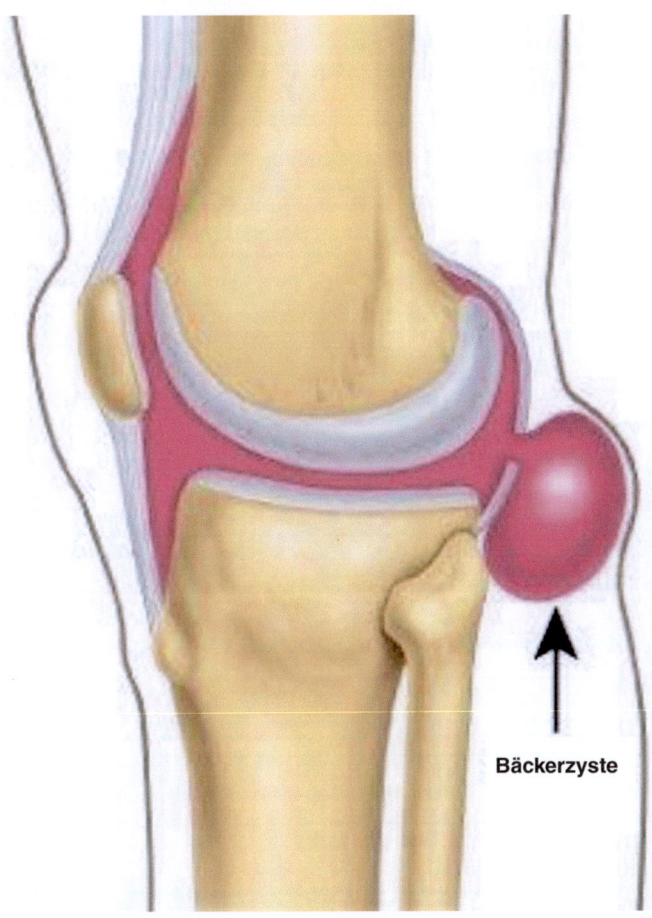

Abb. 9.15 Baker-Zyste

Teil IV

Der Fuß und das Sprunggelenk

Anatomie und Funktion 10

10.1 Knochen

Es gibt 26 Knochen, die den Fuß und das Sprunggelenk bilden (28, wenn man das Schien- und Wadenbein einbezieht), und es ist hilfreich, diese als in drei Regionen unterteilt zu betrachten (Abb. 10.1 und 10.2)

- Hinterfuß:
  - Erstreckt sich vom Sprunggelenk bis zu den Talonavikular- und Kalkaneokuboidalgelenken (dem Mittelfußgelenk).
  - 2 Knochen: Talus und Calcaneus
- Mittelfuß:
  - Erstreckt sich vom Mittelfußgelenk bis zum Tarsometatarsalgelenk (TMT-Gelenk).
  - 5 Knochen: Os naviculare, Os cuboideum und die 3 Ossa cuneiformes (mediale, intermedium und laterale)
- Vorfuß:
  - Erstreckt sich vom TMT-Gelenk bis zu den Zehenspitzen.
  - 21 Knochen: Metatarsale, Phalangen und 2 Sesambeine

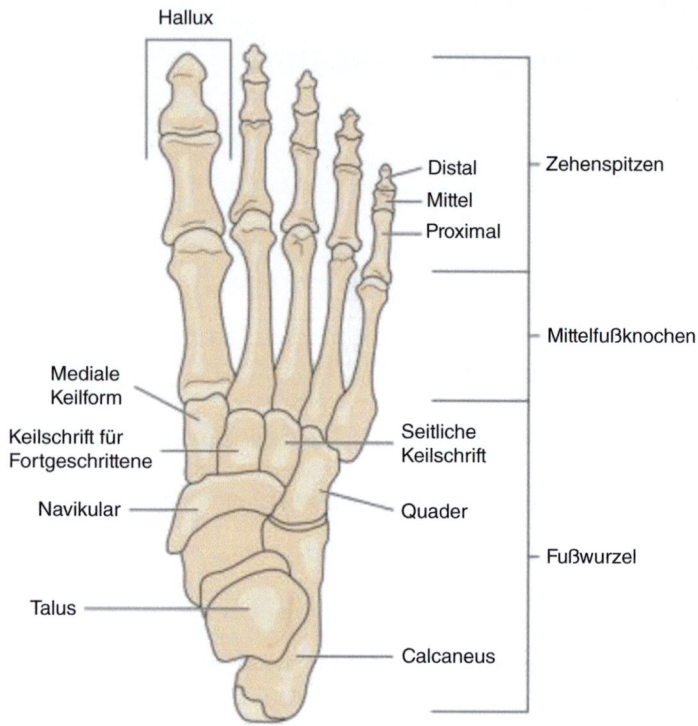

Abb. 10.1 Knochen des Fußes

10.1.1 Talus (Sprungbein)

- Zweitgrößter der Tarsalknochen (Abb. 10.3).
- Er trägt in der Einzelstützphase des Gangs das gesamte Körpergewicht.
- 60–70 % sind von hyalinem Knorpel bedeckt, der die Artikulation mit den umliegenden Gelenken gewährleistet.
- **Der Großteil der Blutversorgung erfolgt über Blutgefäße, die mit dem Talushals verbunden und sehr empfindlich sind. Ein Bruch des Halses kann zu einer avaskulären Nekrose des Taluskörpers führen.**
- Am Talus sind keine Sehnen befestigt.

10.1 Knochen

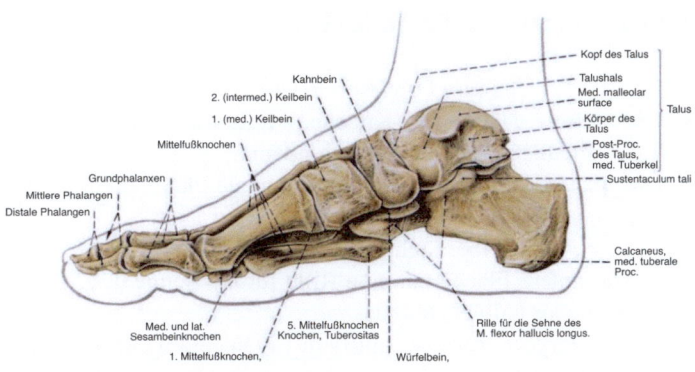

Abb. 10.2 Mediale Ansicht

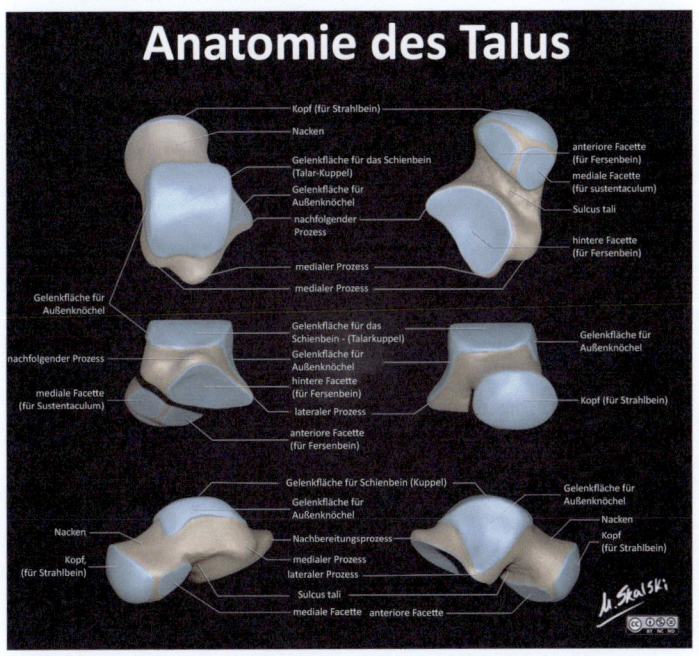

Abb. 10.3 Talus

10.1.2 Calcaneus (Fersenbein)

- Größter Knochen im Fuß (Abb. 10.4).
- Die vordere Hälfte des Knochens artikuliert oben mit dem Talus und distal mit dem Os cuboideum.
- Das Sustentaculum tali ist ein horizontale Platte, die über den anteromedialen Teil des Calcaneus herausragt.
  - Seine obere Oberfläche artikuliert mit dem Talus.
  - Die untere Fläche hat eine Rille für die Sehne des Musculus flexor hallucis longus.
  - Der vordere Rand ist mit dem Ligamentum calcaneonaviculare plantare (Pfannenband) verbunden (Abb. 10.17, Seite 183).
  - Medial ist es mit einem Teil des Ligamentum deltoideum (dem medialen Band des Sprunggelenks) verbunden.
- Das Ligamentum bifurcatum erstreckt sich vom Processus anterior calcanei bis zum lateralen Teil des Os naviculare und des Os cuboideum (Abb. 10.18, Seite 184).

10.1.3 Os naviculare (Kahnbein)

- Es artikuliert proximal mit dem Taluskopf, distal mit den drei Ossa cuneiformes und lateral mit dem Os cuboideum lateral (Abb. 10.1).
- Das Tuberculum naviculare auf der medialen Seite bildet den Ansatz für die Sehne des Musculus tibialis posterior (Abb. 10.5).
- Das Pfannenband setzt medial am unteren Rand des Os naviculare an (Abb. 10.8, Seite 175, und Abb. 10.17, Seite 183).

10.1.4 Ossa cuneiformes (Keilbeine; cuneiforme = keilförmig)

- Diese artikulieren proximal mit dem Os naviculare, distal mit den medialen drei Metatarsalia (eines für jedes Os cueiniforme) und lateral mit dem Os cuboideum (Abb. 10.1) (Seite 166).

10.1 Knochen

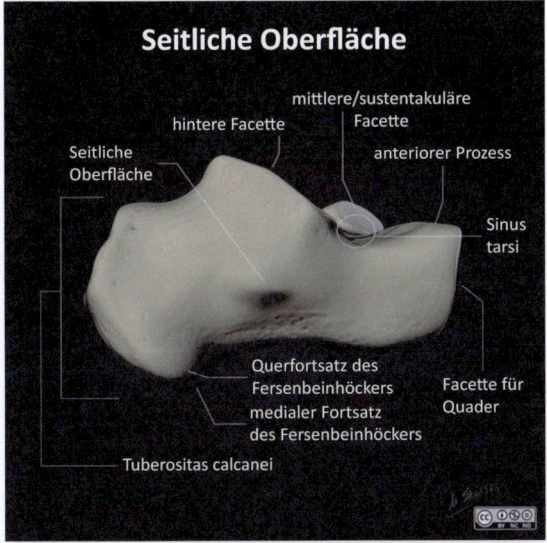

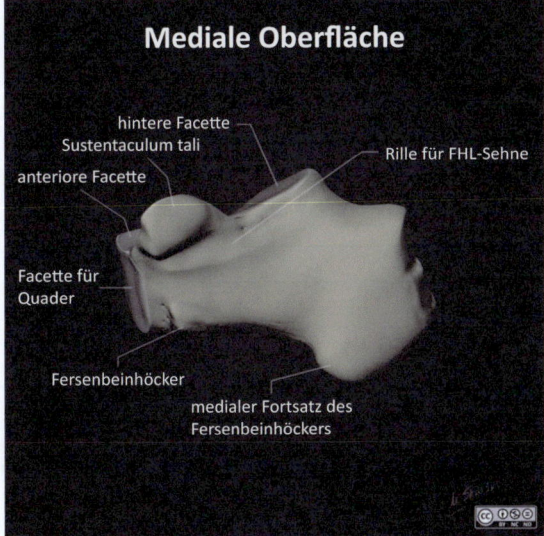

Abb. 10.4 Calcaneus

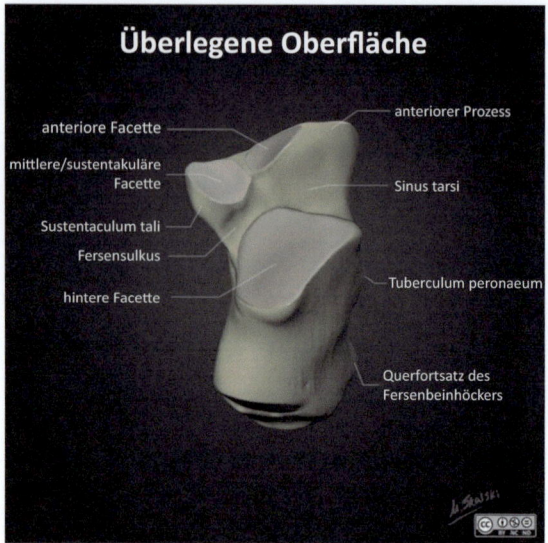

Abb. 10.4 (Fortsetzung)

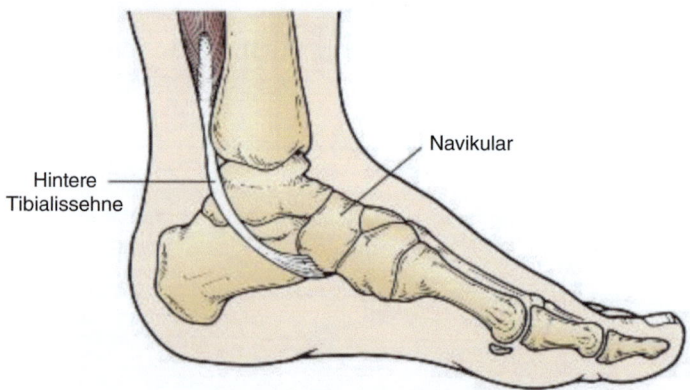

Abb. 10.5 Tuberculum naviculare und Befestigung des Musculus tibialis posterior

10.1 Knochen

- Der Musculus tibialis setzt an der medialen und inferioren Fläche des Os cuneiforme mediale sowie an der Basis des Os metatarsale I an (Abb. 10.6a und 10.24) (Seite 190).

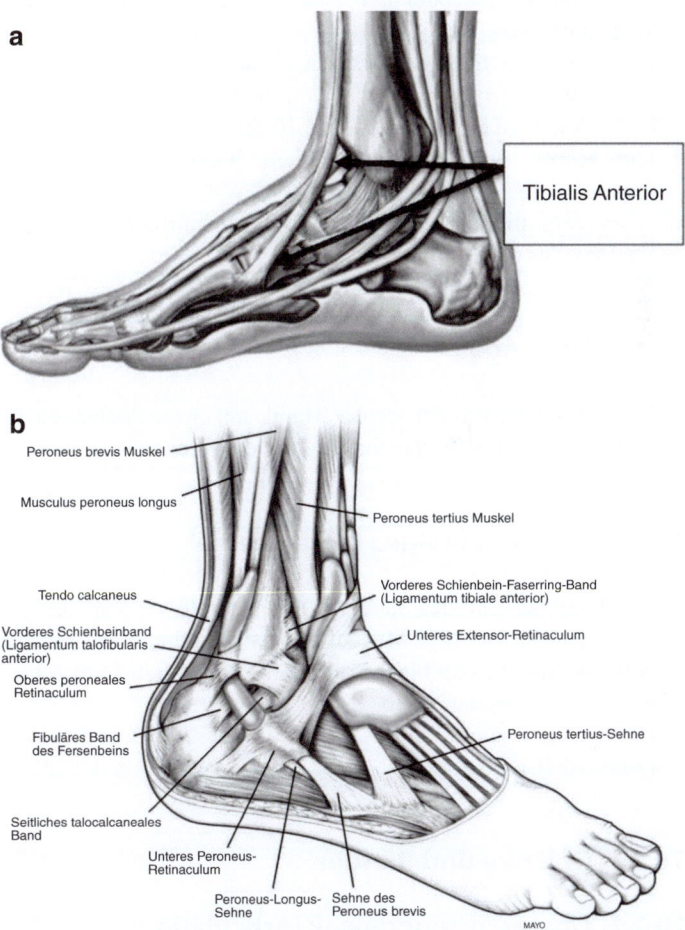

Abb. 10.6 a Befestigung des Musculus tibialis anterior am Os cuneiforme mediale und an der Basis des des Os metatarsale I; **b** Peronealsehnen

10.1.5 Ossa metatarsalia (Mittelfußknochen)

- Wie oben erwähnt artikulieren die fünf Mittelfußknochen proximal mit den Fußwurzelknochen und bilden die Tarsometatarsalgelenke oder den Lisfranc-Gelenkkomplex (Abb. 10.1, Seite 166).
- Der Musculus fibularis brevis setzt an der prominenten Tuberositas ossis metatarsi V an, die an der lateralen Seite des Fußes leicht zu ertasten ist (Abb. 10.6b).
- Die Köpfe der Mittelfußknochen bilden den gewichtstragenden Teil des Vorfußes.
- Distal artikuliert jeder Mittelfußknochen mit der proximalen Phalanx der zugehörigen Zehe.

10.1.6 Phalangen

- Diese folgen dem Muster der Hand, mit zwei Phalangen für den großen Zeh und drei für die kleineren Zehen.

10.1.7 Ossa sesamoidea (Sesambeine)

- Die Ossa sesamoidea mediale und laterale sind in die gespaltenen Sehne des Musculus flexor hallucis brevis eingebettet, die an der Plantarseite des proximalen Großzehengrundglieds ansetzt (Abb. 10.7a).
- Diese liegen direkt unter dem Kopf des Os metatarsale I (Abb. 10.7b).

10.2 Gelenke und Bänder

10.2.1 Oberes Sprunggelenk (Articulatio talocruralis)

- Das obere Sprunggelenk ist ein synoviales Scharniergelenk, das oben durch die Tibia und die Fibula und unten durch den Talus gebildet wird.

10.2 Gelenke und Bänder

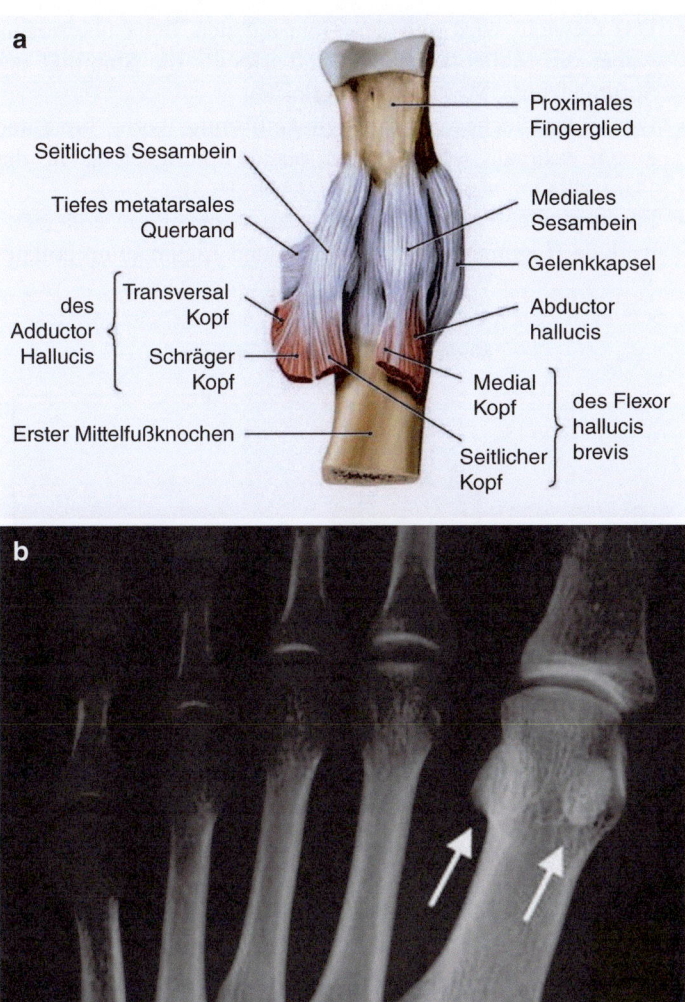

Abb 10.7 a Sesambeine innerhalb des Musculus flexor hallucis brevis. b Ossa sesamoidea, die unter dem Kopf des ersten Mittelfußknochens liegen

- Das Gewicht wird von der Tibia auf den Talus übertragen, wobei die Malleoli medialis und lateralis die Stabilität des Sprungelenks-„Mörtels" gewährleisten.
- Die Gelenkfläche des Talus ist keilförmig, vorne breit und hinten schmal, wodurch das obere Sprunggelenk in der Plantarflexion weniger stabil ist (Abb. 10.3).
- Für zusätzliche Stabilität sorgen das Ligamentum collaterale mediale (Ligamentum deltoideum) und Ligamentum collate-

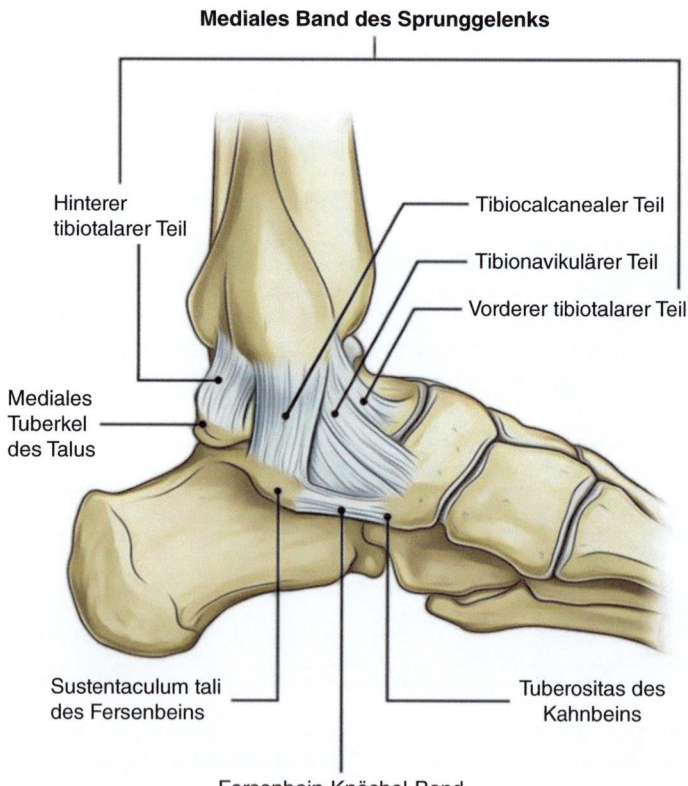

Abb. 10.8 Ligamentum collaterale mediale

rale laterale, die an den Malleoli medialis bzw. lateralis entspringen.
- Ligamentum collaterale mediale (Abb. 10.8):
  – Hat tiefe und oberflächliche Anteile.
  – Der tiefe Anteil setzt an der medialen Seite des Talus an.
  – Der oberflächliche Anteil hat die Form eines Dreiecks, dessen Spitze oben liegt, und verläuft in einer durchgehenden Linie vom medialen Tuberculum tali entlang der Kante des Sustentaculum tali und des Pfannenbands bis zum Tuberculum naviculare.
- Ligamentum collaterale laterale (Abb. 10.9)
  – Hat drei separate Bänder:
  Ligamentum talofibulare anterius – vom Malleolus lateralis zum Talushals
  Ligamentum talofibulare posterius – vom Malleolus lateralis zum hinteren Teil des Talus
  Ligamentum calcaneofibulare – von der Spitze des Malleolus lateralis, nach unten und leicht nach hinten verlaufend, zur lateralen Fläche des Calcaneus

Eine wichtige Überlegung in Bezug auf das obere Sprunggelenk:
- Eine Erweiterung des Sprunggelenk-„Mörtels" um 1 mm mit lateraler Verschiebung des Talus verringert die Kontaktfläche des oberen Sprunggelenks um etwa 40 %!

10.2.2 Hinteres unteres Sprunggelenk/ Subtalargelenk (Articulatio talocalcanea)

- Dieses Gelenk wird durch die konkave Unterseite des Talus mit der konvexen Oberseite des Calcaneus gebildet.
- Dieses Gelenk ist sehr häufig bei Frakturen des Calcaneus betroffen.
- Der Calcaneus hat drei Gelenkflächen, die hintere, in mittlere und die vordere, während der Talus zwei hat (Abb. 10.10).

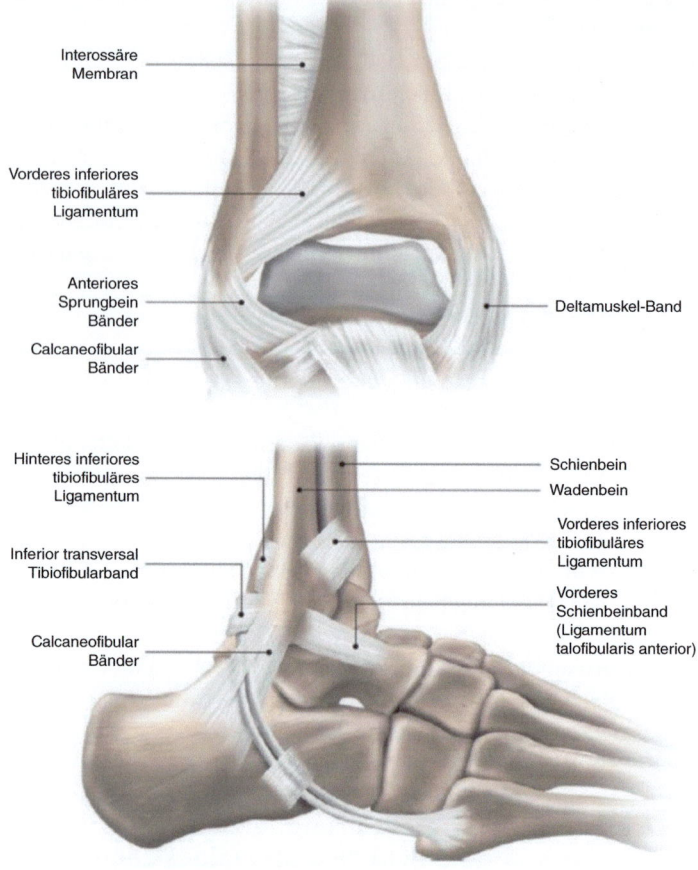

Abb. 10.9 Ligamentum collaterale laterale

10.2.3 Vorderes unteres Sprunggelenk (Articulatio talocalcaneonavicularis)

- Es handelt sich um ein Kugelgelenk, bei dem die Kugel der Taluskopf ist und die Pfanne vom Fersenbein und dem

10.2 Gelenke und Bänder

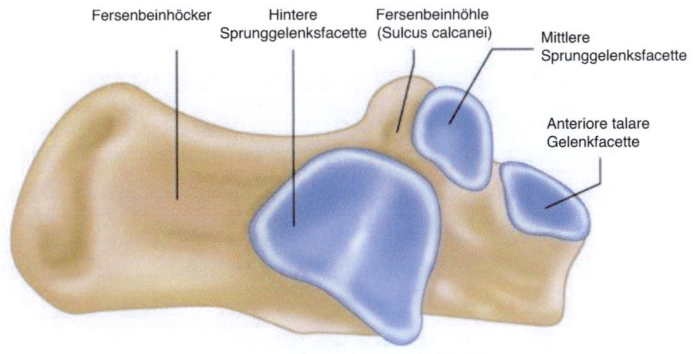

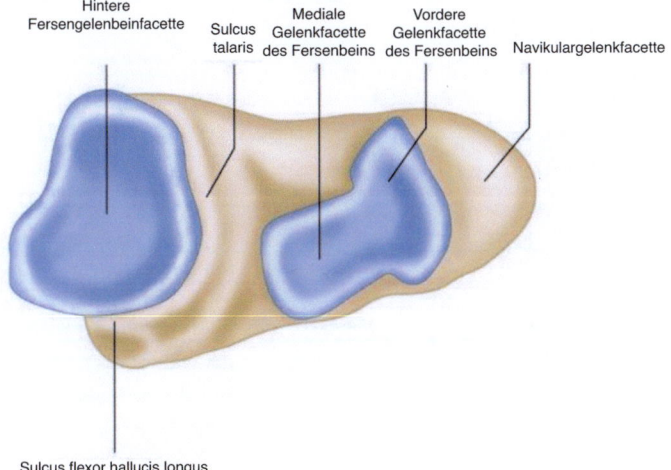

Abb. 10.10 Subtalargelenk

Kahnbein gebildet wird, wobei das Pfannenband den Spalt zwischen ihnen überspannt (Abb. 10.11).
- Die kalkaneonavikuläre Komponente des Ligamentum bifurcatum gibt dem Gelenk ebenfalls Halt (Abb. 10.18, Seite 184).

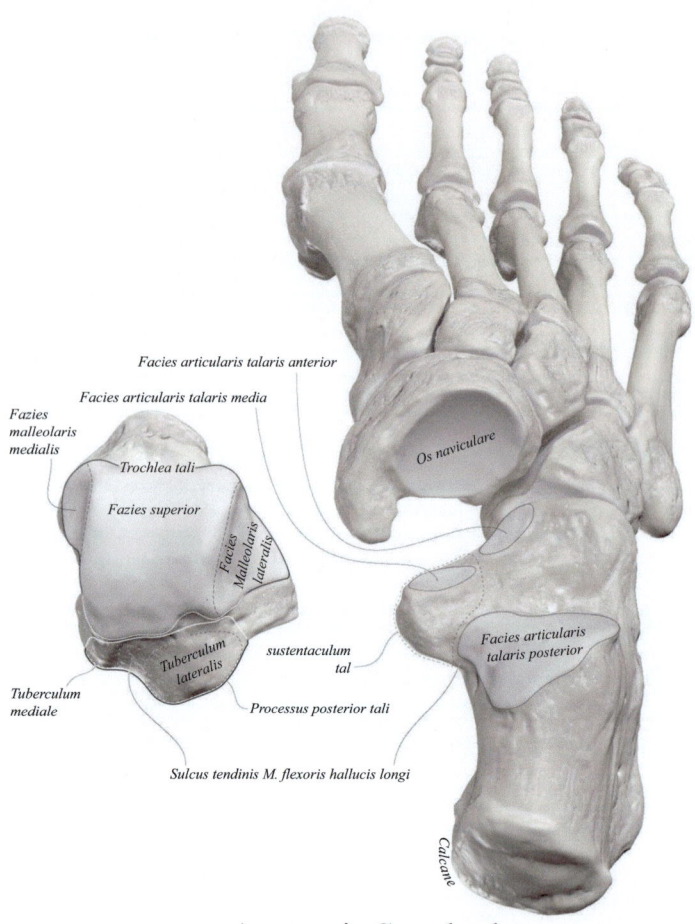

Anatomie Standard

Abb. 10.11 Talonavikulargelenk

10.2.4 Kalkaneokuboidalgelenk (Articulatio calcaneocuboidea)

- Das Gelenk zwischen dem vorderen Teil des Calcaneus und dem hinteren Teil des Os cuboideum (Abb. 10.12).

10.2 Gelenke und Bänder

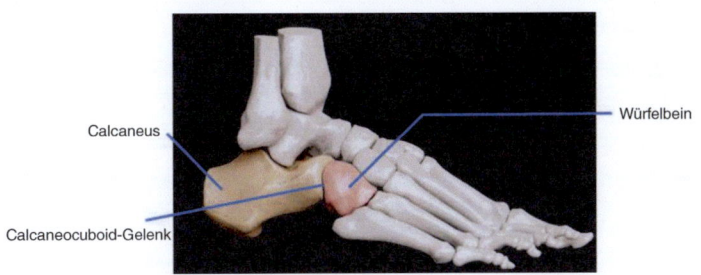

Abb. 10.12 Kalkaneokuboidalgelenk

- Dieses Gelenk und der talonavikuläre Teil des Articulatio talocalcaneonavicularis bilden das Mittelfußgelenk, auch bekannt als „Chopart-Gelenk".

10.2.5 Tarsometatarsalgelenke

- Siehe Abb. 10.1 (Lisfranc-Gelenkkomplex).
- Gebildet durch die Verbindung der Basen der fünf Ossa metatarsalia mit den distalen Flächen der drei Ossa cuneiformes und des Os cuboideum.
  - Das Os metatarsale I artikuliert mit dem Os cuneiforme mediale.
  - Das Os metatarsale II artikuliert mit dem Os cuneiforme intermedium.
  - Das Os metatarsale III artikuliert mit dem Os cuneiforme laterale.
  - Das Os metatarsale IV artikuliert mit dem Os cuneiforme laterale und dem Os cuboideum.
  - Das Os metatarsale V artikuliert mit dem Os cuboideum.

- Zu beachten ist, dass die Basis des Os metatarsale II vertieft und das Gelenk unbeweglich ist sowie durch das sehr starke Ligamentum plantare unterstützt wird, das das Os cuneiforme mediale mit der Basis des Os metatarsale II (Lisfranc-Ligament) verbindet (siehe Abschn. 10.2.5.1, Abb. 10.13).

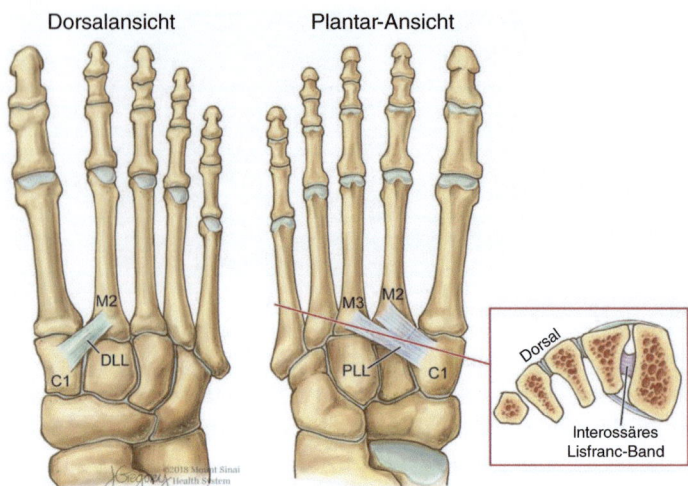

Abb. 10.13 Lisfranc-Ligament. *C1* Os cuneiforme mediale, *DLL* dorsales Lisfranc-Ligament, *M2* Os metatarsale II, *M3* Os metatarsale III, *PLL* plantares Lisfranc-Ligament

- Zwischen dem ersten und zweiten Mittelfußknochen gibt es keine direkte ligamentäre Verbindung.

10.2.5.1 Lisfranc-Gelenk/-Verletzung

- **Dies ist besonders wichtig, da Verletzungen dieses Gelenks oft übersehen werden (in bis zu 20 % der Fälle), mit möglichen schwerwiegenden Folgen.**
- Die Schwere der Verletzung kann von einer leichten Verstauchung bis zu schweren Luxationen oder Frakturluxationen reichen.
- **Ein hoher Verdachtsgrad ist erforderlich und Röntgenaufnahmen beider Füße unter Belastung sind unerlässlich.**
- Auf der Röntgenaufnahme ist insbesondere der Raum zwischen den Basen des ersten und zweiten Mittelfußknochens auf eine Verbreiterung hin zu untersuchen und die Ausrichtung zwischen dem Os metatarsale II und dem Os cuneiforme mediale zu überprüfen (Abb. 10.14 und 10.15).

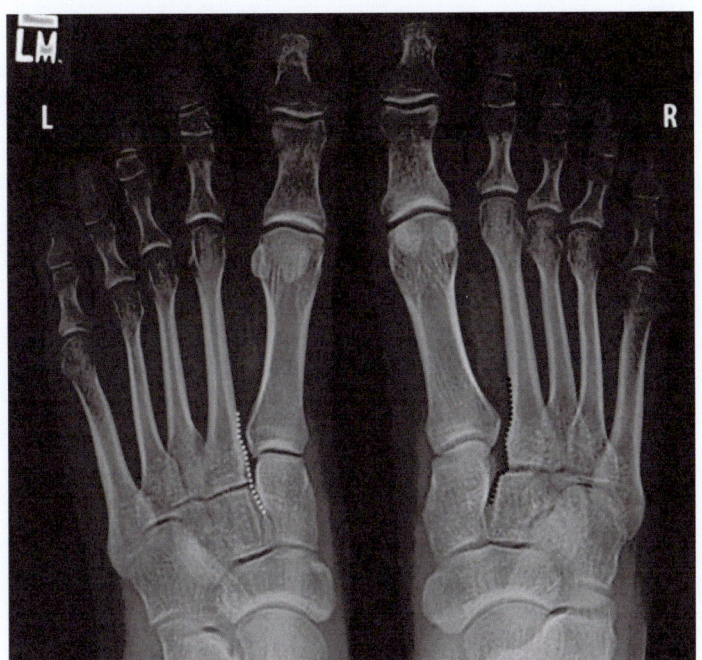

Abb. 10.14 Lisfranc-Verletzung

10.2.6 Andere wichtige Bänder

10.2.6.1 Lisfranc-Ligament

Dieses Band ist so wichtig, dass es sich lohnt, ein klares Bild von seinen Ansätzen zu haben. Es erstreckt sich schräg von der lateralen Seite des Os cuneiforme mediale bis zur medialen Seite der Basis des Os metatarsale II (Abb. 10.15).

Es besteht aus drei Bändern (Abb. 10.16):

- Dorsales Ligament (schwächstes – rot)
- Interossäres Ligament (das eigentliche Lisfranc-Ligament – blau)
- Plantares Ligament (sendet Bündel zu den Basen des zweiten und dritten Mittelfußknochens – grün)

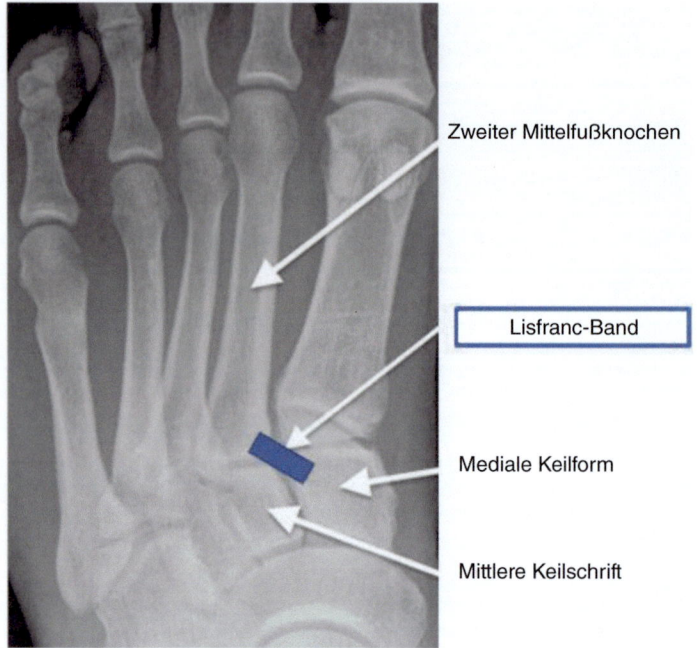

Abb. 10.15 Lisfranc-Ligament

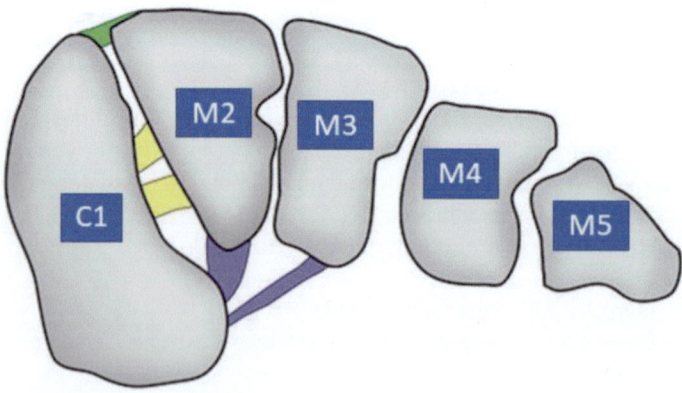

Abb. 10.16 Die drei Bänder des Lisfranc-Ligaments. *C1* Os cuneiforme mediale, *M2–5* Os metatarsale II–V

10.2.6.2 Ligamentum calcaneonaviculare plantare (Pfannenband)

- Dickes, breites und starkes Band aus Bindegewebe, das sich vom Sustentaculum tali des Calcaneus zum Os naviculare erstreckt (Abb. 10.8, Seite 175, und Abb. 10.17).
- Der Taluskopf artikuliert mit der Oberseite, an der sich eine faserknorpelige Gelenkfläche befindet.
- **Ein Ausfall dieses Ligaments führt zu einer pathologischen Plattfußdeformität.**

10.2.6.3 Ligamentum plantare breve (Ligamentum calcaneocuboideum plantare)

- Verbindet den unteren Teil des Calcaneus mit dem plantaren Teil des Os cuboideum (Abb. 10.17).
- Liegt tief im Bereich des Ligamantum platare longum.

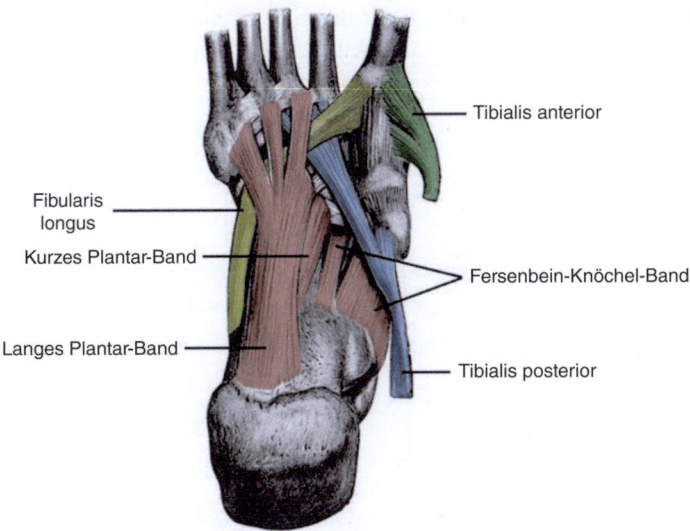

Abb. 10.17 Pfannenband, lange und kurze plantare Ligamente

10.2.6.4 Ligamentum plantare longum

- Setzt an der plantare Seite des Calcaneus vor dem Tuber calcanei an (Abb. 10.17).
- Es setzt an den Basen der mittleren drei Mittelfußknochen und gelegentlich an der Basis des fünften Mittelfußknochens an.
- Es bedeckt das Ligamentum plantare breve.

10.2.6.5 Ligamentum bifurcatum

- Entsteht an der Oberseite des Calcaneus und besteht aus zwei Anteilen, die eine Y-Form bilden (Abb. 10.18).
  - Der mediale Anteil heftet sich an das Os naviculare.
  - Der laterale Anteil heftet sich an das Os cuboideum.

- Eine Verletzung des Ligamentum bifurcatum kann zu einem Bruch des Processus anterior calcanei führen.

10.2.6.6 Sinus tarsi

- Ein zylindrischer Kanal, der durch den Talushals und die anterosuperiore Seite des Calcaneus begrenzt wird (Abb. 10.19).
- Er ist trichterförmig, wobei sich der Trichter seitlich öffnet.

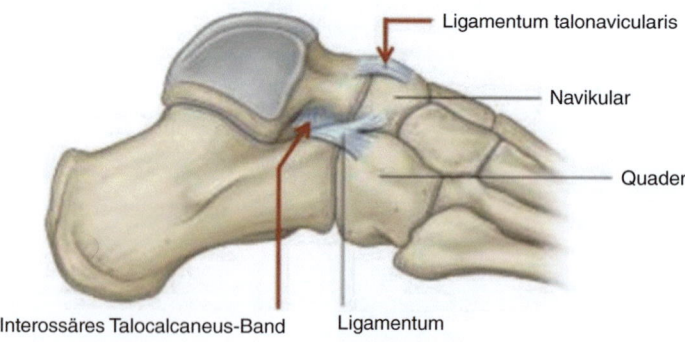

Abb. 10.18 Ligamentum bifurcatum

10.3 Muskeln und Sehnen

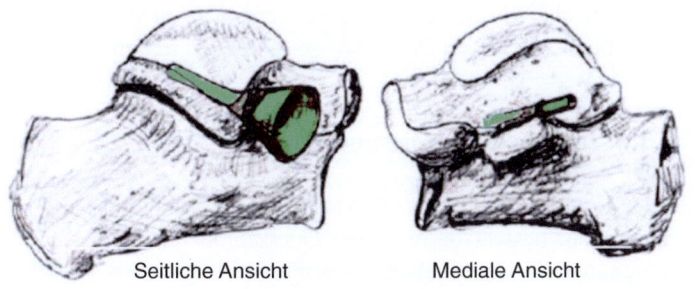

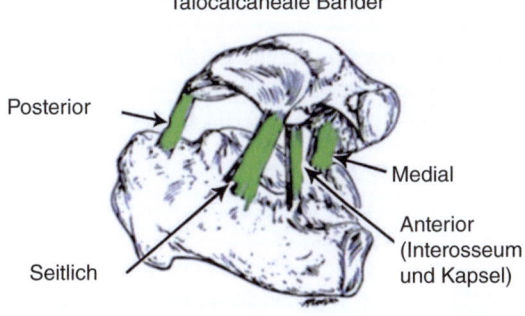

Abb. 10.19 Sinus tarsi

- Er trennt das vordere vom hinteren Subtalargelenk.
- Er enthält das sehr starke Ligamentum talocalcaneum interosseum.

10.3 Muskeln und Sehnen

Wie in der Hand gibt es zwei Gruppen von Muskeln, die die Gelenke des Fußes und des Sprunggelenks bewegen:

- Extrinsische Muskeln, die oberhalb des Fußes und des Sprunggelenks entspringen und die wichtigste Antriebskraft für den Fuß und das Sprunggelenk darstellen

- Intrinsische Muskeln, die im Fuß entspringen und ansetzen und bei den feineren Bewegungen der Zehen helfen

10.3.1 Extrinsische Muskeln

Eine gute Möglichkeit, sich die Muskelgruppen und ihre Funktion einzuprägen, besteht darin, einen Querschnitt des Beins zu betrachten, der die vier Muskelkompartimente zeigt (Abb. 10.20):

10.3.1.1 Oberflächliches hinteres Kompartiment

- Musculus gastrocnemius und Musculus soleus:
  - Ansatz: große Muskeln, die sich zur Achillessehne verbinden, die in die hintere Oberfläche des Calcaneus einsetzt.

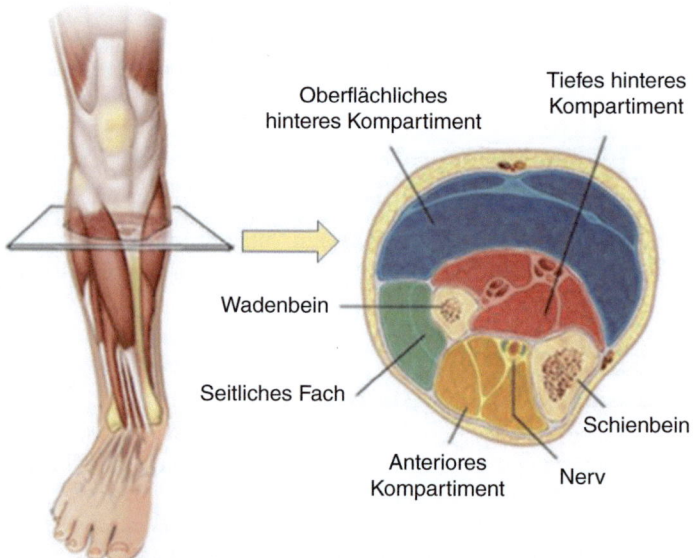

Abb. 10.20 Kompartimente des Unterschenkels

10.3 Muskeln und Sehnen

- Funktion: Plantarflexion des Fußes; Musculus gastrocnemius ist auch ein Beuger des Knies.
- Innervation: Nervus tibialis (S1, S2)
- Musculus plantaris:
  - Ansatz: verschmilzt mit dem medialen Rand der Achillessehne.
  - Funktion: minimale Funktion, kann aber reißen und Schmerzen verursachen. Kann als Sehnentransplantat verwendet werden.

Musculus gastrocnemius

- Er entspringt oberhalb des Knies über zwei Köpfe an der Hinterseite des distalen Femurs. Dieser proximale Ansatz macht ihn zu einem Beuger des Knies (Abb. 10.21).
- Der Muskel ist gespannt, wenn das Knie gestreckt ist, und entspannt, wenn das Knie gebeugt ist.
- Daher ist der Bereich der aktiven und passiven Sprunggelenksstreckung bei gestrecktem Knie eingeschränkt.
- Dies ist vergleichbar mit der stärkeren Beugung des Knies, wenn die Hüfte gebeugt und nicht gestreckt ist (siehe Kap. 7).

10.3.1.2 Tiefes hinteres Kompartiment

- Musculus tibialis posterior:
  - Ansatz: an der Tuberositas ossis navicularis sowie Sehnenansätze an allen drei Keilbeinen (Abb. 10.22a), dem Os cuboideum und den Basen des zweiten, dritten, vierten und gelegentlich fünften Mittelfußknochens (Abb. 10.22b).
  - Funktion: Inversion und Adduktion des Vorfußes und Plantarflexion des Sprunggelenks.
  - Innervation: Nervus tibialis (L4).
  - Klinisch: Das Invertieren des leicht gebeugten Fußes gegen Widerstand kann die Sehne unterhalb des Malleolus medialis palpiert werden.

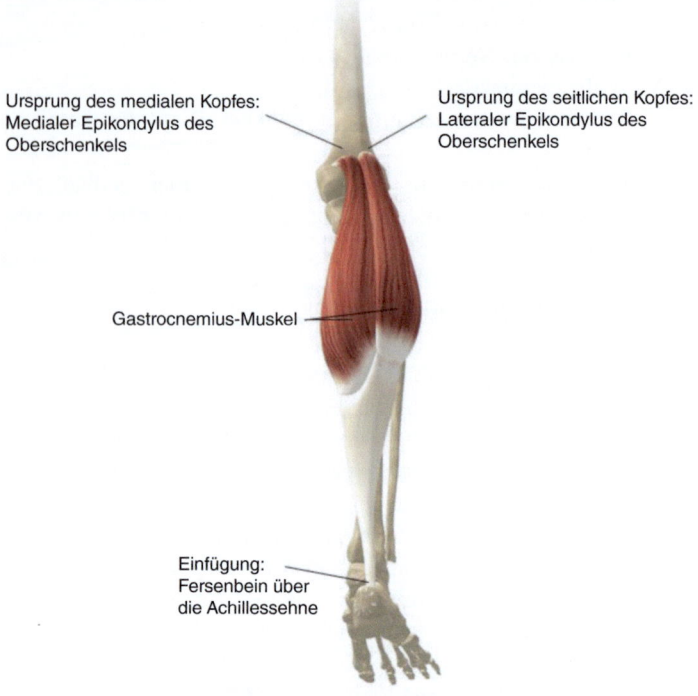

Abb. 10.21 Ursprung des Musculus gastrocnemius

- Musculus flexor hallucis longus:
  - Ansatz: an der Basis der distalen Phalanx der großen Zehe (Abb. 10.23)
  - Funktion: Beugung des großen Zehs
  - Innervation: Nervus tibialis (S1, S2)
- Musculus flexor digitorum longus:
  - Ansatz: an den Basen der distalen Phalangen der vier lateralen Zehen (Abb. 10.23)
  - Funktion: Beugung der vier lateralen Zehen
  - Innervation: Nervus tibialis (S1, S2)

10.3 Muskeln und Sehnen

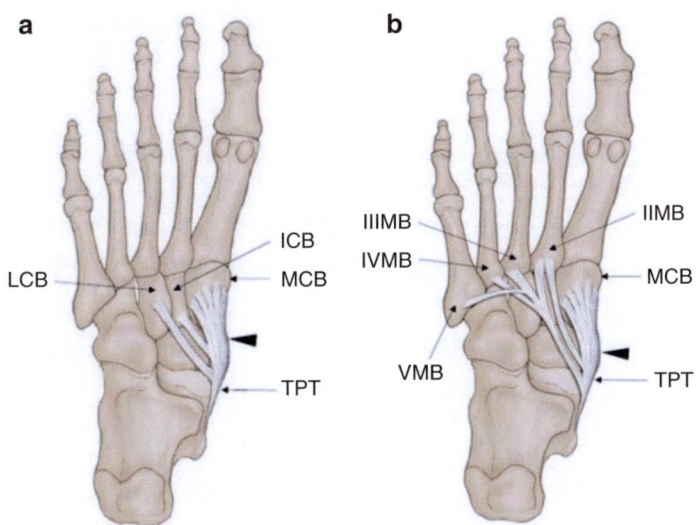

Abb. 10.22 Ansatz des Musculus tibialis posterior; *ICB* Os cuneiforme intermedium, *LCB* cuneiforme laterale, *MB* Ossa metatarsalia (II–V), *MCB* Os cuneiforme mediale, *TPT* Sehne des Musculus tibialis posterior

10.3.1.3 Vorderes Kompartiment

- Musculus tibialis anterior (Abb. 10.6a, Seite 171):
  - Teilt sich auf, um sich an die mediale und inferiore Seite des Os cuneiforme mediale und des ersten Mittelfußknochens anzuheften (Abb. 10.24)
  - Funktion: Extension (Dorsalflexion) des Sprunggelenks und Inversion des Fußes
  - Innervation: Nervus fibularis profundus (L4)
- Musculus extensor hallucis longus (EHL):
  - Ansatz: Rückseite der Basis der Endphalanx der großen Zehe (Abb. 10.25)
  - Funktion: Extension der großen Zehe
  - Innervation: Nervus fibularis profundus (L5)

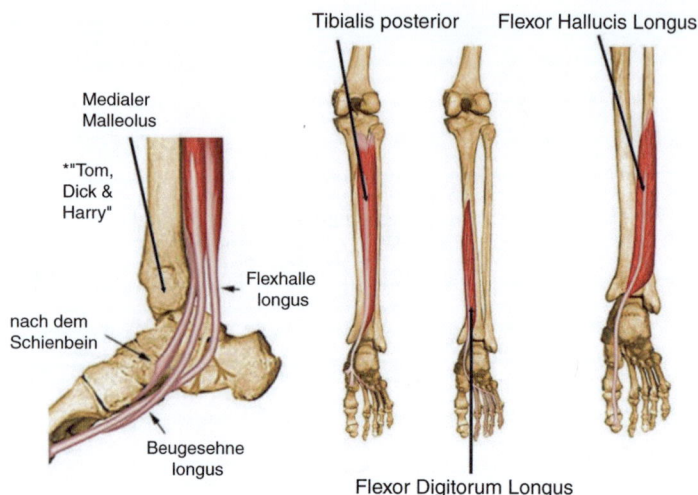

Abb. 10.23 Musculus tibialis posterior (TP), Musculus flexor digitorum longus (FDL), und Musculus flexor hallucis longus (FHL). *Merken Sie sich die Eselsbrücke „*T*om, *D*ick und *H*arry", um sich die Reihenfolge der Sehnen von anterior nach posterior einzuprägen: *T*P, F*D*L, F*H*L

- Musculus extensor digitorum longus (EDL):
  - Ansatz: entspricht dem Ansatz des Musculus extensor digitorum communis in der Hand, mit drei Teilstücken. Das mittlere Teilstück fügt sich in die Basis der mittleren Phalanx ein und die lateralen Teilstücke verbinden sich und fügen sich in die Basis der distalen Phalanx ein (Abb. 10.25).
  - Funktion: streckt die vier lateralen Zehen.
  - Innervation: Nervus fibularis profundus (L5, S1).
- Musculus fibularis tertius:
  - Ansatz: am Rücken der Basis des fünften Mittelfußknochens (Abb. 10.26)
  - Funktion: Dorsalflexion und Eversion des Fußes
  - Innervation: Nervus fibularis profundus (L5, S1)

10.3 Muskeln und Sehnen

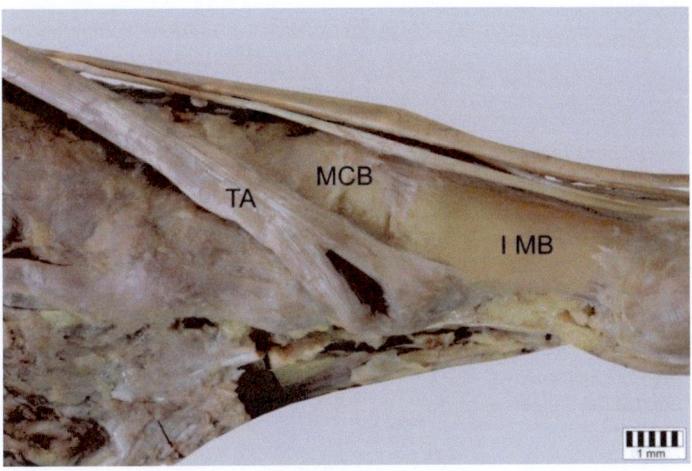

Abb. 10.24 Ansatz des Musculus tibialis anterior; *TA* Musculus tibialis anterior, *MCB* Os cuneiforme mediale, *I MB* erster Mittelfußknochen

10.3.1.4 Laterales Kompartiment

- Musculus fibularis longus (Musculus peroneus longus):
  - Ansatz: kreuzt die Fußsohle schräg und setzt an der lateralen Seite der Basis des Os metatarsale I und des Os cuneiforme mediale an (Abb. 10.17, Seite 183).
  - Funktion: Eversion des Fußes und Plantarflexion des Sprunggelenks.
  - Innervation: Nervus fibularis superficialis (L5, S1).
- Musculus fibularis brevis (Musculus peroneus brevis):
  - Ansatz: an der Basis der Tuberositas ossis metatarsi V (Abb. 10.26)
  - Funktion: Eversion des Fußes und Plantarflexion des Sprunggelenks
  - Innervation: Nervus fibularis superficialis (L5, S1)

Hinweis: Alle Muskeln, die an der medialen Seite des Fußes ansetzen, tragen zur Aufrechterhaltung des medialen Längsgewölbes des Fußes bei, und zwar der Musculus tibialis anterior

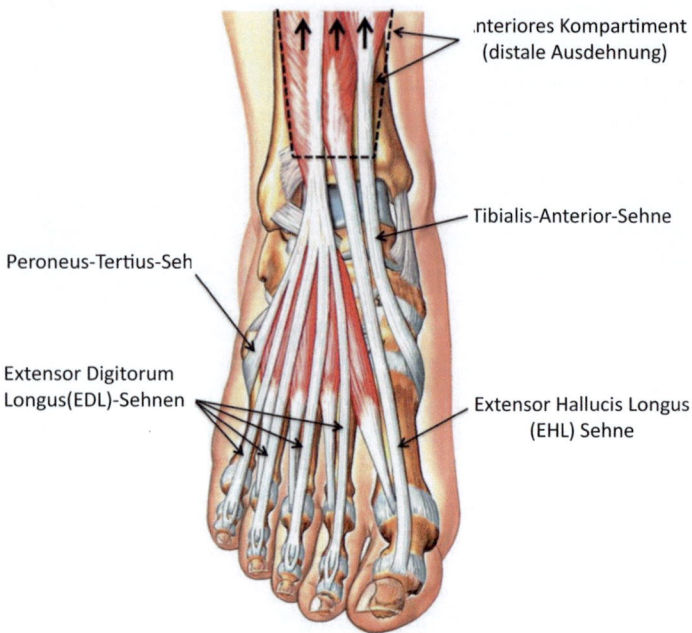

Abb. 10.25 Ansätze des Musculus extensor hallucis longus (EHL) und des Musculus extensor digitorum longus (EDL)

und Musculus tibialis posterior sowie der Musculus flexor hallucis longus (FHL), der Musculus flexor digitorum longus (FDL) und die intrinsischen Muskeln (siehe unten).

10.3.2 Intrinsische Muskeln

- Diese Muskeln haben ihren Ursprung und Ansatz innerhalb des Fußes.
- Sie haben zwei Hauptfunktionen:
  - Stabilisierung des Fußes und Unterstützung der Fußgewölbe
  - Erzeugung der feinen Bewegung der Zehen

10.3 Muskeln und Sehnen

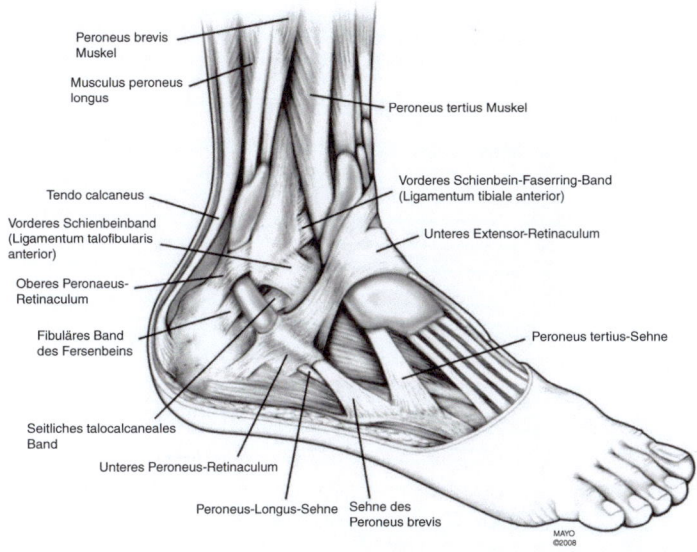

Abb. 10.26 Peronealsehnen

- Alle Muskeln werden vom Nervus tibialis innerviert, mit Ausnahme des Musculus extensor digitorum brevis (EDB), der vom Nervus fibularis (peroneus) profundus innerviert wird.
- Die Blutversorgung erfolgt über die Arteria dorsalis pedis und Arteria tibialis posterior.
- Es gibt zwei Hauptgruppen:
  - Dorsale Gruppe (Abb. 10.27):
      Musculus extensor digitorum brevis
      Musculus extensor hallucis brevis
  - Plantare Gruppe: Diese sind in vier Schichten angeordnet und umfassen insgesamt 10 Muskeln (Abb. 10.28).

Zu beachten ist, dass extrinsische Muskeln unten in *Kursivschrift* gekennzeichnet sind.

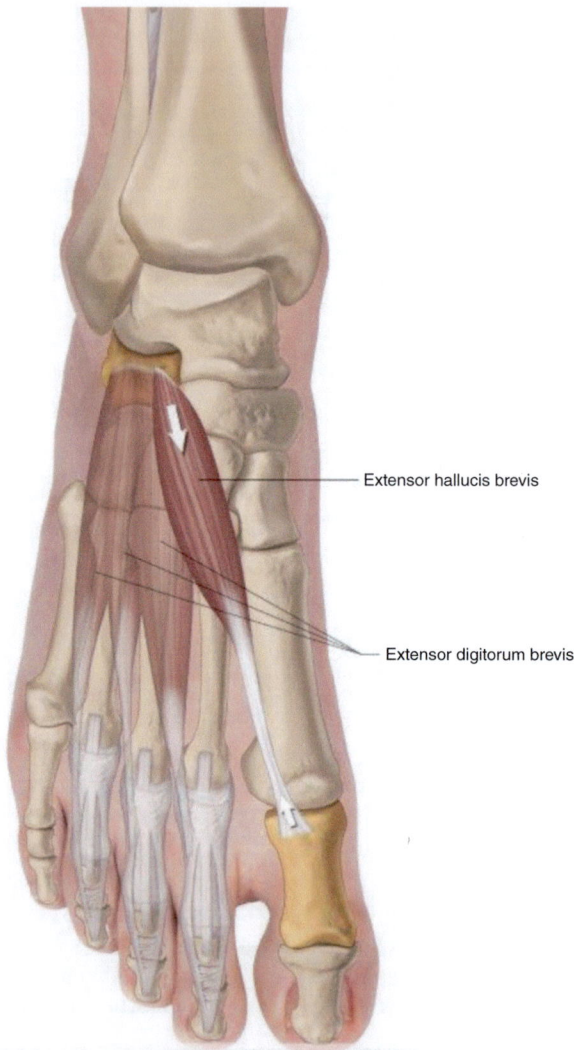

© Dr. Joe Muscolino (www.learnmuscles.com)
Kunst von Giovanni Rimasti

Abb. 10.27 Musculus extensor hallucis brevis (EHB) und Musculus extensor digitorum brevis (EDB)

10.3 Muskeln und Sehnen

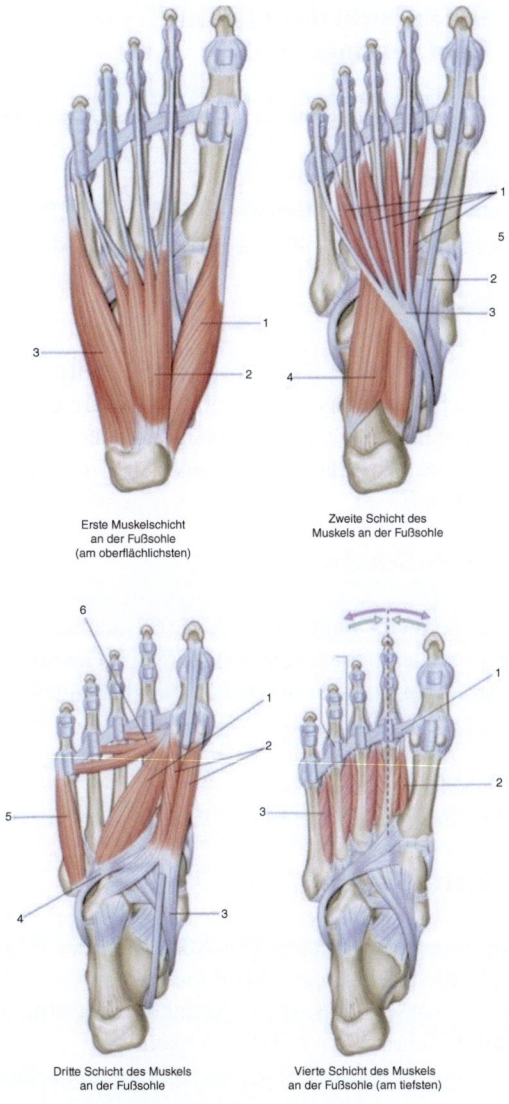

Erste Muskelschicht
an der Fußsohle
(am oberflächlichsten)

Zweite Schicht des
Muskels an der Fußsohle

Dritte Schicht des Muskels
an der Fußsohle

Vierte Schicht des Muskels
an der Fußsohle (am tiefsten)

Abb. 10.28 Intrinsische Muskeln des Fußes

10.3.2.1 Erste Schicht (liegt tief zur Plantaraponeurose)

- Musculus abductor hallucis (1): spreizt die große Zehe ab und beugt sie.
- Musculus flexor digitorum brevis (2): beugt die vier lateralen Zehen am proximalen Interphalangealgelenk (PIP-Gelenk).
- Musculus abductor digiti minimi (3): spreizt den kleinen Zeh ab.

10.3.2.2 Zweite Schicht

- Musculi lumbricales pedis (1): halten die Extension der Zehen an den Interphalangealgelenken aufrecht (wie in der Hand).
- Musculus quadratus plantae (4): beugt die vier kleinen Zehen.
- *[(2): Musculus flexor hallucis longus (3): Musculus flexor digitorum longus]*

10.3.2.3 Dritte Schicht

- Musculus adductor hallucis (1) und (6): adduziert die große Zehe am Metatarsophalangealgelenk (MTP-Gelenk).
- Musculus flexor hallucis brevis (2): beugt die große Zehe am MTP-Gelenk.
- Musculus flexor digiti minimi brevis (5): beugt die kleine Zehe am MTP-Gelenk.
- *[(3): Musculus tibialis posterior (4): Musculus fibularis longus]*

10.3.2.4 Vierte Schicht

- Musculi interossei plantares (2): Adduktion der dritten, vierten und fünften Zehe an den MTP-Gelenken.
- Musculi interossei dorsales (3): Abduktion der dritten, vierten und fünften Zehe an den MTP-Gelenken.
- *[(1): Ligamentum metatarsale transversum profundum]*

Merken Sie sich diese Eselsbrücke:	Pad = Musculi interossei **p**lantares **ad**duzieren
	Dab = Musculi interossei **d**orsales **ab**duzieren

10.3.2.5 Plantarfaszie (Aponeurosis plantaris)

- Ein breites Band aus Kollagenfasern, das sich von der Ferse bis zu den Zehen erstreckt. Es teilt sich in fünf Bänder, eines für jeden Zeh (Abb. 10.29).
- Ursprung: Processus medialis tuberis calcanei.
- Ansatz: überwiegend an der Basis der proximalen Phalanx jeder Zehe.

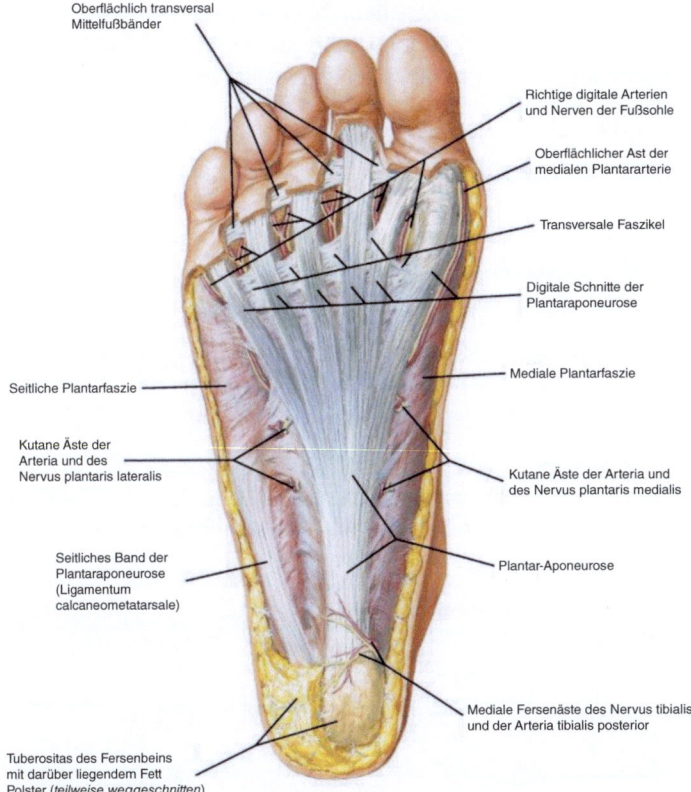

Abb. 10.29 Plantaraponeurose

- Trägt zur Aufrechterhaltung des Längsgewölbes des Fußes bei, indem er als „Zugstange" fungiert.
- Während des Gehens hat die Plantarfaszie aufgrund des „Windlass-Mechanismus" (siehe Abschn. 10.3.2.6) eine dynamische Funktion (Seite 198).

10.3.2.6 Windlass-Mechanismus

Hinweis: Windlass ist ein Segelbegriff (Abb. 10.30).

In der Abstoßphase beim Gehen hebt sich die Ferse und die Zehen strecken sich. Dadurch wird die Plantarfaszie gestrafft und der Abstand zwischen dem MTP-Gelenk und dem Calcaneus verkürzt. Dies wiederum führt zu einem leichten Anheben des medialen Längsgewölbes. Auch dies hat einen Federeffekt.

10.3.3 Fußgewölbe

- Der Fuß hat drei Gewölbe, zwei Längs- (medial und lateral) und ein Quergewölbe (Abb. 10.31).

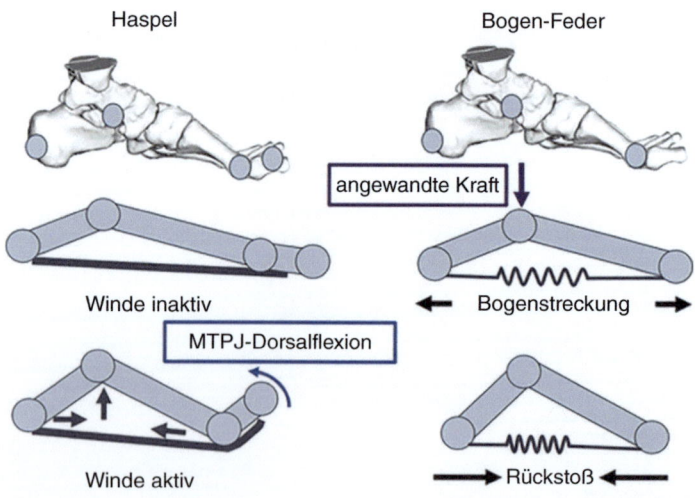

Abb. 10.30 Windlass-Mechanismus

10.3 Muskeln und Sehnen

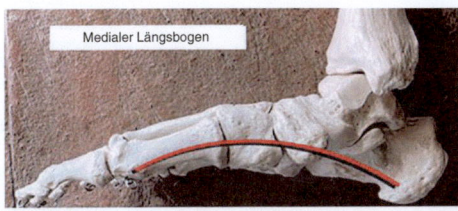

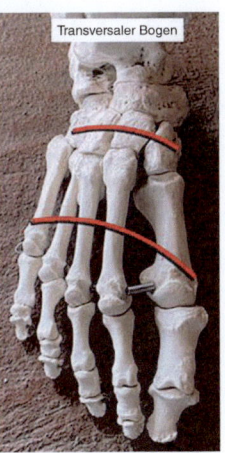

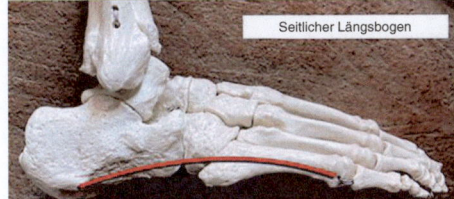

Abb. 10.31 Fußgewölbe

- Die Fußgewölbe werden durch Bänder, Muskeln und Sehnen, die Plantarfaszie und die knöcherne Architektur in unterschiedlichem Maße unterstützt.
- Das mediale Längsgewölbe ist höher als das laterale, und das Quergewölbe bildet einen Halbbogen.

10.3.3.1 Mediales Längsgewölbe

- Gebildet durch den Calcaneus, den Talus (höchster Punkt des Bogens), das Os naviculare, die drei Ossa cuneiformes und die ersten drei Ossa metatarsalia (Abb. 10.2, Seite 167).
- Unterstützt durch die Plantaraponeurose und das Pfannenband, mit Unterstützung des Musculus tibialis anterior, Musculus tibialis posterior, FHL, FDL und den intrinsischen Muskeln des Fußes.
- Die knöcherne Struktur ist weniger wichtig.
- Die hintere Säule ist der Tuber calcanei, vorne ruht es auf den drei medialen Metatarsalköpfen.

10.3.3.2 Laterales Längsgewölbe

- Flacht bei Belastung ab.
- Gebildet durch den Calcaneus, das Os cuboideum und den vierten und fünften Metatarsalköpfen.
- Unterstützt durch das Ligamentum plantare longum und das Ligamentum calcaneocuboideum plantare.
- Die hintere Säule ist der Tuber calcanei, vorne ruht es auf den beiden lateralen Metatarsalköpfen.

10.3.3.3 Quergewölbe

- Liegt in der koronaren Ebene des Fußes.
- Gebildet durch das Os cuboideum und die Ossa cuneiformes.
- Das Gewölbe ist vollständig, wenn die Füße zusammen aufgestellt werden.
- Unterstützt durch interossäre, plantare und dorsale Bänder, den Musculus fibularis longus sowie die knöcherne Architektur.

10.3.4 Nervale Versorgung des Fußes

Die beiden Nerven, die den Fuß versorgen, sind der Nervus tibialis und der Nervus fibularis (peroneus) communis. Der Nervus saphenus, ein Ast des Nervus femoralis, versorgt die Haut an der medialen Seite des Fußes und des Sprunggelenks (Abb. 10.32).

10.3.4.1 Nervus tibialis (L4, L5, S1, S2, S3)

- Verlauf: verläuft abwärts zwischen dem Musculus gastrocnemius und dem Musculus soleus, biegt dann unter dem Malleolus medialis ab, wo er sich in die Nervi plantares mediale und laterale teilt (Abb. 10.33).
- Motorisch: versorgt alle Muskeln des hinteren Kompartiments sowie alle intrinsischen Muskeln des Fußes, mit Ausnahme des Musculus extensor digitorum brevis (EDB), der vom Nervus fibularis (peroneus) profundus versorgt wird.

10.3 Muskeln und Sehnen

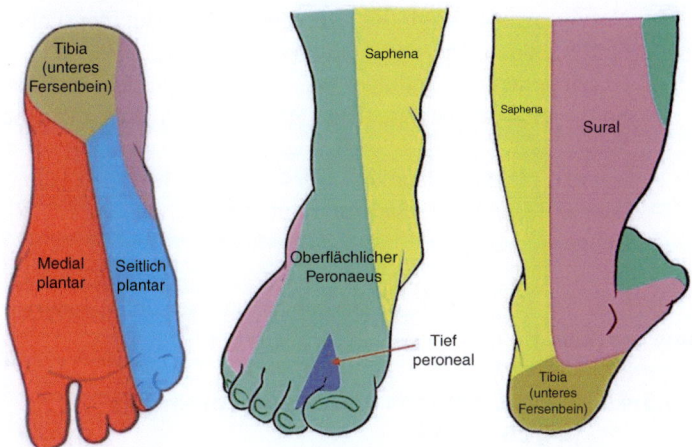

Abb. 10.32 Kutane nervale Versorgung des Fußes

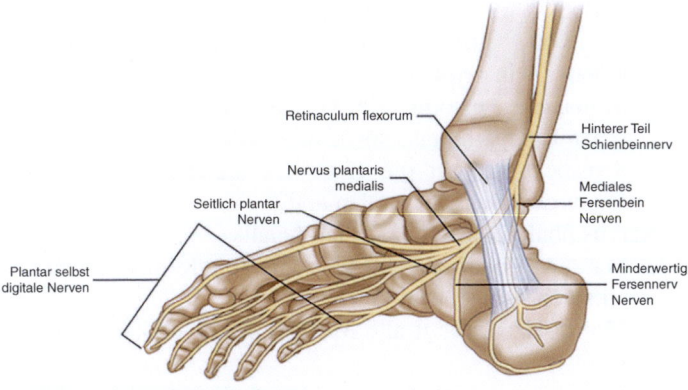

Abb. 10.33 Nervus tibialis

- Sensibel (Abb. 10.32):
  - Nervus suralis: (der einen Ast vom Nervus fibularis communis erhält) versorgt die Haut des lateralen Beins und des Fußes.

- Nervi calcanei mediales: versorgen die Haut der Ferse, einschließlich der gewichtstragenden Fläche.
- Nervus plantaris medialis: versorgt die Haut der medialen Sohle und die plantare Haut der medialen drei und eine halbe Zehe.
- Nervus plantaris lateralis: versorgt die Haut der lateralen Sohle und die plantare Haut der lateralen eineinhalb Zehen.

(Beachten Sie die auffällige Ähnlichkeit zur sensiblen Innervation der Hand.)

10.3.4.2 Nervus fibularis (peroneus) communis (L4, L5, S1, S2)

Biegt um den Hals des Fibula, wo er sich in den tiefen und den oberflächlichen Peroneusnerv teilt.

- Nervus fibularis (peroneus) profundus (Abb. 10.34):
  - Verlauf : verläuft in der Tiefe zu den Muskeln, um die Membrana interossea zu erreichen, und setzt sich nach unten und in den Fuß fort.
  - Motorisch: versorgt alle Muskeln des vorderen/extrinsischen Kompartiments sowie den EDB.
  - Sensibel: versorgt die Haut des dreieckigen Zwischenraums zwischen der großen und der zweiten Zehe.
- Nervus fibularis (peroneus) superficialis:
  - Verlauf: verläuft abwärts zum lateralen Kompartiment und teilt sich in mediale und laterale Äste.
  - Motorisch: versorgt alle Muskeln des lateralen Kompartiments.
  - Sensibel: versorgt die Haut über den vorderen und lateralen Anteilen des distalen Teils des Beins sowie die Haut des Fußrückens und der Zehen, abgesehen vom dem oben genannten dreieckigen Zwischenraum, der vom Nervus fibularis profundus versorgt wird (Abb. 10.32 und 10.34b).

10.3 Muskeln und Sehnen

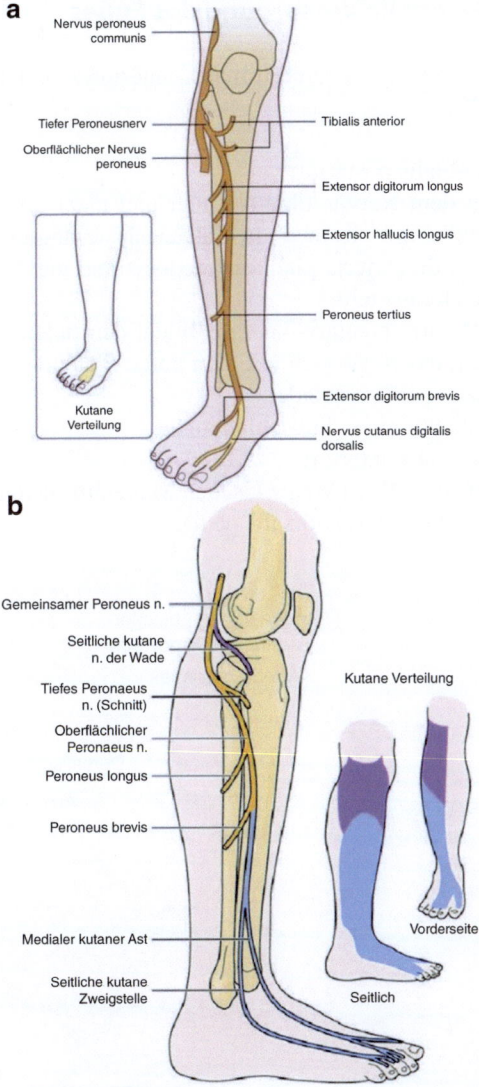

Abb. 10.34 a Nervus fibularis profundus. b Nervus fibularis superficialis

10.3.5 Arterielle Versorgung des Fußes

Abgeleitet von den Arteriae tibiales anteriores und posteriores (Abb. 10.35).

- Arteria tibialis posterior:
  - Folgt dem Nervus tibialis hinter und unter den Malleolus medialis, wo sie mediale Calcanealäste abgibt, bevor sie sich in die Arteria plantaris medialis und die Arteria plantaris lateralis teilt.
  - Die Arteria plantaris lateralis bildet den tiefen Fußsohlenbogen, indem sie sich mit dem tiefen Plantarast der Arteria dorsalis pedis verbindet.
  - Es gibt nur einen Fußsohlenbogen.
- Arteria tibialis anterior:
  - Wird auf halbem Weg zwischen Malleolus medialis und lateralis zur Arteria dorsalis pedis.

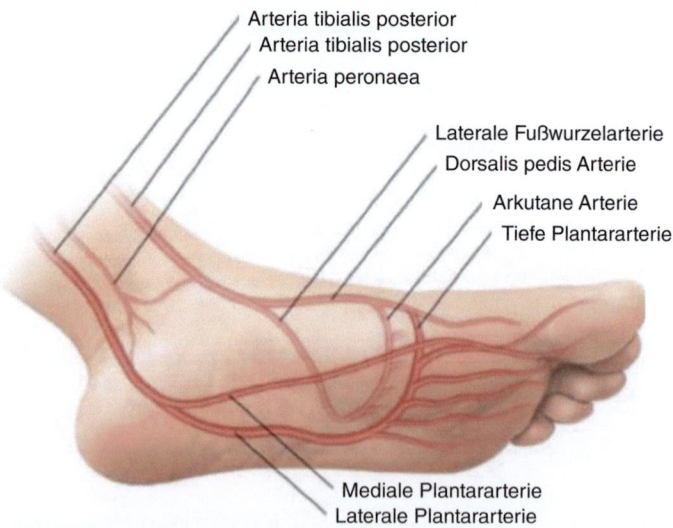

Abb. 10.35 Arterielle Versorgung des Fußes

10.3 Muskeln und Sehnen

- Verläuft entlang des Fußrückens und gibt zahlreiche Äste ab.
- Endet als Arteria plantaris profunda in der Fußsohle und bildet gemeinsam mit der Arteria plantaris lateralis den Fußsohlenbogen.

10.3.6 Bewegungen

- Wie bereits erwähnt, ist das Sprunggelenk ein Scharniergelenk, das nur Flexions- und Extensionsbewegungen zulässt (Abb. 10.36).

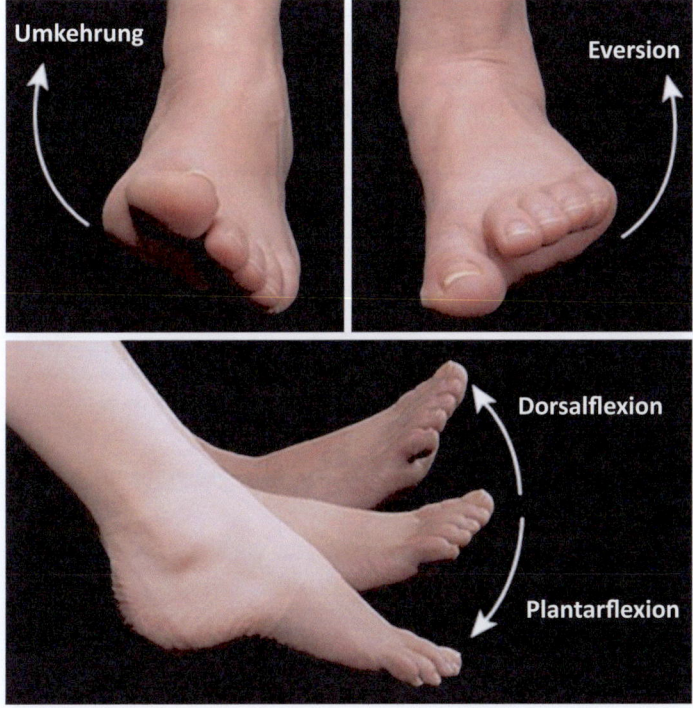

Abb. 10.36 Bewegungen des Fußes und Sprunggelenks

- Bei voller Dorsalflexion, wo der Talus am breitesten ist, kommt es durch die Dehnung der Tibiofibularsyndesmose zu einer leichten Verbreiterung der Gelenkpfanne.
- Das Subtalargelenk ermöglicht die Inversion und Eversion.
- Das Talokalkaneonavikulargelenk ist ein Kugelgelenk, das eine geringe Bewegungsfreiheit in alle Richtungen erlaubt.
- Die Tarsometatarsal- und Intertarsalgelenke ermöglichen die Pronation und Supination.
- Die Inversion des Hinterfußes geht mit einer Adduktion und Supination des Vorfußes einher und ist in Plantarflexion am größten.
- Die Eversion des Hinterfußes wird geht mit einer Abduktion und Pronation des Vorfußes einher und ist in Dorsalflexion am größten.
- Spitzfuß (Pes equinus): ist die Position, in der sich der gesamte Fuß in Plantarflexion befindet.
- Plattfuß (Pes planus): ist die Position, in der sich nur der Vorfuß in Flexion befindet.
- Hackenfuß (Pes calcaneus): ist die Position, in der sich der gesamte Fuß in Extension befindet.
- Hohlfuß (Pes cavovarus): ist ein abnorm hohes Fußgewölbe und Varusferse.

Systematische Untersuchung von Fuß und Sprunggelenk

11

Wie bei allgemeinen Gelenkuntersuchungen wird immer eine sorgfältige Anamnese vor der Untersuchung erhoben, insbesondere in Bezug auf frühere Verletzungen.

11.1 Inspektion und Palpation

- Notieren Sie alle Auffälligkeiten einschließlich Narben, Schwellungen, Deformitäten, Ballen-, Krallen- oder Hammerzehen, Hühneraugen und Hornhautschwielen.
- Notieren Sie die Höhe jedes Fußgewölbes.
- Prüfen Sie die statische Standausrichtung von hinten im Stand (Abb. 11.1a) und mit angehobenen Fersen (Abb. 11.1b) und vergleichen Sie diese mit der Gegenseite.
- Eine einzelne Standphase muss durchgeführt werden, um die Fähigkeit zur Formung des Fußgewölbes wirklich beurteilen zu können.
- **Sorgfältig auf Schmerzhaftigkeit abtasten, da häufig eine genaue Lokalisierung der Pathologie möglich ist.**
- Inspizieren Sie die Schuhsohlen auf abnormalen Verschleiß.

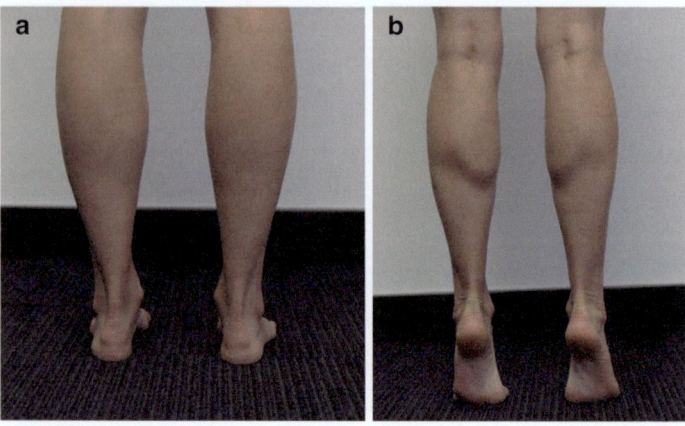

Abb. 11.1 a Ansicht von hinten; b beidseitiges Fersenheben

11.1.1 Gangbild

- Die häufigsten Gangstörungen (siehe Abschn. 11.3.1) werden zur systematischen Untersuchung der Hüfte beschrieben (siehe Kap. 5, Seite 70).
- Abweichungen von der normalen „Ferse-zu-Zehen"-Phase des Gangzyklus können z. B. auftreten beim Verlust des Fersenauftritts (Pes equinus), durch Gehen auf dem lateralen Fußrand oder einen Fallfuß (siehe Abschn. 11.3.2) Gang.

11.1.2 Bewegungsumfang

- Sprunggelenk: normaler Bereich: (Plantar-)Flexion = 40–50°; Extension (Dorsalflexion) = 10–30°
- Subtalargelenk:
  - Test mit Sprunggelenk und Vorfuß in 90°-Stellung, um den Talus in der Gelenkpfanne zu „arretieren".
  - Normaler Bereich: Inversion = 15–20°; Eversion = 0–10°
  - Es ist interessant festzustellen, wie häufig keine Eversion vorhanden ist.

- Mittelfußgelenk: In einer 90°-Stellung des Sprunggelenks und mit einer Hand stabilisierter Ferse werden mit der anderen Hand passive Bewegungen des Vorfußes gegenüber dem Rückfuß ausgeführt. Die getesteten Bewegungen sind Flexion und Extension, Adduktion und Abduktion sowie Rotation.
- Metatarsophalangeale (MTP) Gelenke:
  - Beachten Sie insbesondere den Bewegungsumfang des MTP-Gelenks der großen Zehe, Flexion = 20–30°; Extension = 70°.
  - Zu beachten ist, dass es keine aktive Flexion an den MTP-Gelenken der kleineren Zehen durch die Musculi flexores digitorum longus oder brevis gibt, sondern wie in der Hand nur durch die intrinsischen Muskeln.

11.1.3 Stabilität des Sprunggelenks

- Getestet wird in der koronaren und sagittalen Ebene.
- Mediale und laterale Stabilität: passive Belastung des Sprunggelenks abwechselnd in Valgus- und Varusstellung (Abb. 11.2a, b).
  - Bei der Prüfung auf laterale Instabilität ist es oft hilfreich, beide Seiten gleichzeitig zu testen, da eine leichte Instabilität sonst schwer zu erkennen sein kann (Abb. 11.3).
  - Zur Bestätigung einer lateralen Instabilität können Röntgenaufnahmen unter Belastung erforderlich sein (Abb. 11.4).
- Anteroposteriore Instabilität:
  - Stabilisieren Sie die distale Tibia und Fibula mit einer Hand, während Sie mit der anderen Hand fest die Ferse greifen und versuchen Sie, den Talus vorwärts und rückwärts in der Gelenkpfanne zu bewegen (Schubladentest; Abb. 11.5).
  - Das Knie muss gebeugt sein.
  - Üblicherweise wird die Untersuchung im Sitzen auf der Untersuchungsliege durchgeführt, wobei das Knie gebeugt ist und sich der entspannte Fuß in leichter Plantarflexion befindet (Abb. 11.5b).
  - Immer mit der anderen Seite vergleichen.

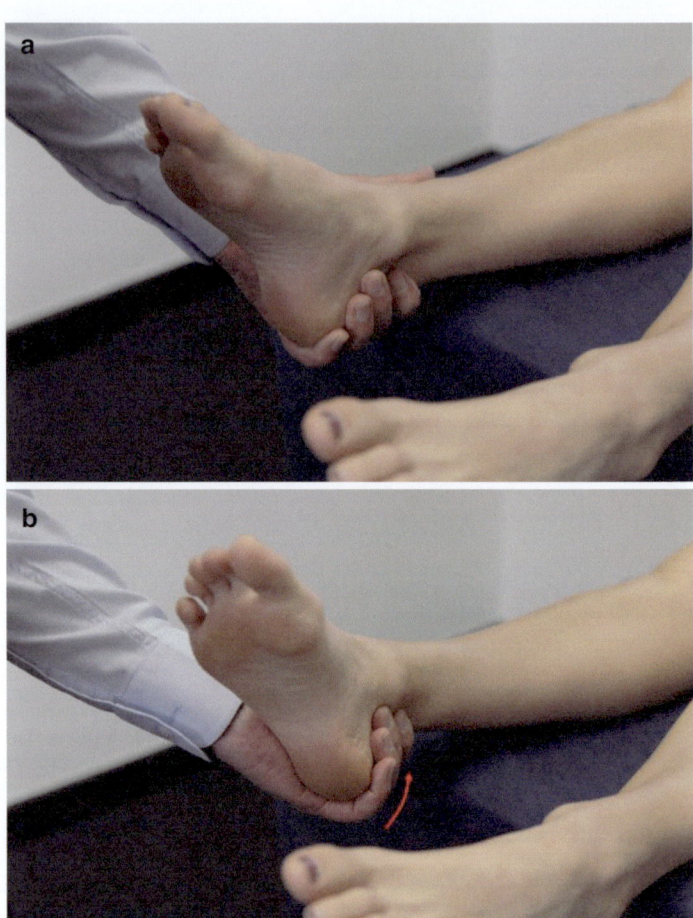

Abb. 11.2 a Valgusstress; b Varusstress

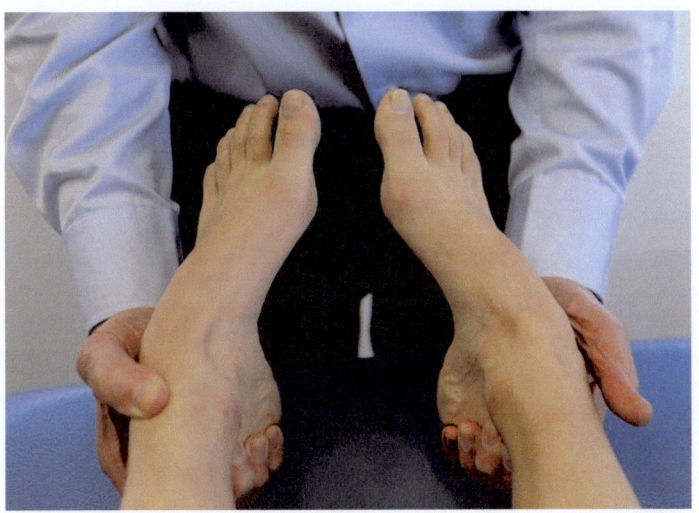

Abb. 11.3 Gleichzeitiger Test beider Seiten

11.2 Neurologische Untersuchung

- Siehe **Teil I**: Lendenwirbelsäule (Kap. 1, Abschn. 1.1).
- Testen Sie immer sowohl die Motorik als auch die Sensibilität sowie den Knöchelreflex.

11.3 Vaskuläre Untersuchung

- Überprüfen Sie die Pulse der Arteria tibialis posterior und Arteria dorsalis pedis.
- Vergleichen Sie die Pulsstärke immer mit der Gegenseite.
- Arteria dorsalis pedis:
  – Fühlbar auf dem Rücken des Fußes, lateral der Sehne des Musculus extensor hallucis longus und über den Ossa cuneiformes mediale und intermedium (Abb. 11.6)
  – Bei 2–3 % der Menschen fehlt er.
- Arteria tibialis posterior:
  – Posteroinferior zum Malleolus medialis (Abb. 11.7)

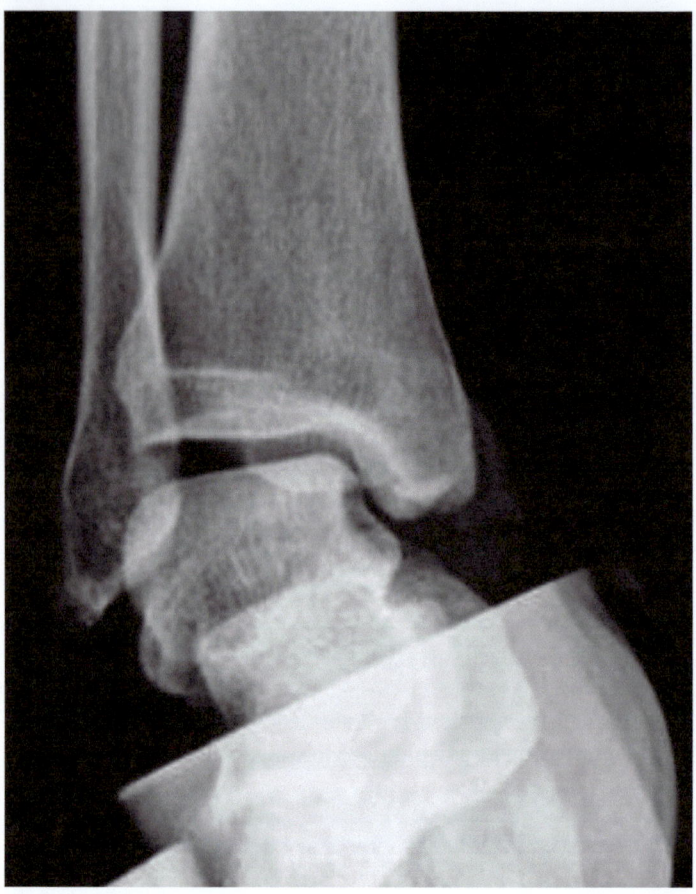

Abb. 11.4 Die Röntgenaufnahme unter Belastung zeigt eine laterale Bandinstabilität

11.4 Weitere Untersuchungen

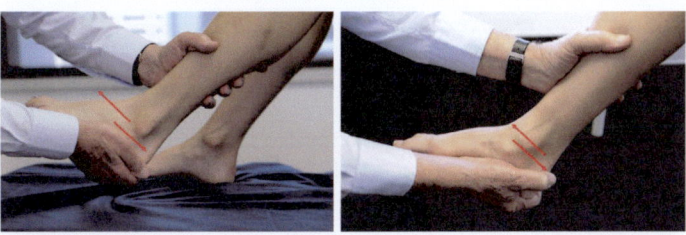

Abb. 11.5 **a** Schubladentest – Testen der anteroposterioren Stabilität. **b** Schubladentest – Fuß entspannt und in leichter Plantarflexion

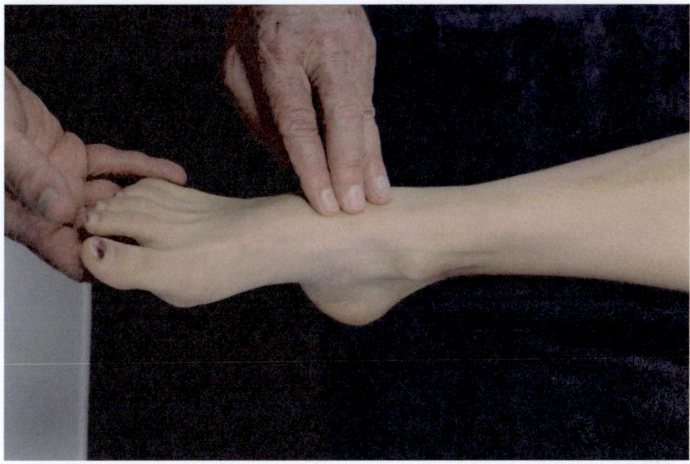

Abb. 11.6 Puls der Arteria dorsalis pedis

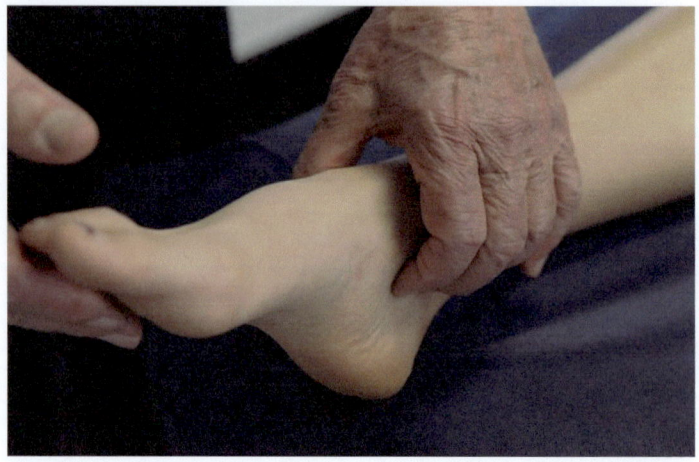

Abb. 11.7 Puls der Arteria tibialis posterior

11.4 Weitere Untersuchungen

11.4.1 Gangbild

Definitionen:

- Schritt: Fersenkontakt eines Beines bis zum Fersenkontakt des anderen Beines
- Schrittzyklus: ein ganzer Gangzyklus
- Schrittzeit: die Zeit zwischen dem Fersenkontakt eines Beines und dem Fersenkontakt des anderen Beines

Der Gangzyklus kann in zwei unterschiedliche Phasen unterteilt werden (Abb. 11.8):

- Standphase: gesamte Zeit, in der der Fuß auf dem Boden ist – 60 % des Gangzyklus.
- Schwungphase: die gesamte Zeit, in der der Fuß in der Luft ist – 40 % des Gangzyklus.

11.4 Weitere Untersuchungen

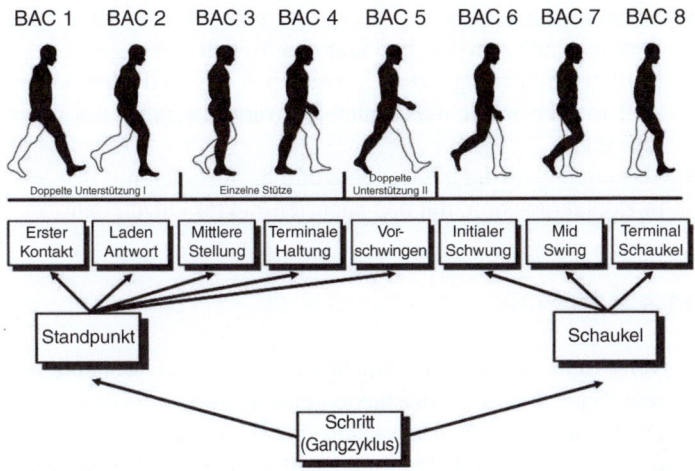

Abb. 11.8 Gangzyklus

- In einem Gangzyklus gibt es eine Zeit, in der beide Füße gleichzeitig auf dem Boden sind – die „doppelt unterstützte Standphase". Dies tritt in jedem Schrittzyklus 2 Mal auf.
- In einem Laufzyklus gibt es eine Zeit, in der beide Füße gleichzeitig vom Boden abgehoben sind – die „Schwebe"-Phase. Diese tritt in jedem Schrittzyklus 2 Mal auf.

Standphase:

- Initiale doppelt unterstützte Standphase: die Phase zwischen Fersenkontakt und kontralateralem Abdrücken der Zehen
- Einfach unterstützte Standphase: nur ein Bein hat Kontakt zum Boden
- Terminale doppelt unterstützte Standphase: kontralateraler Fuß zum Boden, bis zum Abdrücken der Zehen

Schwungphase:

- Vorschwungphase: Phase zwischen Stand- und Schwungphase, in der der Fuß vom Boden abgehoben wird

- Schwungphasenbeginn: Beugung von Hüfte, Knie und Sprunggelenk, um den Fuß über den Boden heben
- Mittlere Schwungphase: Vorschieben der Gliedmaße bis zum Erreichen der maximalen Vorwärtsbewegung des Oberschenkels
- Terminale Schwungphase: endgültiges Vortreten mit dem Fuß in Kontaktposition, um den nächsten Zyklus einzuleiten

11.4.2 Fallfuß

- Verursacht durch eine erhebliche Fuß- bzw. Zehenheberschwäche, die die Plantarflexion einschränkt.
- Die beiden häufigsten Ursachen sind Verletzungen des Nervus peroneus communis und eine Radikulopathie mit Beteiligung der Nervenwurzel von L5 (die Differenzialdiagnose dieser Erkrankungen wird in Teil I, Kap. 3, über die Lendenwirbelsäule, Seiten 35–37, besprochen).
- **Testen Sie immer auf eine Ruptur der Sehne des Musculus tibialis anterior, eine weniger häufige Ursache, die oft übersehen wird.**
- Gangbild bei Fußheberschwäche:
  - In der Standphase trifft der unbelastete Vorderfuß vorzeitig auf den Boden, wodurch der Fuß herunterfällt („Fallfuß").
  - In der Schwungphase werden Hüfte und Knie stärker gebeugt, um den Fuß hoch genug anheben zu können und ein Schleifen der Zehe über den Boden zu verhindern, als ob man Treppen hochsteigt (daher „Steppergang").
  - Alternativ zur Hüft- und Kniebeugung kann das Bein auch zur Seite schwingen („Zirkumduktionsgang").

Untersuchung auf spezifische Erkrankungen von Fuß und Sprunggelenk

12

Wichtige Regel: Bei allen Erkrankungen, die den Fuß betreffen, ist immer auf Durchblutungs- und Sensibilitätsstörungen zu achten.

Die Erkrankungen werden unter den folgenden Überschriften berücksichtigt:

- Sprunggelenksarthrose
- Diabetische Fußprobleme
- Erkrankungen im Rückfuß- (A), Mittelfuß- (B) und Vorfußbereich (C)

12.1 Sprunggelenksarthrose

Degenerative Erkrankung des Sprunggelenks mit fortschreitendem Verlust des Gelenkknorpels.

- Weitaus seltener als Arthrosen der Hüfte oder des Knies
- Es gibt drei Arten von Sprunggelenksarthrosen:
  - Primär – selten
  - Posttraumatisch – macht den Großteil der Fälle aus
  - In Zusammenhang mit anderen Erkrankungen wie avaskulärer Nekrose oder Osteochondrosis dissecans des Talus

12.1.1 Symptome

Symptome können in unterschiedlichem Maße vorhanden sein.

- Schmerzen, insbesondere bei Belastung
- Hinken
- Steifheit
- Schwellung
- Schwierigkeiten beim Treppensteigen

12.1.2 Anzeichen

- Antalgischer Gang
- Verminderte Bewegungsfähigkeit
- Wadenatrophie

Röntgenaufnahmen: Es gibt vier klassische radiologische Anzeichen für Osteoarthrosen eines jeden Gelenks (Abb. 12.1).

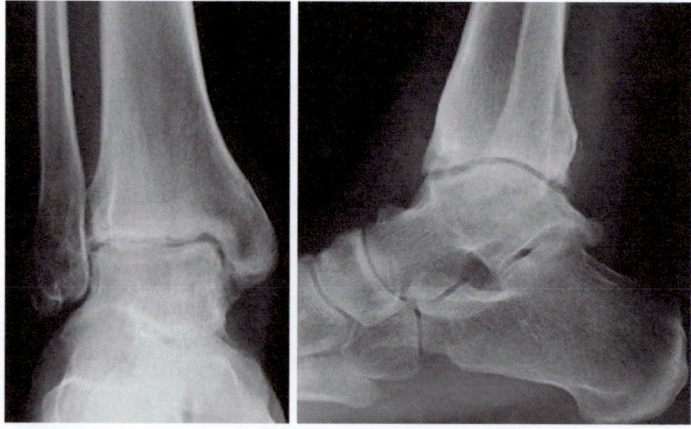

Abb. 12.1 Röntgenbild zeigt die klassischen Anzeichen einer Sprungelenksarthrose

- Verlust des Gelenkraums; das früheste Anzeichen[1]
- Osteophytenbildung
- Subchondrale Sklerose
- Zystenbildung

12.1.3 Behandlung

- Nicht-operativ
  - Allgemein: Gewichtsabnahme, Ruhe, Physiotherapie, Gehhilfen, externe Unterstützung
  - Medikation: Analgetika/Antiphlogistika
- Operativ
  - Gelenkspülung (Debridement) und Entfernung von Osteophyten, entweder durch Arthroskopie oder offen, bei früher Arthritis mit Symptomen, die hauptsächlich von vorderer knöcherner Impingement herrühren
  - Sprunggelenksversteifung
    Optimale Position:
- 0° Flexion (d. h. plantigrade)
- 5° Valgus des Rückfußes (Varus ist besonders zu vermeiden)
- 10° Außenrotation des Fußes (Vergleich mit der Gegenseite)
  - Totalgelenkersatz, angezeigt bei älteren, weniger aktiven Personen

12.2 Diabetische Fußprobleme

- Fußprobleme, die bei Patienten mit langjährigem Diabetes mellitus auftreten können, umfassen nicht heilende Geschwüre, Infektionen, neuropathische Arthropathie und Gangrän.

---

[1] Eine Aufnahme unter Belastung ist hilfreich zur Beurteilung des Gelenkraumverlusts.

- Es gibt zwei hautsächliche ätiologische Faktoren, die mit Diabeteserkrankungen in Zusammenhang stehen und diese Probleme verursachen:
  - Periphere Neuropathie
  - Periphere arterielle Verschlusskrankheit (pAVK)

12.2.1 Periphere Neuropathie

- Sensibilitätsverlust: Kleinere Verletzungen bleiben unentdeckt und entwickeln sich zu Geschwüren. Diese sind weder schmerzhaft noch schmerzempfindlich.
- Motorischer Verlust: verbunden mit Krallenzehen und hohen Fußgewölben.
- Entwicklung einer neuropathischen Gelenkerkrankung (Charcot-Gelenke; Abb. 12.2) mit Gelenkzerstörung und -kollaps mit Auftreten von Deformitäten.

12.2.2 Periphere arterielle Verschlusskrankheit (pAVK)

- Verursacht durch die Ansammlung von Plaque in den Beinarterien.
- Betrifft die kleinen Gefäße des Fußes oder der Zehen, aber auch größere, weiter proximal gelegene Gefäße können betroffen sein.
- Die Hälfte aller Patienten mit Fußgeschwüren haben eine pAVK.
- Geschwüre unterscheiden sich von denen, die durch eine periphere Neuropathie verursacht werden, da sie schmerzhaft und empfindlich sind.
- Beachten Sie, dass eine periphere Neuropathie die üblichen Warnzeichen einer pAVK wie Ruheschmerzen und Claudicatio intermittens überdecken kann.

12.2 Diabetische Fußprobleme

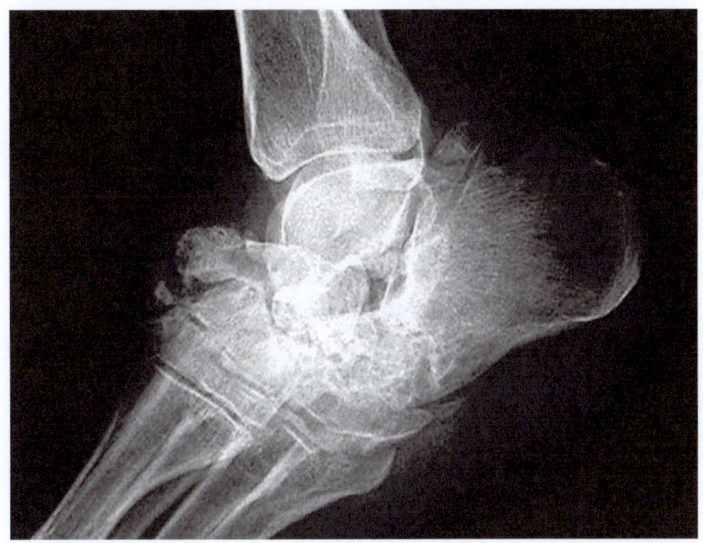

Abb. 12.2 Charcot-Gelenk

12.2.3 Symptome

- Verlust des Gefühls in den Füßen
- Taubheitsgefühl oder Kribbeln
- Schmerzfreie Blasen oder Wunden
- Infektionen, die nicht abklingen

12.2.4 Amputationen bei Patienten mit Diabetes

- Das lebenslange Risiko eines Fußgeschwürs liegt bei Patienten mit Diabetes zwischen 15 und 25 %.[2]

---

[2] Evidence-based management of PAD & the diabetic foot. J.R.W. Brownrigg et al: European Journal of Vascular and Endovascular Surgery. Volume 45, Issue 6, June 2013, Pages 673–681.

- Fußgeschwüre sind die Hauptursache für Amputationen bei Patienten mit Diabetes.
- Mehr als 85 % der größeren Amputationen geht ein Fußgeschwür voraus.
- Das Risiko einer Amputation der unteren Extremität ist bei Diabetikern schätzungsweise 23 Mal höher als bei Personen ohne Diabetes.

12.3 Erkrankungen im Rückfußbereich

12.3.1 Klumpfuß (Talipes equinovarus)

- Auch bekannt als idiopathischer Klumpfuß oder Pes equinovarus.
- Eine starre Deformität (Abb. 12.3), die bei der Geburt vorliegt und sich durch folgende Merkmale auszeichnet:
  – Spitzfuß durch Plantarflexion des Sprunggelenks (a)
  – Fersen in Varusstellung und schlecht entwickelt (b)
  – Mittelfuß und Vorfuß in Adduktion und Varusstellung (c) und (d)
  – Unterentwickelter Wadenmuskel
  – Eine Falte entlang des medialen Fußrands
  – Ein kleinerer Fuß
- Idiopathisch – Ursache unbekannt
- Inzidenz: 1:1000, in einigen Bevölkerungsgruppen bis zu 1:250 (z. B. hawaiianische und Maori-Bevölkerungen)
- Männlich:weiblich = 2:1
- In bis zu 50 % der Fälle beidseitig
- Genetische Komponente vorhanden.
- Die Mehrheit der Fälle spricht bei frühzeitiger Erkennung und Behandlung auf eine konservative Behandlung an, die aus progressiver Manipulation und Schienung besteht.
- Ein chirurgischer Eingriff ist den hartnäckigeren Fällen vorbehalten, die nicht auf die konservative Behandlung ansprechen.

12.3 Erkrankungen im Rückfußbereich

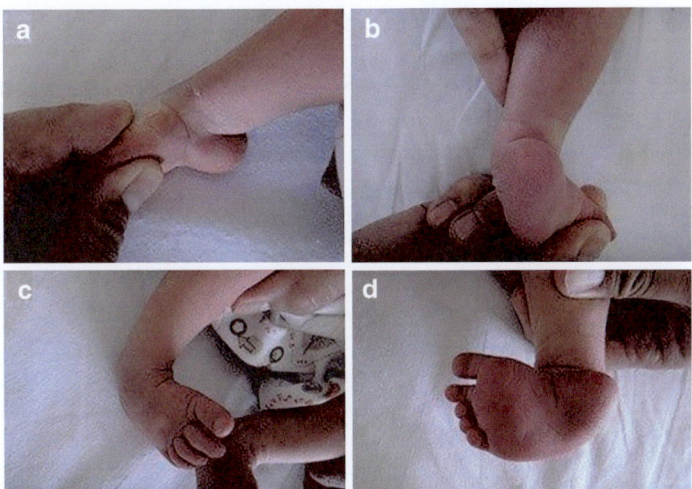

Abb. 12.3 Talipes equinovarus. **a** Spitzfuß durch Plantarflexion des Sprunggelenks, **b** Fersen in Varusstellung und schlecht entwickelt (**c**) und (**d**) Mittelfuß und Vorfuß in Adduktion und Varusstellung

12.3.1.1 Knochenanomalien

- Talushals medial verlagert und in Plantarflexion
- Calcaneus in Varusstellung und medial rotiert
- Os naviculare und Os cuboideum medial verlagert

12.3.1.2 Assoziierte Bedingungen

- Neurologische Anomalien wie Spina bifida
- Arthrogryposis
- Andere Anomalien wie tibiale Hemimelie und Konstriktionsringe

12.3.2 Sichelfuß (Metatarsus adductus)

- Adduktion des Vorfußes ohne die anderen Merkmale eines Talpes equinovarus (Abb. 12.4).
- Der Schweregrad reicht von leichten Formen, die sich ohne Behandlung bessern können, bis zu einer schweren Formen, die eine chirurgische Behandlung erfordern.

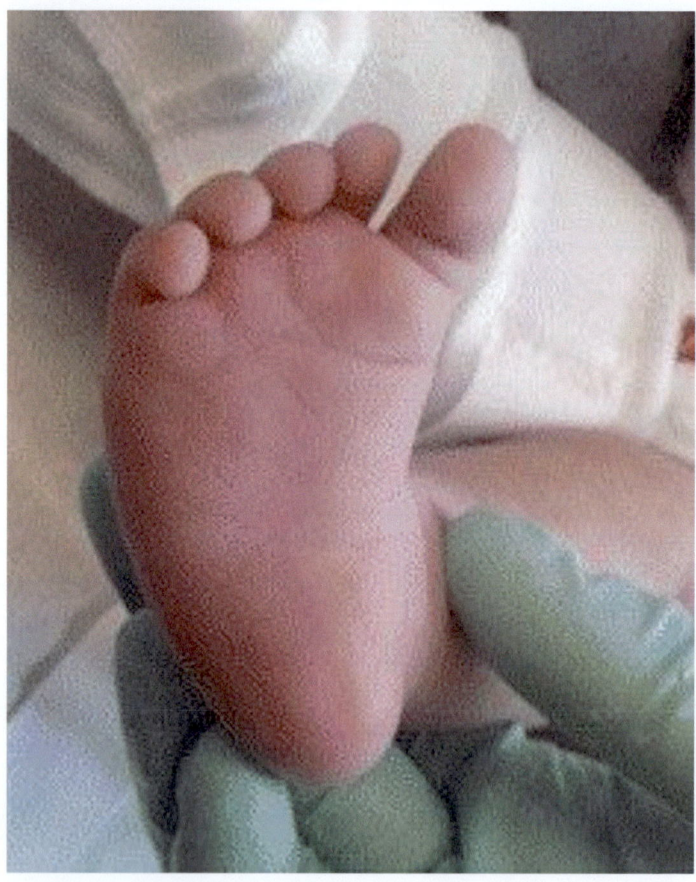

Abb. 12.4 Metatarsus adductus

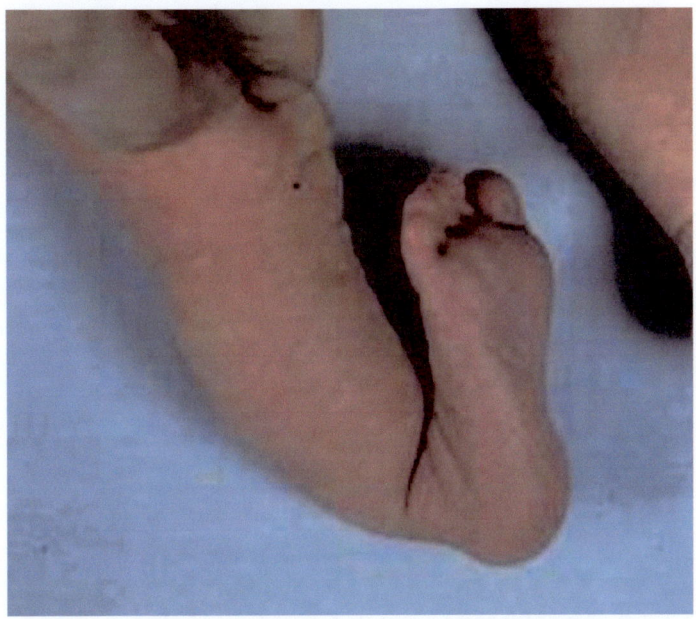

Abb. 12.5 Talipes calcaneovalgus

12.3.3 Knick-Hacken-Fuß (Talipes calcaneovalgus)

- Zeigt sich beim Neugeborenen mit einer starken Dorsalflexion des Fußes, die in der Regel die Stellung des Fußes im Uterus widerspiegelt (Abb. 12.5).
- Die Stellung ist flexibel und kann teilweise passiv korrigiert werden.
- In den meisten Fällen wird sie sich spontan bessern.
- Es ist wichtig, das Vorliegen eines schwerwiegenderen angeborenen Talus verticalis auszuschließen, der nicht passiv korrigierbar ist.

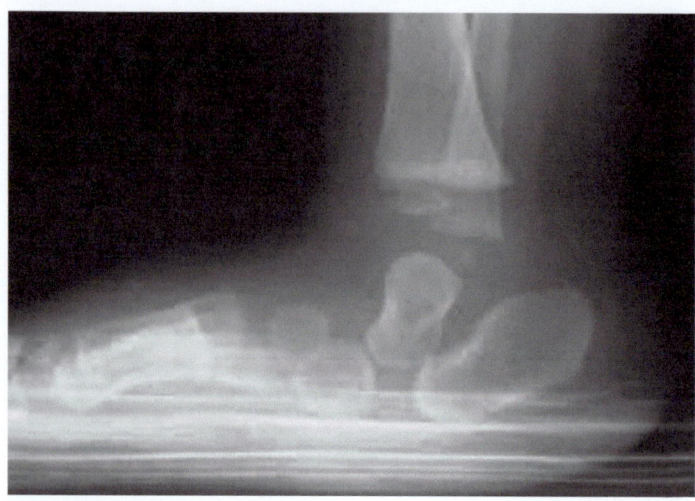

Abb 12.6 Angeborener Talus verticalis

12.3.4 Angeborener Knick-Senk-Fuß (Talus verticalis)

- Eine seltene, aber schwerwiegende Erkrankung, die häufig beidseitig auftritt und einem sehr starren Plattfuß ähnelt, der oft wie ein „Schaukelfuß" aussieht.
- Der Hinterfuß befindet sich in Equinus- und Valgusstellung, während der Talus in Plantarflexion steht (Abb. 12.6), mit Subluxation des Talonavikulargelenks.
- Der Vorfuß ist abduziert, proniert und dorsal flektiert.
- Da keine passive Korrektur möglich ist, ist immer eine Operation angezeigt.

12.3.5 Achillessehnenentzündung

- Die Achillessehne ist die größte und kräftigste Sehne des Körpers.

- Die Achillessehnenentzündung ist eine häufige Überlastungsverletzung.
- Es werden zwei Arten von Tendinitis beschrieben:
  - Nicht-insertionale Tendinitis:
    Ist die *häufigere Form*.
    Sie betrifft den mittleren Abschnitt der Sehne etwa 4 cm oberhalb ihres Ansatzes.
    Kann mit degenerativen Rissen innerhalb der Sehne und mit Entzündungen der Sehnenscheide oder des Paratenons einhergehen.
    Die Blutversorgung dieses Bereichs ist unzureichend.
    Sie äußert sich durch lokale Schmerzen, Schwellungen und Druckempfindlichkeit in diesem Bereich.
  - Insertionale Tendinitis:
    Entzündung an der Stelle, an der die Sehne am Calcaneus ansetzt, liegt vor.
    Knochensporne, die von der Rückseite der Ferse ausgehen, sind bei dieser Erkrankung häufig.
    Sie äußert sich durch Schmerzen, Schwellungen und Druckempfindlichkeit an der Ansatzstelle der Sehne.

12.3.5.1 Anzeichen

- Schwellung
- Druckempfindlichkeit bei Palpation
- Ein verringertes Ausmaß der aktiven und passiven Streckung (Dorsalflexion) des Sprunggelenks kann vorhanden sein
- Wadenatrophie bei chronischen Fällen

Hinweis: Eine Injektion mit Kortikosteroiden ist wegen der Gefahr eines Sehnenrisses kontraindiziert.

12.3.6 Achillessehnenriss

- Tritt in der Regel während sportlicher Betätigung ohne Prodromalsymptome auf.

- Patienten sind oft davon überzeugt, dass sie von hinten getroffen wurden.
- Die typische Rissstelle befindet sich im mittleren Sehnenbereich, etwa 4 cm oberhalb des Ansatzes der Sehne am Calcaneus.

12.3.6.1 Anzeichen

- Es kann eine tastbare Lücke in der Sehne spürbar sein, die gelegentlich durch eine Schwellung verdeckt wird.
- Schwäche der Plantarflexion. Zu beachten ist, dass eine aktive Plantarflexion oft noch möglich ist, da die langen Zehenflexoren auch Flexoren des Sprunggelenks sind.
- Das Anheben der Ferse in der Standphase ist nicht möglich.
- Positiver Thompson-Test, der in Bauchlage durchgeführt wird (Abb. 12.7):
  - Normalerweise führt das Zusammendrücken der Wade automatisch zur Plantarflexion des Fußes.
  - Bei einem Achillessehnenriss findet keine Bewegung statt.
  - Diagnostischer Test

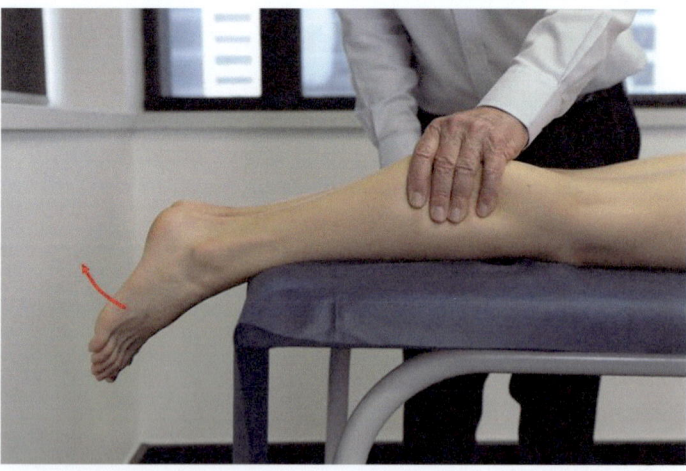

Abb. 12.7 Thompson-Test

12.3.6.2 Behandlung

- Konservativ: Ein Unterschenkelgips wird angelegt, wobei sich der Fuß und das Sprunggelenk in Plantarflexion befinden.
- Chirurgisch: Ein chirurgischer Eingriff führt in der Regel zu besseren Langzeitergebnissen und geringerer Anfälligkeit für erneute Risse.

12.3.7 Fersenschmerzen

Die häufigsten Ursachen für Schmerzen an der Ferse sind folgende:

- Plantarfasziitis
- Insertionale Achillessehnenentzündung (siehe oben)
- Bursitis tendinis calcanei
- Läsionen des Calcaneus, z. B. Stressfraktur
- Haglund-Deformität („pump bump")
- Fersensporne
- Sever-Krankheit

12.3.7.1 Plantarfasziitis

- Die Plantarfaszie ist ein breites Band aus Kollagenfasern, das sich vom medialen Tuber calcanei bis zu den Zehen erstreckt. Es teilt sich in fünf Bänder, eines für jede Zehe (Abb. 10.29).
- Es handelt sich um eine schmerzhafte Erkrankung, die durch Mikrorisse und/oder Entzündungen der Plantarfaszie/Aponeurose an der Ursprungsstelle am Calcaneus verursacht wird.
- Adipositas ist ein Risikofaktor, und es kann mit allgemeinen entzündlichen Erkrankungen wie Gicht oder ankylosierender Spondylitis in Verbindung stehen.

12.3.7.2 Symptome

- Der Einsetzen der Symptome erfolgt in der Regel schleichend, kann aber mit einer plötzlichen Änderung des Aktivitätsniveaus oder einem Wechsel des Schuhwerks verbunden sein.
- Oft schlimmer beim ersten Aufstehen am Morgen oder am Ende des Tages nach langem Stehen.
- Tendiert dazu, sich beim Gehen zu verbessern.

12.3.7.3 Anzeichen

- Lokalisierte Druckempfindlichkeit auf der medialen Seite der Ferse am Ursprung der Plantarfaszie auf dem Tuber calcanei (Abb. 12.8).
- Eine Dorsalflexion des Fußes und der Zehen kann die Symptome verstärken.
- Gelegentlich verbunden mit einer gespannten Achillessehne, mit Einschränkung der Sprunggelenksstreckung.

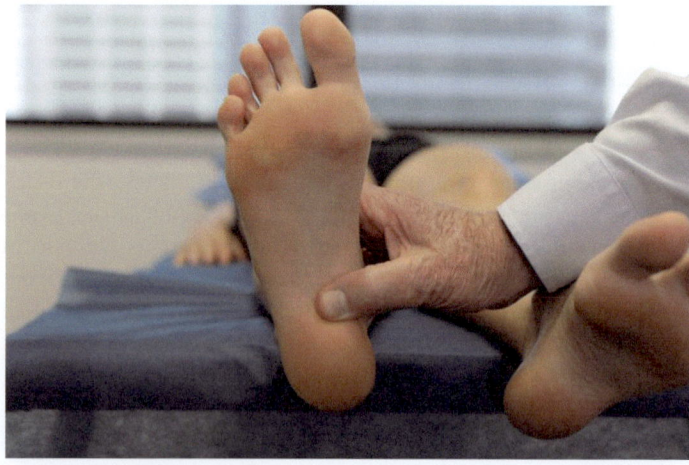

Abb. 12.8 Palpation bei Plantarfasziitis

12.3.7.4 Behandlung

- Konservative Maßnahmen umfassen entzündungshemmende Medikamente, Fersenkissen, Dehnübungen und Injektionen.
- Eine chirurgische Behandlung sollte nach Möglichkeit vermieden werden, kann aber in Betracht gezogen werden, wenn die Symptome länger als 1 Jahr persistieren.

12.3.7.5 Hinweis

- Läsionen des ersten Astes des lateralen Plantarnervs (Baxter-Nervs) können sich ähnlich wie eine Plantarfasziitis darstellen (Abb. 12.9a).
- Die Erkrankung ist als „Baxter-Neuropathie" („Baxter's nerve impingement") bekannt, und es wird vermutet, dass diese bei bis zu 20 % der Patienten mit Plantarfasziitis die Ursache für Fersenschmerzen ist.

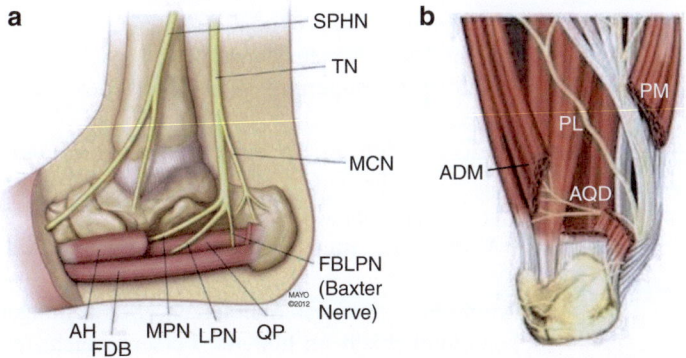

Abb. 12.9 **a** Baxter-Nerv; **b** Musculus abductor digiti minimi (*ADM*). *AH* Musculus abductor hallucis, *FBLPN/AQD* Nervus calcanearis inferior (Baxter-Nerv), *FDB* Musculus flexor digitorum brevis, *LPN/PL* Nervus plantaris lateralis, *MCN* Nervus musculocutaneus, *MPN/PM* Nervus plantaris medialis, *QP* Musculus quadratus plantae, *SPHN* Nervus saphenus, *TN* Nervus tibialis

- Wie können die beiden Erkrankungen unterschieden werden? Zu beachten ist, dass der Nerv den Musculus abductor digiti minimi (ADM) versorgt (Abb. 12.9b).
- Eine Schwäche des Musculus abductor digiti minimi kann vorliegen, ist aber klinisch oft schwer zu erkennen.
- Wenn die Kompression dieses Nervs hinreichend schwerwiegend und chronisch war, kann eine MRT-Aufnahme Hinweise auf eine Fettinfiltration dieses Muskels zeigen (Abb. 12.10).

12.3.7.6 Insertionale Achillessehnenentzündung

- Oben diskutiert

Bursitis tendinis calcanei

- Es gibt zwei Schleimbeutel in der Fersenregion mit Bezug zur Achillessehne, einen tiefen und einen oberflächlichen (Abb. 12.11)
  - Tiefer (retrocalcanealer) Schleimbeutel (Bursa retrocalcanea):
  Dieser befindet sich direkt proximal der Stelle, an der die Achillessehne in den Calcaneus eintritt.
  Er bedeckt die posterosuperiore Vorwölbung des Calcaneus.
  Schleimbeutelentzündungen treten in der Regel ohne offensichtliche Ursache auf, sind aber bekanntlich mit Sport oder Traumata verbunden.
  Häufig in Verbindung mit Haglund-Deformität (Abb. 12.12a, b).
  Zu den Symptomen gehören Schmerzen, Schwellungen und Druckempfindlichkeit im hinteren Fersenbereich, insbesondere ein positiver Zwei-Finger-Drucktest unmittelbar vor der Achillessehne, ohne Druckempfindlichkeit direkt über dem distalen Ansatz der Sehne.
  - Oberflächliche Schleimbeutel (Bursa subcutanea calcanea):

12.3 Erkrankungen im Rückfußbereich

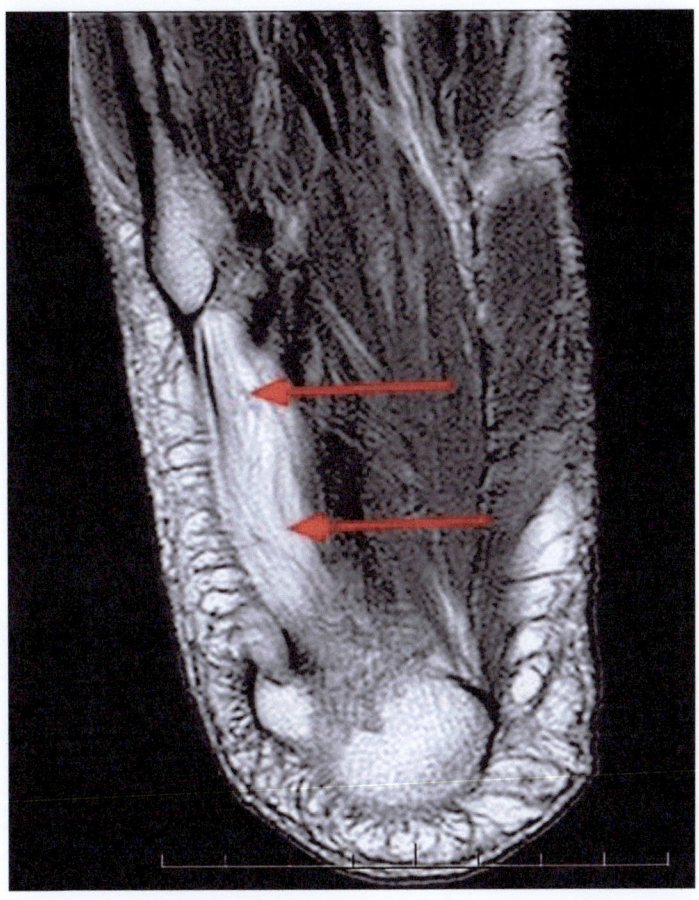

Abb. 12.10 Die MRT-Aufnahme zeigt die Fettinfiltration des Musculus abductor digiti minimi

Dieser befindet sich zwischen der Haut und dem hinteren Abschnitt des Ansatzes der Achillessehne am Calcaneus.
Abzugrenzen von der Achillessehnenentzündung.
Diese Form der Bursitis wird hauptsächlich durch den Druck des Schuhwerks verursacht.

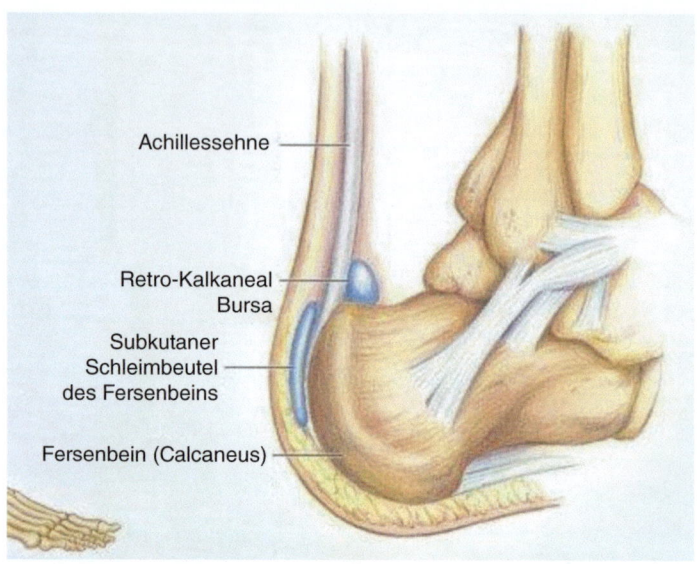

Abb. 12.11 Calcaneale Bursae

Läsionen des Calcaneus

- Zum Beispiel Stressfrakturen, Tumoren oder Infektionen

Haglund-Deformität

- Knöcherne Vergrößerung und Vorsprung der posterolateralen Ecke des Calcaneus (Abb. 12.12a)
- Häufig in Verbindung mit retrocalcanealer Bursitis
- „Pump bump" ist eine frühere englische Beschreibung, die mit Pumps in Verbindung gebracht wird, deren fester Schaft Druck auf diesen Bereich ausübt.
- Anzeichen und Symptome sind Schmerzen, Schwellungen, Rötungen und eine deutlich sichtbare „Beule", die deutlich in der Röntgenaufnahme zu sehen ist (Abb. 12.12b).

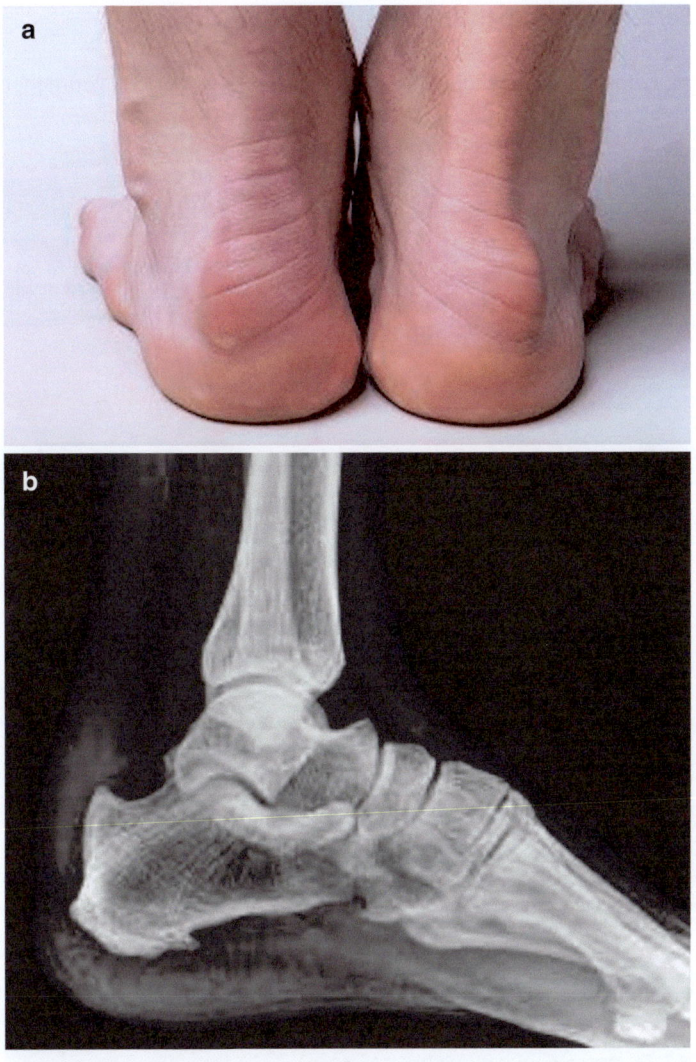

Abb. 12.12 a Haglund-Deformität. b Die Röntgenaufnahme zeigt eine Haglund-Deformität

Fersensporne (Calcaneussporne)

- Knochige Auswüchse des Calcaneus (Abb. 12.13), von denen es zwei Arten gibt:
  - Plantarer Fersensporn
    Betrifft den Ansatz der Plantarfaszie.
    Steht oft in Zusammenhang mit einer Plantarfasziitis, ist aber nicht die Ursache dafür.
  - Dorsaler Fersensporn
    Entsteht an der Rückseite der Ferse im Bereich des Ansatzes der der Achillessehne.

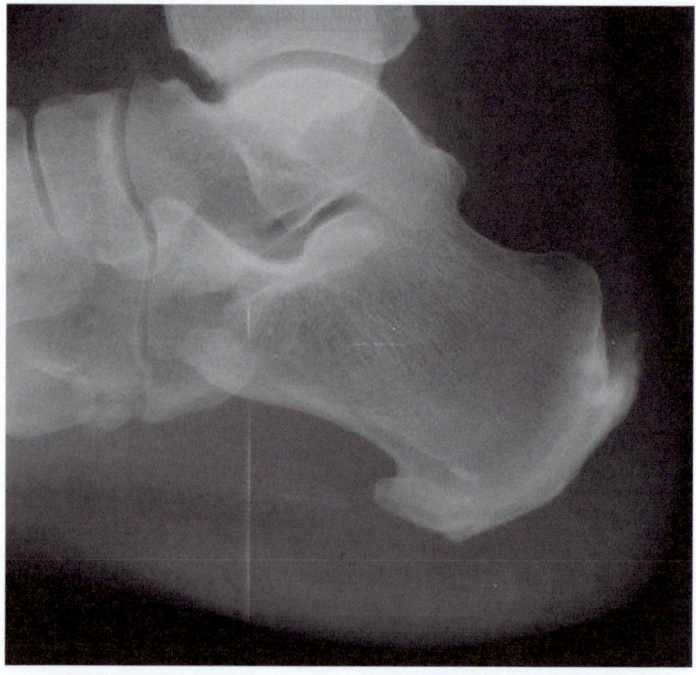

Abb. 12.13 Fersensporne

Sever-Krankheit (Apophysitis calcanei)

- Traktionsverletzung der hinteren Wachstumsplatte des Calcaneus.
- Männer sind häufiger betroffen als Frauen.
- Tritt zumeist zwischen dem 9. und 12. Lebensjahr auf.
- Röntgenaufnahmen zeigen eine Fragmentierung der dichten Apophyse (Abb. 12.14).
- Die Behandlung beinhaltet die Vermeidung von Druckbelastung in dem Bereich durch Ruhe und eine erhöhte Ferse.
- Die Erkrankung bildet sich in der Regel innerhalb von Wochen bis Monaten spontan zurück.

12.3.8 Osteochondrosis dissecans (OCD) des Talus

- Ablösung eines osteochondralen Fragments der Taluskuppel während des Wachstums.
- Wie bei der OCD an anderen Stellen des Körpers ist die Ursache nicht eindeutig geklärt. Sie kann auf eine Ischämie

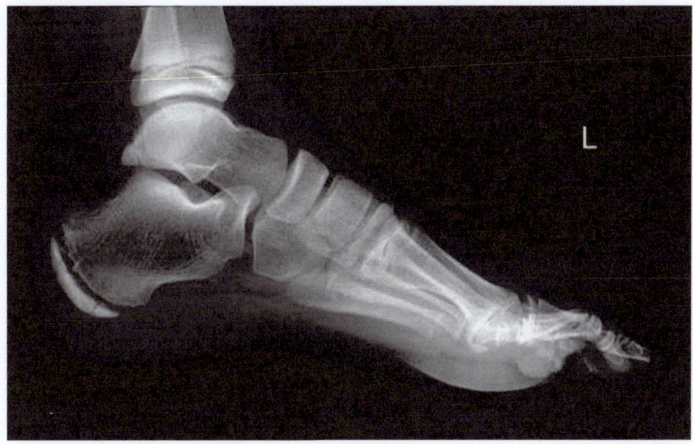

Abb. 12.14 Sever-Krankheit

zurückzuführen sein oder ein Trauma oder wiederholtes Mikrotrauma einschließen. Es könnte auch ein genetischer Faktor vorhanden sein.
- Der Talus ist nach Knie und Ellbogen die dritthäufigste Stelle einer OCD.
- Eine OCD des Talus ist üblicherweise im medialen Teil des Talus lokalisiert, wobei eine Beteiligung des lateralen und hinteren Teils weniger häufig vorkommt.
- Die Erkrankung kann sich erst im Erwachsenenalter manifestieren und ist dann zumeist ein Zufallsbefund, wenn das Sprunggelenk aus einem anderen Grund geröntgt wird.
- Wenn es zu Symptomen kommt, sind die üblichen Beschwerden Schmerzen im Knöchel, die bei Aktivitäten wie Laufen auftreten.
- Wenn sich das Fragment ablöst, kann es zu einer deutlichen Zunahme der Symptome kommen, einschließlich Schmerzen, Schwellungen, Knacken oder „Blockaden".
- Eine OCD muss von Frakturen der Taluskuppel abgegrenzt werden, die bei Erwachsenen nach einem Trauma des Sprunggelenks entstehen können.
- Aufgrund des üblichen Verletzungsmechanismus, Inversion und Innenrotation, ist die häufigste Stelle einer traumatischen Läsion der laterale Rand der Taluskuppel.
- Die Diagnose wird durch Röntgenaufnahmen bestätigt (Abb. 12.15).
- **Bei anhaltenden Knöchelschmerzen nach einer Verstauchung des Sprunggelenks ist eine MRT-Aufnahme indiziert, um nach osteochondralen Läsionen der Taluskuppel zu suchen.**

12.3.9 Tarsaltunnelsyndrom (TTS)

- TTS ist eine Kompressionsneuropathie des Nervus tibialis auf Höhe des Tarsaltunnels.
- Der Tunnel liegt hinter dem Malleolus medialis, unter dem Retinaculum musculorum flexorum pedis.

12.3 Erkrankungen im Rückfußbereich

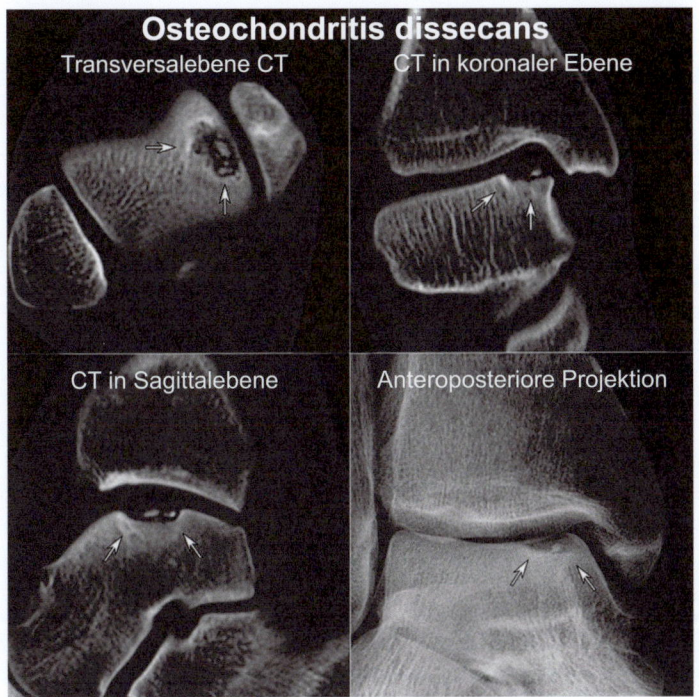

Abb. 12.15 Osteochondrosis dissecans (OCD) des Talus

- Der Nerv teilt sich im Tunnel in seine Endäste, die Nervie plantares medialis und lateralis, auf (Abb. 12.16).
- Im Tunnel befinden sich neben dem Nervus tibialis posterior die Sehnen des Musculus tibialis posterior, des Musculus flexor hallucis longus, des Musculus flexor digitorum longus sowie die Arteria tibialis posterior und die Vena tibialis posterior.
- Zu den Symptomen gehören Schmerzen im Bereich des Tarsaltunnels sowie in den Fuß ausstrahlende Schmerzen im Versorgungsgebiet des Nervs (Abb. 10.32, Seite 200), die sich durch Belastung oder erzwungene Eversion des Fußes verschlimmert können.

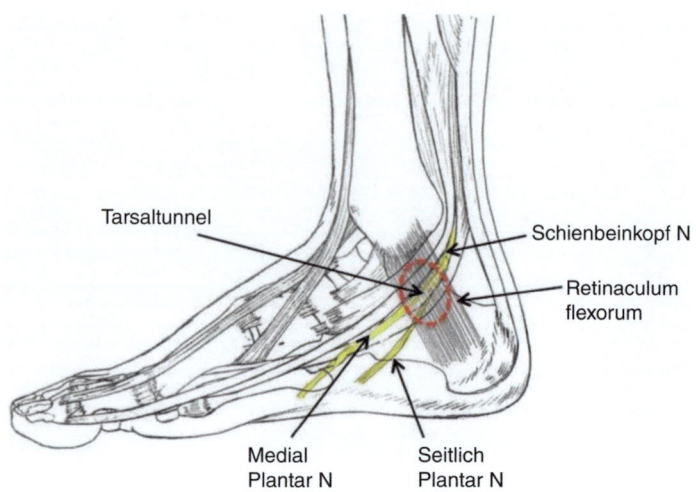

Abb. 12.16 Tarsaltunnel

- Die Perkussion des Tarsaltunnels kann Parästhesien verursachen, die in den Fuß ausstrahlen (positives Tinel-Zeichen), und es können zudem sensible Veränderungen vorhanden sein.
- Nervenleitfähigkeitsuntersuchungen können zur Bestätigung der Diagnose beitragen.

12.3.10 Sinus-tarsi-Syndrom

- Schmerzen und Druckempfindlichkeit auf der lateralen Seite des Rückfußes, zwischen Knöchel und Ferse, in Bezug auf die laterale Öffnung des Sinus tarsi (Abb. 10.19).
- In der Regel durch ein Trauma oder längere Überlastung verursacht und kann mit einer Überpronation des Fußes oder einer Instabilität des Subtalargelenks einhergehen.
- Oft verbunden mit einem Gefühl der Instabilität und Schmerzen beim Gehen auf unebenen Untergrund.
- Die Symptome werden durch Inversion und Eversion des Fußes verschlimmert.

12.4 Erkrankungen im Mittelfußbereich

Die folgenden Erkrankungen beziehen sich hauptsächlich auf den Mittelfuß:

12.4.1 Plattfuß (Pes planus)

Dies ist eine Deformität, bei der das mediale Fußlängsgewölbe abgesenkt ist, was dazu führt, dass der mediale Teil der Sohle Kontakt mit dem Boden hat.
Es gibt drei Hauptkategorien:

- Flexibel
- Rigide
- Erworben im Erwachsenenalter

12.4.2 Flexibler Plattfuß

- Die häufigste Form des Plattfußes, für die es keine offensichtliche Ursache gibt.
- Die meisten Kinder haben bis zum Alter von etwa 6 Jahren flexible Plattfüße. Dieser Zustand bleibt bei etwa 20 % bestehen.
- Etwa 20 % der erwachsenen Bevölkerung haben daher flexible Plattfüße.
- Wenn man kein Gewicht trägt oder auf den Zehen steht, ist das mediale Längsgewölbe vorhanden.
- Viele Menschen mit flexiblen Plattfüßen haben keine Symptome oder Funktionsbeeinträchtigungen. (Carl Lewis, der amerikanische Leichtathlet, der neun olympische Goldmedaillen gewonnen hat, soll Plattfüße gehabt haben.)

12.4.3 Rigider Plattfuß

- Kein mediales Längsgewölbe beim Sitzen, Stehen oder im Zehengang.
- Die Erkrankung ist selten und steht normalerweise in Zusammenhang mit angeborenen Pathologien wie tarsale Koalition (Abb. 12.17), Talus verticalis oder zusätzlichem Os naviculare.

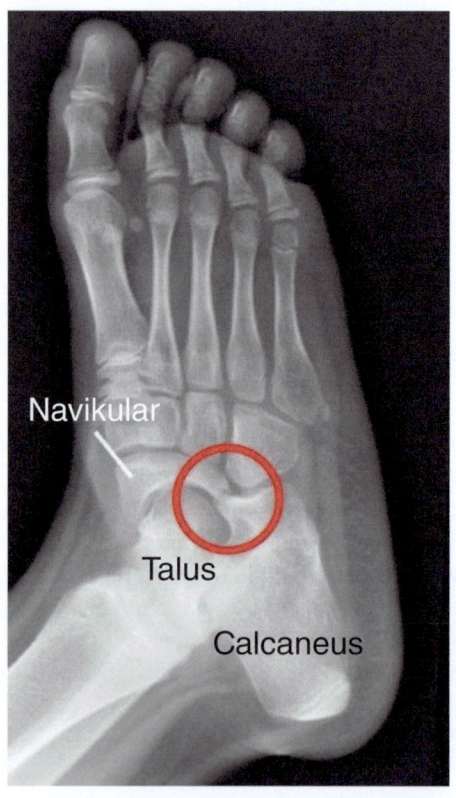

Abb. 12.17 Tarsale Koalition (Coalitio calcaneonavicularis)

12.4.4 Erworbener Plattfuß bei Erwachsenen

- Die häufigste Form des erworbenen Plattfußes bei Erwachsenen ist auf eine Pathologie der Sehne des Musculus tibialis posterior, entweder durch Entzündung oder Riss, zurückzuführen.
- Der Musculus tibialis posterior hat eine wichtige Funktion, um das mediale Längsgewölbe bei Belastung aufrechtzuerhalten.
- Ein Funktionsverlust führt zum fortschreitenden Zusammenbruch des medialen Längsgewölbes.
- Die klinischen Anzeichen umfassen (Abb. 12.18):

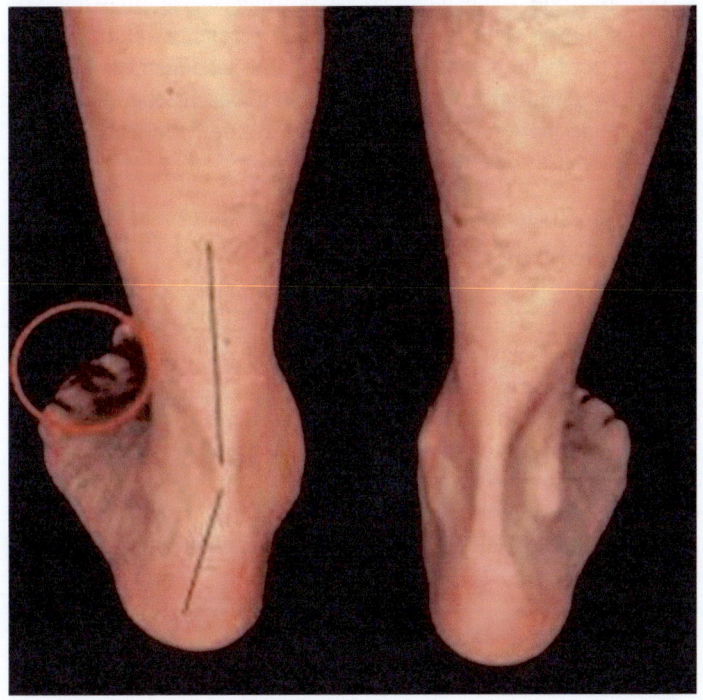

Abb. 12.18 Valgusferse und das „Zu-viele-Zehen"-Zeichen

- Valgusdeformität der Ferse
- Abduktion des Vorfußes
• Diese Deformitäten sind am besten von hinten zu sehen, wobei die Abduktion des Vorfußes zum „Zu-viele-Zehen"-Zeichen führt.
• Weitere Ursachen für den erworbenen Plattfuß sind rheumatoide Arthritis, diabetisches Fußsyndrom (Charcot-Fuß) und Verletzungen (Lisfranc-Verletzung und Schädigung des Pfannenbands).

12.4.5 Plattfuß bei Kindern

• Alle Babys haben bei der Geburt Plattfüße.
• Das mediale Längsgewölbe ist normalerweise im Alter von sechs Jahren sichtbar, aber wie oben bereits erwähnt, bleiben 20 % der Fälle bis ins Erwachsenenalter bestehen.
• Ein rigider Plattfuß weist, wie oben beschrieben, auf eine zugrunde liegende Anomalie hin (rigider Plattfuß bei Erwachsenen).

12.4.6 Hohlfuß (Pes cavus)

• Charakterisiert durch ein hohes mediales Längsgewölbe, das sich beim Belasten nicht abflacht und oft mit Krallenzehen und Fersenvarus assoziiert ist (Abb. 12.19).
• In vielen Fällen kann keine offensichtliche Ursache gefunden werden, aber die Erkrankung kann mit neuromuskulären Störungen assoziiert sein.
• Die häufigsten Ursachen sind hereditäre motorisch-sensible Neuropathien (HMSN) wie die Morbus Charcot-Marie-Tooth (CMT).

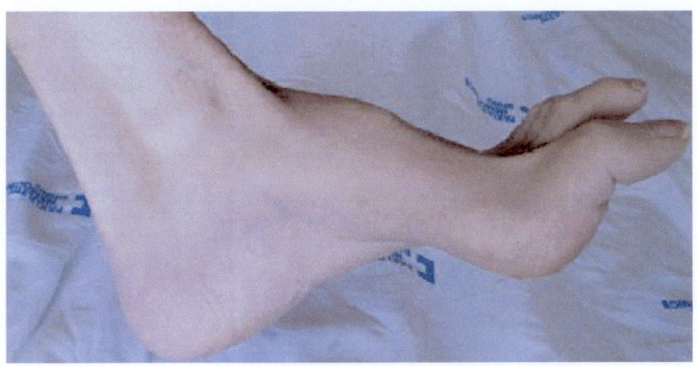

Abb. 12.19 Pes cavus

12.4.7 Schmerzen im Mittelfuß

12.4.7.1 Ursachen

- Akuter Beginn nach Verletzung – Knochen- oder Bandverletzung
- Überlastung der Füße durch Überbeanspruchung
- Stressfraktur
- Tarsale Koalition (Abb. 12.17)
- Arthrose der Mittelfuß- oder Tarsometatarsalgelenke (Abb. 12.20)
- Osteochondrose des tarsalen Os naviculare (Morbus Köhler) bei jungen Kindern, legt sich spontan (Abb. 12.21)

12.5 Erkrankungen im Vorfußbereich

1. In Bezug auf die große Zehe:
   (a) Hallux valgus
   (b) Hallux rigidus
   (c) Gicht

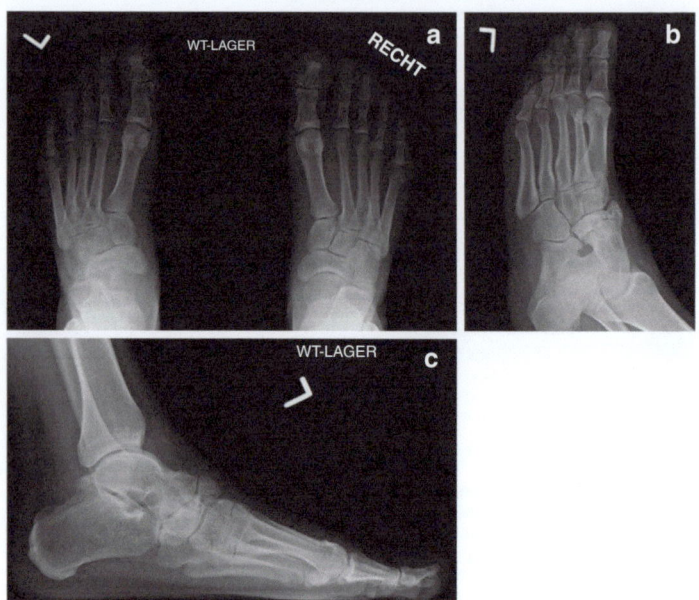

Abb. 12.20 Arthrose der Mittelfuß- und TMT-Gelenke (**a–c**)

12.5.1 Ballenzeh (Hallux valgus)

- Die häufigste Fußdeformität.
- Kennzeichnend ist eine mediale Abweichung des ersten Mittelfußknochens, die zu einer lateralen Abweichung der Großzehe mit medialer Vorwölbung des Köpfchens des ersten Mittelfußknochens und einer Subluxation des Metatarsophalangealgelenks (MTP-Gelenks) führt (Abb. 12.22; zu beachten ist, wie sich das Köpfchen des Mittelfußknochens nach medial zu den unbeweglichen Ossa sesamoidea verschoben hat).
- Der vorstehende Mittelfußkopf wird häufig von einem darüber liegenden Schleimbeutel begleitet, der den bekannten Ballen bildet (Abb. 12.23).
- Neben der seitlichen Abwinkelung neigt die Großzehe auch zur Rotation, wodurch der Nagel mehr nach medial gerichtet ist.

12.5 Erkrankungen im Vorfußbereich

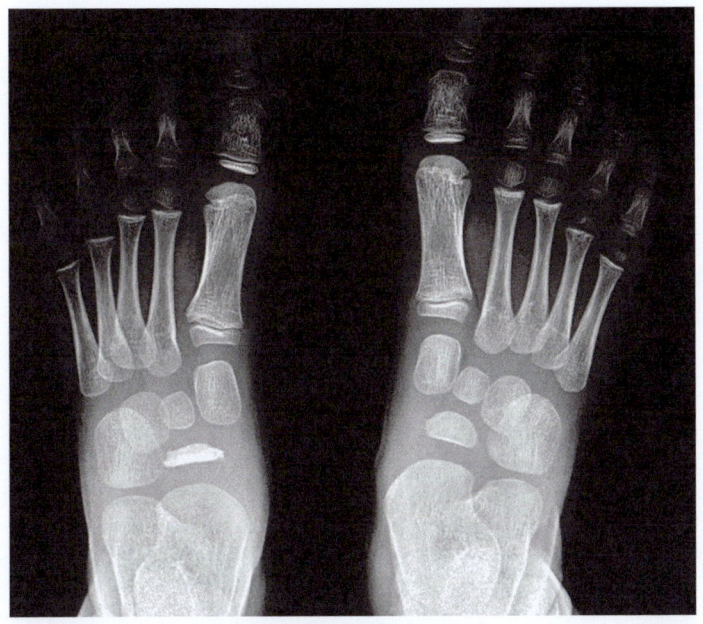

Abb. 12.21 Morbus Köhler

- Es kommt auch zu erheblichen Weichteilveränderungen, einschließlich Dehnung und Abschwächung der medialen Kapsel mit Kontraktion der lateralen Kapsel und des Musculus adductor hallucis. Diese letztgenannte Anomalie trägt zur Deformationskraft bei.
- In schwereren Fällen kommt es zu einer seitlichen Abweichung des Musculus flexor hallucis longus und des Musculus extensor hallucis longus.
- Deformitäten der kleineren Zehen sind häufig, einschließlich Hammerzehen, Hühneraugen und Schwielen.
- Der Hallux valgus tritt bei Frauen aufgrund von engem Schuhwerk und hohen Absätzen häufiger auf.
- Es gibt eine starke familiäre Prädisposition.

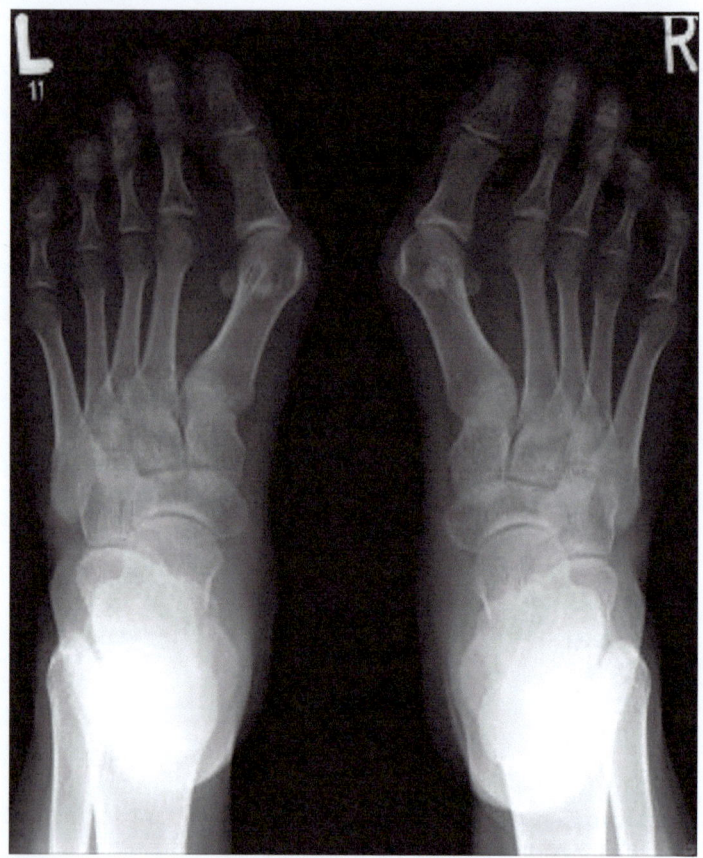

Abb. 12.22 Hallux valgus mit Subluxation des MTP-Gelenks

12.5.2 Steife Großzehe (Hallux rigidus)

- Eine häufige Erkrankung, die sich durch Steifheit des Metatarsophalangealgelenks (MTP-Gelenks) der Großzehe auszeichnet und in der Regel auf degenerative Arthritis zurückzuführen ist.

12.5 Erkrankungen im Vorfußbereich

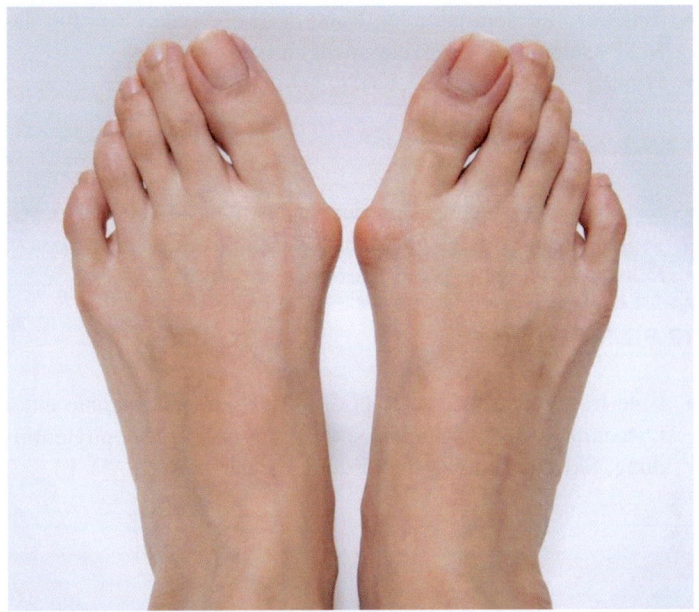

Abb. 12.23 Ballenzehen

- Es kann ein früheres Trauma oder eine Grunderkrankung wie Gicht vorliegen.
- Am häufigsten tritt sie im vierten bis sechsten Lebensjahrzehnt auf.
- Wenn jüngere Menschen betroffen sind, ist dies in der Regel auf ein früheres Trauma oder Osteochondrosis dissecans des ersten Metatarsalkopfes verbunden.

12.5.2.1 Symptome

- Schmerzen und Steifheit des MTP-Gelenks der Großzehe, insbesondere in der Abdruckphase des Gangs
- Anschwellen der dorsalen Seite des Gelenks aufgrund von Osteophyten

- Tendenz, auf dem lateralen Rand des Fußes zu gehen, um das MTP-Gelenk der Großzehe nicht zu belasten
- Hinken

12.5.2.2 Anzeichen

- Klassische Anzeichen sind der Verlust der aktiven und passiven Extension des MTP-Gelenks der Großzehe.
- Dorsaler Osteophyt (Abb. 12.24)

12.5.2.3 Röntgen

- Eine Röntgenaufnahme zeigt die klassischen Merkmale einer Osteoarthrose mit Gelenkspaltverengung, Osteophytenbildung, Sklerose und Zystenbildung (siehe Abb. 12.25a, b).

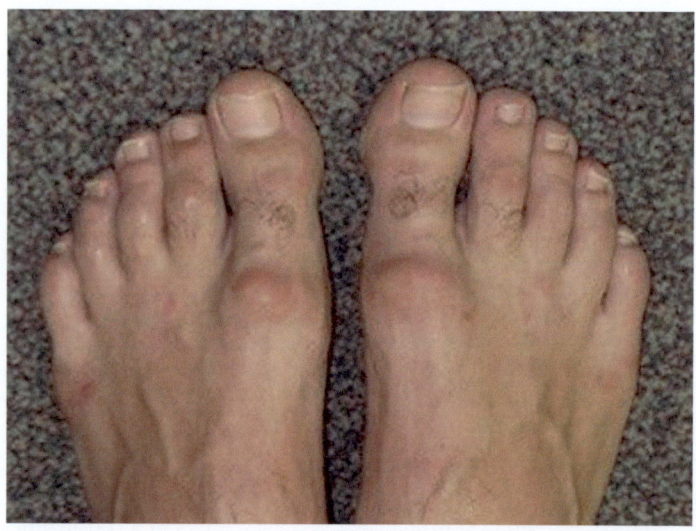

Abb. 12.24 Hallux rigidus – zu beachten ist der dorsale Osteophyt

12.5 Erkrankungen im Vorfußbereich

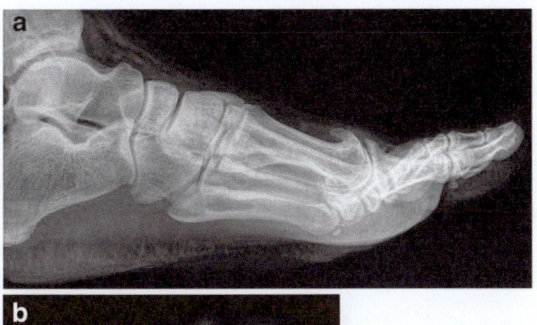
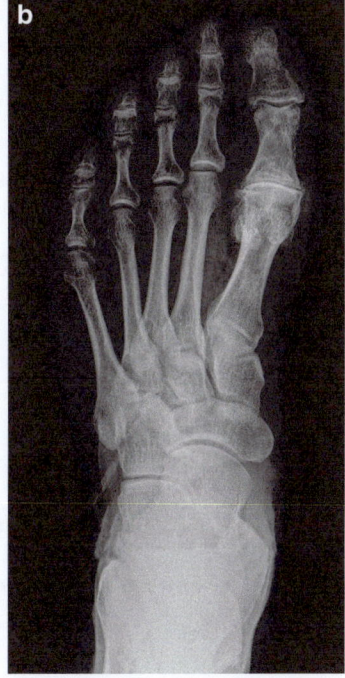

Abb. 12.25 **a** Röntgenaufnahme eines Hallux rigidus. **b** Röntgenaufnahme eines Hallux rigidus

12.5.3 Gicht

- Eine Form der Arthritis, die sich durch das plötzliche Auftreten von starken Schmerzen, Schwellungen, Rötungen und Empfindlichkeit in einem oder mehreren Gelenken auszeichnet, wobei das MTP-Gelenk der Großzehe am häufigsten betroffen ist.
- Sie wird durch eine Ablagerung von Harnsäurekristallen (Mononatriumurat) in einem Gelenk verursacht.
- Muss von Pseudogicht unterschieden werden, die auf die Ablagerung von Kalziumpyrophosphatdihydrat (CPPD) zurückzuführen ist, sowie von septischer Arthritis.
- Anfälle treten meist ohne offensichtliche Ursache auf, können aber auch durch geringfügige Verletzungen ausgelöst werden. Häufiger bei Patienten mit Diabetes mellitus, Adipositas, Bluthochdruck, Alkoholmissbrauch oder bei Menschen, die Diuretika einnehmen.
- In chronischen Fällen treten Schwellungen aufgrund der Ansammlung von Harnsäurekristallen (Tophi) an den Gelenken auf (Abb. 12.26).

12.5.3.1 Diagnose

- Erhöhte Harnsäure im Blut ist manchmal vorhanden, aber ihr Fehlen schließt Gicht nicht aus.
- **Der Nachweis von Uratkristallen in der Synovialflüssigkeit ist diagnostisch.**
- Röntgenaufnahmen können bei chronischen Fällen Erosionen in den Gelenken zeigen (Abb. 12.27).

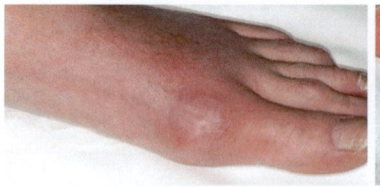
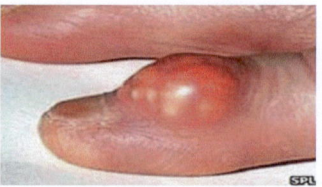

Abb. 12.26 Gelenkbeteiligung bei Gicht

12.5 Erkrankungen im Vorfußbereich

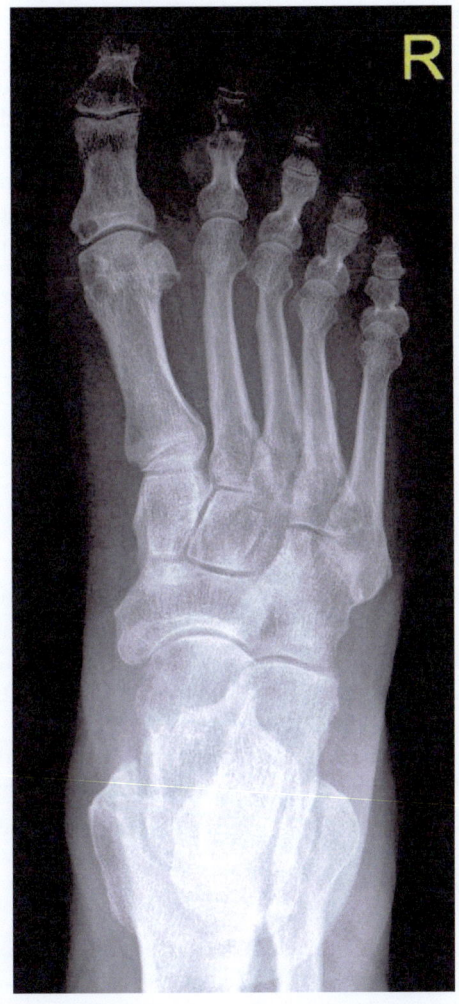

Abb. 12.27 Gichtbedingte Erosion des Metatarsalkopfes

12.5.3.2 Behandlung

- In der akuten Phase Ruhe, entzündungshemmende Medikamente und gelegentlich Steroide, entweder oral oder über Injektion.
- Nach Abklingen des akuten Anfalls werden Urikosurika eingesetzt, um den Harnsäurespiegel im Blut zu senken, und oben erwähnten Begleiterkrankungen werden beseitigt.

1. In Bezug auf die kleineren Zehen:
   (a) Morton-Neurom
   (b) Sesamoiditis
   (c) Morbus Freiberg
   (d) Stressfrakturen

12.5.4 Morton-Neurom

- Eine häufige Ursache für Schmerzen im Vorfußbereich, die auf die Schwellung eines Zehennervs zurückzuführen ist, meist im Bereich des dritten Zehenstegs, und die die angrenzenden Seiten der dritten und vierten Zehe betrifft (Abb. 12.28).
- Obwohl als „Neurom" bezeichnet, wird vermutet, dass es sich bei der Schwellung um ein perineurales Fibrom handelt, das durch Kompression oder Einklemmung verursacht wird.

12.5.4.1 Symptome

- Schmerzen im Bereich der Metatarsalköpfe mit Symptomen, die sich auf die betroffenen Zehen erstrecken.
- Der wichtigste klinische Befund ist die Reproduktion oder Verstärkung der Symptome, wenn ein lokaler Druck von plantar nach dorsal auf den Zwischenraum zwischen den beiden betroffenen Mittelfußköpfen ausgeübt und der Vorfuß mit der anderen Hand von beiden Seiten aus zusammengedrückt wird (Abb. 12.29).

12.5 Erkrankungen im Vorfußbereich

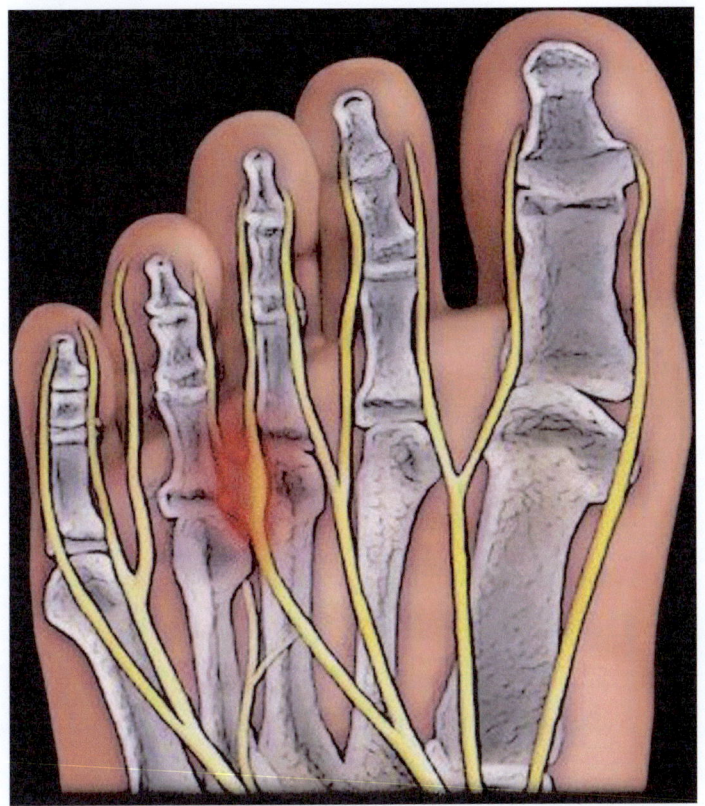

Abb. 12.28 Morton-Neurom

- Es kann ein Klicken zu spüren sein, bei dem der Schmerz reproduziert wird (Mulder-Zeichen). Dieser ist für ein Morton-Neurom pathognomonisch (100%ige Spezifität).
- Eine veränderte Empfindung kann auf den angrenzenden Seiten der betroffenen Zehen vorhanden sein.

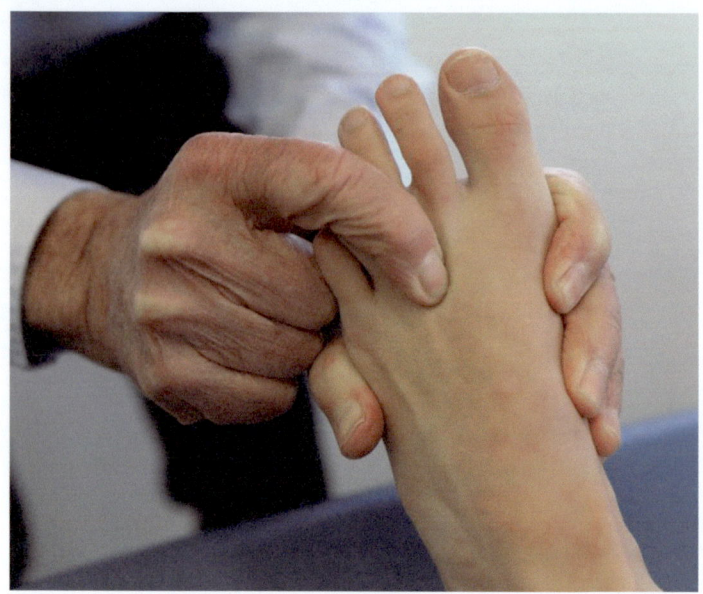

Abb. 12.29 Klinischer Test für das Morton-Neurom

12.5.5 Sesamoiditis

- Wie bereits erwähnt, sind die medialen und lateralen Sesambeine in die geteilte Sehne des Musculus flexor hallucis brevis eingebettet und liegen direkt unter dem Kopf des ersten Metatarsalknochens (Abb. 10.7a, b).
- Lokale Schmerzen und Druckempfindlichkeit mit Bezug zu den Sesambeinen können durch direktes Trauma und Fraktur, Stressfraktur oder lokale Entzündungen verursacht werden.
- Das mediale Sesambein ist häufiger betroffen als das laterale.
- Ist häufiger bei Tänzern und Läufern.

12.5.6 Morbus Freiberg (Osteochondrose des Metatarsalkopfes)

- Charakterisiert durch Infarkt und Fraktur des Metatarsalkopfes.
- Am häufigsten ist der zweite Metatarsalkopf betroffen, wobei Frauen öfter betroffen sind als Männer; die Altersspanne liegt zwischen 12 und 18 Jahren.
- Es treten Schmerzen und tastbare Schwellungen auf.
- Die Diagnose wird durch Röntgenaufnahmen bestätigt, die eine Abflachung und Verbreiterung des Metatarsalkopfes mit subchondraler Sklerose zeigt (Abb. 12.30); in fortgeschrittenen Fällen kann das Gelenk zerstört sein.

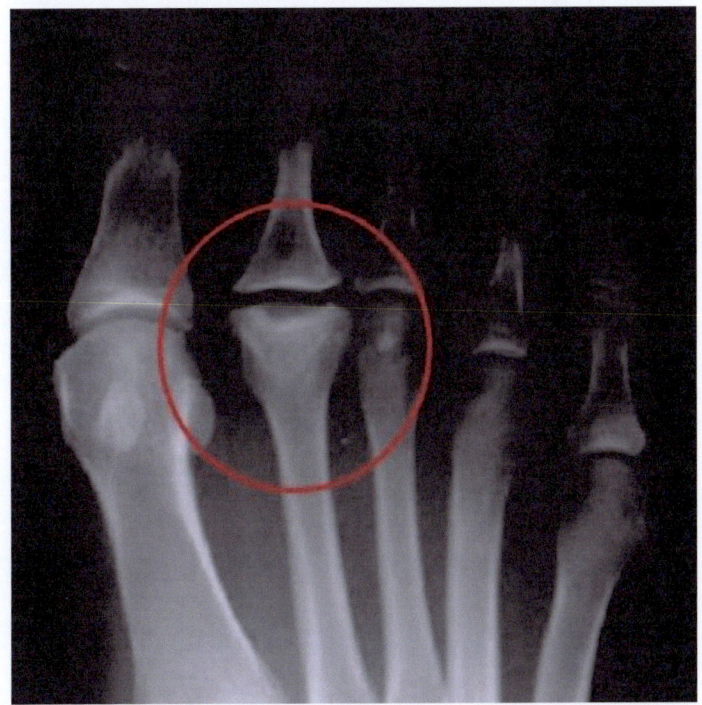

Abb. 12.30 Morbus Freiberg

- In frühen Stadien können Röntgenaufnahmen normal sein. Zu bestätigen durch MRT.

12.5.7 Stressfrakturen

- Betrifft am häufigsten den zweiten oder dritten Mittelfußknochen.
- Verursacht durch Überbeanspruchung oder kürzliche Steigerung der Aktivität.
- Durch sorgfältiges Abtasten des betroffenen Knochens lässt sich die Bruchstelle immer lokalisieren.
- Bestätigt durch Röntgenaufnahmen, die im Frühstadium normal sein können (eine Knochenszintigrafie ist positiv, bevor sich der Zustand auf einer Röntgenaufnahme zeigt). Auch eine MRT-Aufnahme ist im Frühstadium positiv.
- Schließlich wird auf dem Röntgenbild eine feine, von Kallus umgebene Frakturlinie sichtbar (Abb. 12.31).

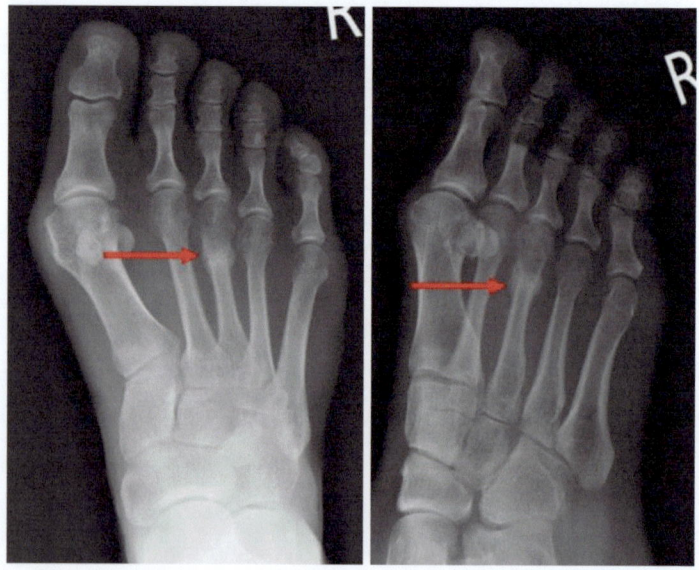

Abb. 12.31 Stressfraktur

Wichtiger Hinweis: Wenn Sie eine MRT für eine örtlich begrenzte Erkrankung anfordern, verlangen Sie keine MRT-Aufnahme des gesamten Fußes. Bitten Sie speziell um Aufnahmen des Mittel- oder Vorfußes, die eine bessere Auflösung des betroffenen Bereichs liefern.

12.6 Deformitäten der kleineren Zehen

Es werden drei Arten von Deformitäten beschrieben (Abb. 12.32):

- Krallenzehen
- Hammerzehen
- Mallet-Zehen

12.6.1 Hammerzehen

- Die Beugung am PIP-Gelenk ist die Hauptanomalie mit anschließender Streckung des MPT-Gelenks und Streckung des DIP-Gelenks (Abb. 12.33).

12.6.2 Krallenzehen

- Überstreckung am MPT-Gelenk mit Beugung an den PIP- und DIP-Gelenken (Abb. 12.34).
- Sie ähnelt der Deformität der Krallenhand bei Läsionen des Nervus ulnaris, die durch eine unausgeglichene Lähmung aufgrund des Verlusts der intrinsischen Muskelfunktion bei intakter Funktion der langen Zehenbeuger erklärt wird. „Intrinsisch-Minus"-Deformität.

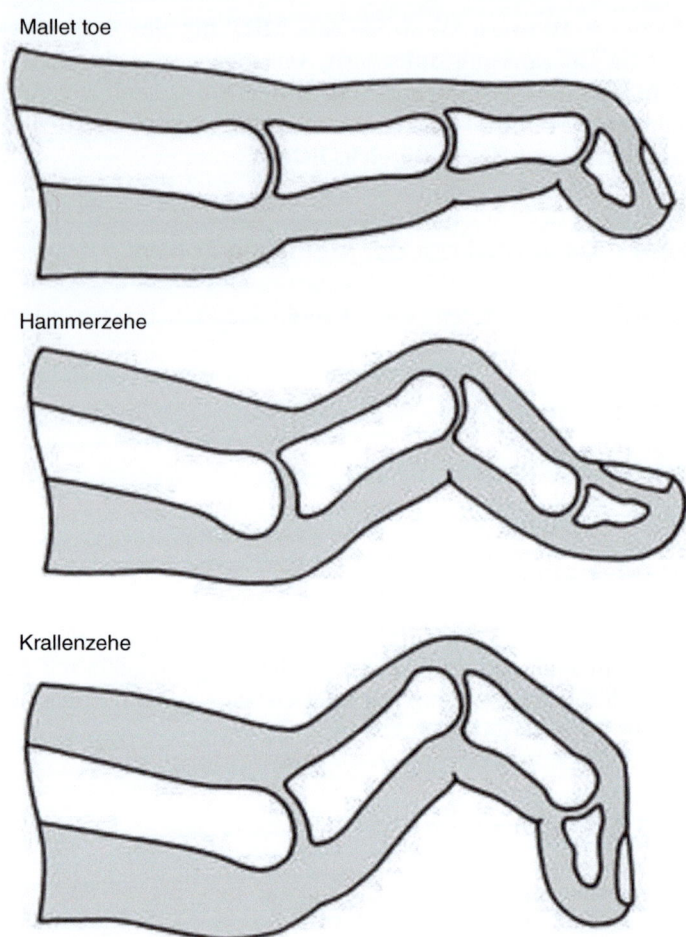

Abb. 12.32 Zehendeformitäten

12.6 Deformitäten der kleineren Zehen

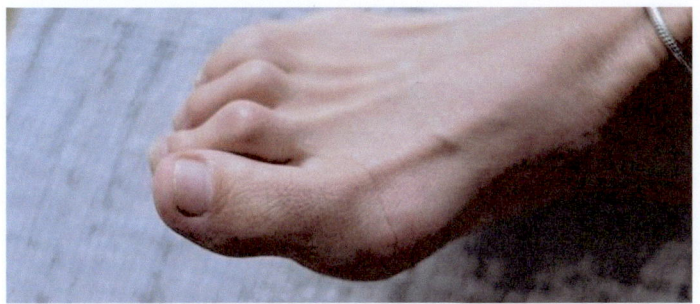

Abb. 12.33 Hammerzehen

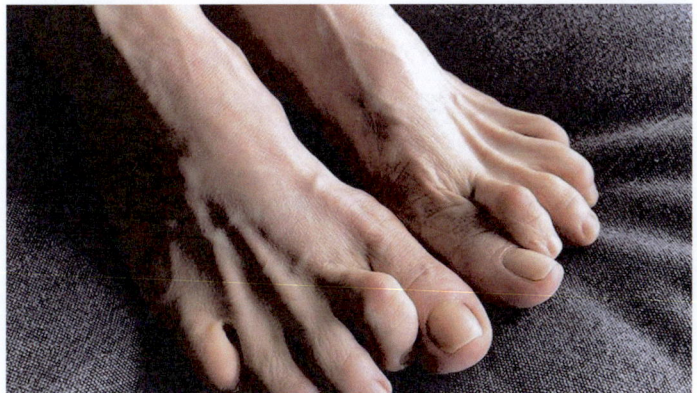

Abb. 12.34 Krallenzehen

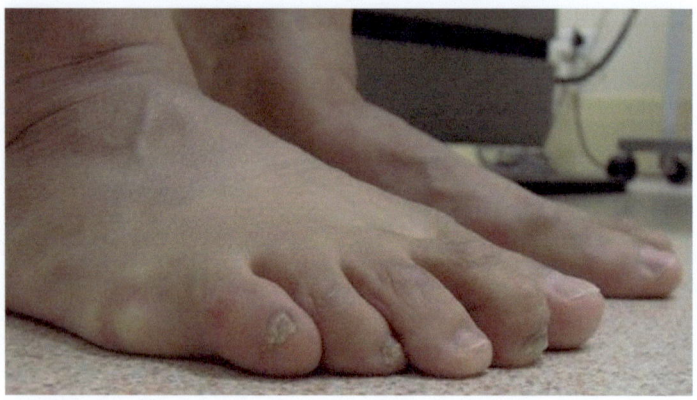

Abb. 12.35 Mallet-Zehen

12.6.3 Mallet-Zehen

- Beugung am DIP-Gelenk (Abb. 12.35).

12.6.4 Zusammenfassung

	Krallenzehe	Hammerzehe	Mallet-Zehe
MTP-Gelenk	Hyperextension	Leichte Extension	Normal
PIP-Gelenk	Flexion	Flexion	Normal
DIP-Gelenk	Flexion	Extension	Flexion

- In vielen Fällen ist die Ursache unbekannt, aber zu den anerkannten Ursachen gehören Trauma, enge Schuhe, Diabetes mellitus in Verbindung mit Hallux valgus und zugrunde liegende neurologische Störungen (insbesondere bei Krallenzehen).
- In den frühen Stadien sind die Deformitäten beweglich, aber in späteren/fortgeschrittenen Stadien werden die Deformitäten starr.

12.6.5 Symptome

- „Hühneraugen" und Schwielen bei übermäßigem Druck, entweder an der Zehenspitze (Hammerzehe) oder im dorsalen Bereich des PIP-Gelenks bei Krallen- und Hammerzehen.
- Schwielen können auch an der Fußsohle im Bereich der hervorstehenden Mittelfußköpfe auftreten.

12.7 Überlappende fünfte Zehe

- Die überlappende fünfte Zehe ist eine angeborene Erkrankung, bei der die Zehe die vierte Zehe überlappt (Abb. 12.36).
- Oft liegt sie beidseitig vor und es können auch andere Zehen betroffen sein.
- Sie wird durch eine Kontraktion des Musculus extensor digitorum longus verursacht und steht im Zusammenhang mit straffen medialen Weichteilstrukturen.
- Es kann eine konservative Behandlung mit Dehnung und Taping versucht werden, aber in der Regel ist eine Operation erforderlich, um die Deformität zu korrigieren.
- Viele Menschen sind einfach damit zufrieden, mit der Deformität zu leben.

12.8 Schneiderballen (Bunionette-Deformität)

- Siehe Abb. 12.37.
- Bildet sich am lateralen Teil des fünften Metatarsalkopfes, der hervorstehen kann.
- Symptome werden durch eng anliegende Schuhe verursacht; und wenn breitere Schuhe die Symptome nicht lindern, ist eine Operation angezeigt.
- Oft reicht es aus, den knöchernen Vorsprung zu entfernen. Liegt jedoch eine seitliche Verkrümmung des Schafts vor, kann eine korrigierende Osteotomie erforderlich sein.

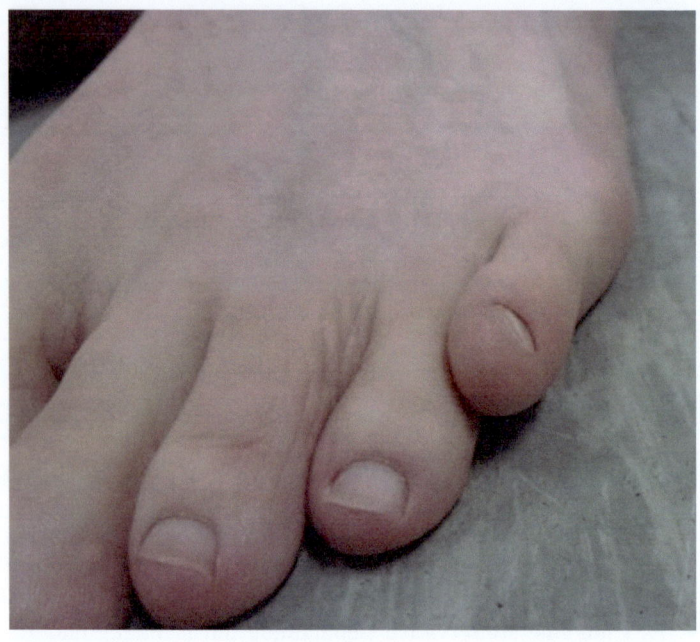

Abb. 12.36 Überlappende fünfte Zehe

12.8 Schneiderballen (Bunionette-Deformität)

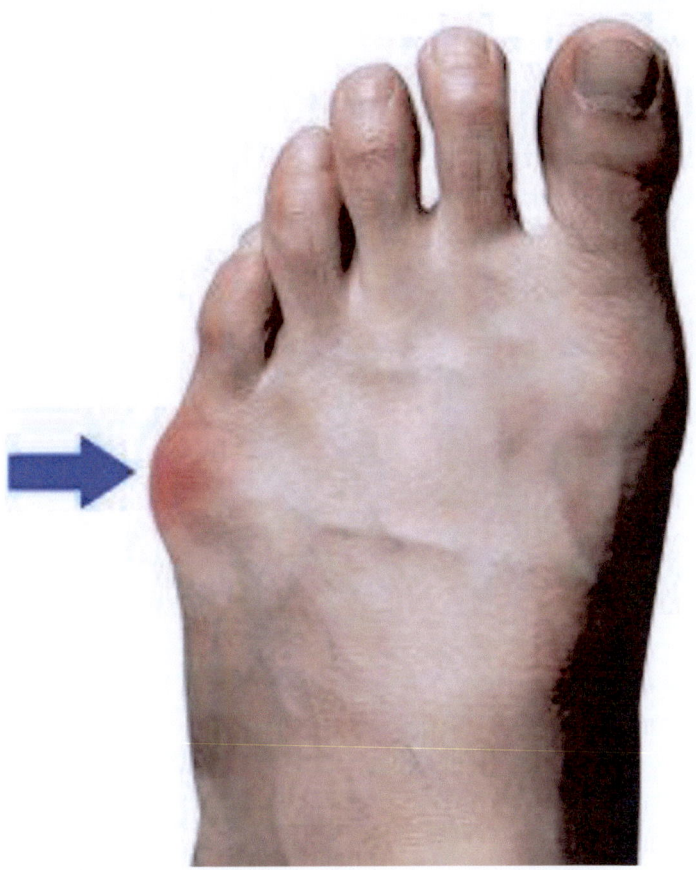

Abb. 12.37 Schneiderballen

Abbildungscredits und Quellen

Sofern nicht unten aufgeführt, unterliegen alle Bilder dem Urheberrecht des Autors oder sind gemeinfrei und es konnte keine Genehmigung eingeholt werden. Soweit möglich, haben wir die Erlaubnis zur Verwendung der Bilder in dieser Veröffentlichung eingeholt. Wenn Sie der Inhaber des Urheberrechts sein und wir Sie versehentlich nicht entsprechend gewürdigt haben sollten, setzen Sie sich bitte mit uns in Verbindung, damit wir die Angelegenheit klären können.

Bild	Wiedergegeben mit Erlaubnis von oder unter Lizenz von
Abb. 1.3	Referenz: Bijendra, D., Wu, X., Jiang, Z., Zhu, L., Promish, M. und Ratish, S. (2018) Adjacent Level Vertebral Fractures in Patients Operated with Percutaneous Vertebroplasty. Open Journal of Orthopedics, 8, 116–126. https://doi.org/10.4236/ojo.2018.83014 Reproduziert unter der Creative Commons Attribution 4.0 International Licence
Abb. 1.4	Bildnachweis: Learnmusles.com
Abb. 1.6	Referenz: Lavignolle, B. (2020). Spinal Nerves (Innervation of the Spine). In: Vital, J., Cawley, D. (Hrsg.) Spinal Anatomy. Springer, Cham. https://doi.org/10.1007/978-3-030-20925-4_25 Nachdruck mit Genehmigung von Springer unter der Lizenz-Nr.: 5545740055244

© Der/die Herausgeber bzw. der/die Autor(en), exklusiv lizenziert an Springer Nature Switzerland AG 2024
R. Pillemer, *Handbuch zur Untersuchung der Lendenwirbelsäule und der unteren Extremitäten,* https://doi.org/10.1007/978-3-031-65230-1

Bild	Wiedergegeben mit Erlaubnis von oder unter Lizenz von
Abb. 1.7	Referenz: Pearson J., Niemeier T.E., Theiss S.M. (2017) Vertebral Disc Disease. In: Eltorai A., Eberson C., Daniels A. (Hrsg) Orthopedic Surgery Clerkship. Springer, Cham. https://doi.org/10.1007/978-3-319-52567-9_97 Nachdruck mit Genehmigung von Springer unter der Lizenz-Nr.: 5379171451968
Abb. 1.9	Referenz: Masuda R., Tanuma K. (2015) Subarachnoid (Intrathekal) Ligamente. In: Reina M., De Andrés J., Hadzic A., Prats-Galino A., Sala-Blanch X., van Zundert A. (Hrsg.) Atlas of Functional Anatomy for Regional Anesthesia and Pain Medicine. Springer, Cham. https://doi.org/10.1007/978-3-319-09522-6_34 Nachdruck mit Genehmigung von Springer unter der Lizenz-Nr.: 5379180208498
Abb. 1.10	Referenz: Rawls, A., Fisher, R.E. (2018). Developmental and Functional Anatomy of the Spine. In: Kusumi, K., Dunwoodie, S. (Hrsg.) The Genetics and Development of Scoliosis. Springer, Cham. https://doi.org/10.1007/978-3-319-90149-7_1 Nachdruck mit Genehmigung von Springer unter der Lizenz-Nr.: 5545740379487
Abb. 2.8	Referenz: Sinnatamby, Last's Anatomy Regional and Applied, 1999. Nachdruck mit Genehmigung von Elsevier
Abb. 3.6	Bildnachweis: AAOS.org
Abb. 3.7	Referenz: Cooper G. (2015) Spondylolisthesis. In: Non-Operative Treatment of the Lumbar Spine. Springer, Cham. https://doi.org/10.1007/978-3-319-21443-6_8 Nachdruck mit Genehmigung von Springer unter der Lizenz-Nr.: 5423400540608
Abb. 3.9	Referenz: Manchikanti L., Schultz D.M., Falco F.J.E., Singh V. (2018) Lumbar Facet Joint Interventions. In: Manchikanti L., Kaye A., Falco F., Hirsch J. (Hrsg.) Essentials of Interventional Techniques in Managing Chronic Pain. Springer, Cham. https://doi.org/10.1007/978-3-319-60361-2_19 Mit Genehmigung von Springer unter der Lizenz-Nr.: 5423400908717 nachgedruckt

Abbildungscredits und Quellen

Bild	Wiedergegeben mit Erlaubnis von oder unter Lizenz von
Abb. 3.14	Referenz: Uskova, A., Halaszynski, T. (2015). Regional Anesthesia for Hip Surgery. In: Scuderi, G., Tria, A. (Hrsg.) Minimally Invasive Surgery in Orthopedics. Springer, Cham. https://doi.org/10.1007/978-3-319-15206-6_9-1 Nachdruck mit Genehmigung von Springer unter der Lizenz-Nr.: 5423410889521
Abb. 3.15	Nachdruck mit Genehmigung von TeachMeAnatomy.info
Abb. 3.16	Nachdruck mit Genehmigung von TeachMeAnatomy.info
Abb. 4.1	Bildnachweis: Shouldereducation.com, Paul B. Roache MD
Abb. 4.2	Bildnachweis: Beckerorthopedics.com
Abb. 4.3	Referenz: Perumal, V., Woodley, S.J. & Nicholson, H.D. The morphology and morphometry of the fovea capitis femoris. Surg Radiol Anat 39, 791–798 (2017). https://doi.org/10.1007/s00276-016-1810-y Mit Genehmigung von Springer unter der Lizenz-Nr.: 5423411379097 nachgedruckt
Abb. 6.5	Nachdruck mit Genehmigung des Hospital for Sick Children www.aboutkidshealth.ca
Abb. 6.6	Referenz: Weinstein S.L., Holt J.B. (2019) Developmental Dysplasia of the Hip in Young Children. In: Alshryda S., Howard J., Huntley J., Schoenecker J. (Hrsg.) The Pediatric and Adolescent Hip. Springer, Cham. https://doi.org/10.1007/978-3-030-12003-0_4 Nachdruck mit Genehmigung von Springer unter der Lizenz-Nr.: 5423420677720
Abb. 6.7	Diese Arbeit ist lizenziert unter der Creative Commons Attribution 4.0 Licence. https://doi.org/10.19080/OROAJ.2018.10.555794 Priyanka Kumari, Manisha Rani. Developmental Dysplasia of the Hip. Ortho & Rheum Open Access 2018; 10(4): 555794
Abb. 6.10a	Referenz: Shapiro, F. (2019). Slipped Capital Femoral Epiphysis: Developmental Coxa Vara. In: Pediatric Orthopedic Deformities, Band 2. Springer, Cham. https://doi.org/10.1007/978-3-030-02021-7_3 Nachdruck mit Genehmigung unter der Lizenz-Nr.: 5550140904929

Bild	Wiedergegeben mit Erlaubnis von oder unter Lizenz von
Abb. 6.11	Referenz: Ritesh A. Rathi, Tahir Khan, Slipped upper femoral epiphysis, Orthopaedics and Trauma, Band 30, Ausgabe 6, 2016, 482–491, https://doi.org/10.1016/j.mporth.2016.08.002. (https://www.sciencedirect.com/science/article/pii/S1877132716301099) Nachdruck mit Genehmigung unter der Lizenz-Nr.: 5550150012314
Abb. 7.4	Referenz: Jack T. Andrish, Biomechanics of the Patellofemoral Joint, Operative Techniques in Sports Medicine, Band 23, Ausgabe 2, 2015, Seiten 62–67, https://doi.org/10.1053/j.otsm.2015.03.001 Nachdruck mit Genehmigung unter der Lizenz-Nr.: 5423561153234
Abb. 7.5	Nachdruck mit Genehmigung von Musculoskeletalkey.com
Abb. 7.7	Referenz: Vincent, Jean-Philippe & Magnussen, Robert & Gezmez, Ferittu & Uguen, Arnaud & Jacobi, Matthias & Weppe, Florent & Al-Saati, Ma'ad & Lustig, Sébastien & Demey, Guillaume & Servien, Elvire & Neyret, Philippe. (2012). The anterolateral ligament of the human knee: An anatomic and histologic study. Knee Surgery, Sports Traumatology, Arthroscopy. 20. 147–152. https://doi.org/10.1007/s00167-011-1580-3 Wiedergegeben unter der Creative Commons Attribution 4.0 International Licence
Abb. 7.8	Referenz: Fekete, Gusztáv (2013) Kinetics and kinematics of the human knee joint under standard and non-standard squat movement; PhD thesis Reproduziert unter der Creative Commons Attribution 4.0 International Licence
Abb. 7.9	Referenz: Sriramkausik, K. & Alphin, Masilamany Santha. (2016). Experimental Study for Dynamic and Surface Interaction Characteristics of Knee In-vitro. Procedia Engineering. 144. 321–327. https://doi.org/10.1016/j.proeng.2016.05.139 Reproduziert unter der Creative Commons Attribution 4.0 International Licence
Abb. 7.10	Referenz: Wegrecki et al (2016) Australian Medical Student Journal verfügbar unter: www.amsj.org/archives/5453 Reproduziert unter der Creative Commons Attribution 4.0 International Licence

Abbildungscredits und Quellen

Bild	Wiedergegeben mit Erlaubnis von oder unter Lizenz von
Abb. 7.11	Referenz: Winkler, P.W., Zsidai, B., Wagala, N.N. et al. Evolving evidence in the treatment of primary and recurrent posterior cruciate ligament injuries, part 1: anatomy, biomechanics and diagnostics. Knee Surg Sports Traumatol Arthrosc 29, 672–681 (2021). https://doi.org/10.1007/s00167-020-06357-y Reproduziert unter der Creative Commons Attribution 4.0 International Licence
Abb. 7.12	Mit Genehmigung von Orthonika nachgedruckt (www.orthonika.com). https://orthonika.com/total-meniscus-replacement/total-meniscus-replacement-technology
Abb. 7.13	Referenz: Goldman, D.T., Piechowiak, R., Nissman, D. et al. Current Concepts and Future Directions of Minimally Invasive Treatment for Knee Pain. Curr Rheumatol Rep 20, 54 (2018). https://doi.org/10.1007/s11926-018-0765-x Nachdruck mit Genehmigung unter der Lizenz-Nr.: 5423911085698
Abb. 9.2	Referenz: Mortensen, J.F., Kappel, A., Rasmussen, L.E. et al. The Rosenberg view and coronal stress radiographs give similar measurements of articular cartilage height in knees with osteoarthritis. Arch Orthop Trauma Surg 142, 2349–2360 (2022). https://doi.org/10.1007/s00402-021-04136-z Mit Genehmigung von Springer unter der Lizenz-Nr.: 5545740916964 nachgedruckt
Abb. 9.7	Referenz: V.B. Duthon / Orthopaedics & Traumatology: Surgery & Research 101 (2015) S59–S67 Acute traumatic patellar dislocation, Orthopaedics & Traumatology: Surgery & Research, Band 101, Ausgabe 1, Supplement, 2015, Seiten S59–S67, ISSN 1877-0568, https://doi.org/10.1016/j.otsr.2014.12.001
Abb. 9.8	Referenz: Shampain, K., Gaetke-Udager, K., Leschied, J.R. et al. Injuries of the adolescent girl athlete: a review of imaging findings. Skeletal Radiol 48, 77–88 (2019). https://doi.org/10.1007/s00256-018-3029-y Nachdruck mit Genehmigung unter der Lizenz-Nr.: 5423920731325
Abb. 9.11a	Bildnachweis: Drahmadalqadi.online

Bild	Wiedergegeben mit Erlaubnis von oder unter Lizenz von
Abb. 9.11b	Referenz: Johnston, L., Faimali, M., Gikas, P.D., Briggs, T.W.R. (2014). Matrix-Induced Autologous Chondrocyte Implantation. In: Shetty, A.A., Kim, SJ., Nakamura, N., Brittberg, M. (Hrsg.) Techniques in Cartilage Repair Surgery. Springer, Berlin, Heidelberg. https://doi.org/10.1007/978-3-642-41921-8_20 Nachdruck mit Genehmigung unter der Lizenz-Nr.: 5425620988991
Abb. 10.2	Referenz: Ganesan, B., Luximon, A., Al-Jumaily, A., Yip, J., Gibbons, P.J., & Chivers, A. (2018). Developing a Three-Dimensional (3D) Assessment Method for Clubfoot – A Study Protocol. Frontiers in Physiology, 8 Reproduziert unter der Creative Commons Attribution 4.0 International Licence
Abb. 10.3	Abbildung mit freundlicher Genehmigung von Dr. Matt Skalski
Abb. 10.4	Abbildung mit freundlicher Genehmigung von Dr. Matt Skalski
Abb. 10.5	Bildnachweis: solesinmotion.ca
Abb. 10.7a	Referenz: Wong, Duo. (2013). Distribution patterns and coincidence of sesamoid bones at metatarsophalangeal joints. 10.13140/RG.2.2.36341.60643; Doktorarbeit Wiedergegeben unter der Creative Commons Attribution 4.0 International Licence
Abb. 10.7b	Referenz: Sun, T., Zhao, H., Wang, L. et al. Verteilungsmuster und Übereinstimmung von Sesambeinen an Metatarsophalangealgelenken. Surg Radiol Anat 39, 427–432 (2017). https://doi.org/10.1007/s00276-016-1759-x Nachdruck mit Genehmigung unter der Lizenz-Nr.: 5424000256226
Abb. 10.8	Bildnachweis: EarthsLab.com
Abb. 10.9	Referenz: D'Hooghe, P., Cruz, F. & Alkhelaifi, K. Return to Play After a Lateral Ligament Ankle Sprain. Curr Rev Musculoskelet Med 13, 281–288 (2020). https://doi.org/10.1007/s12178-020-09631-1 Reproduziert unter der Creative Commons Attribution 4.0 International Licence

Abbildungscredits und Quellen

Bild	Wiedergegeben mit Erlaubnis von oder unter Lizenz von
Abb. 10.10	Referenz: Candela V., Longo U.G., Salvatore G., Berton A., Maffulli N., Denaro V. (2019) Subtalar Joint Instability. In: Canata G., d'Hooghe P., Hunt K., Kerkhoffs G., Longo U. (Hrsg.) Sports Injuries of the Foot and Ankle. Springer, Berlin, Heidelberg. https://doi.org/10.1007/978-3-662-58704-1_7 Nachdruck mit Genehmigung unter der Lizenz-Nr.: 5424010066197
Abb. 10.11	Mit Erlaubnis von Anatomystandard.com reproduziert
Abb. 10.13	Referenz: McCormick, J.J., Fisher, B.M. (2022). Lisfranc Injuries of the Foot and Ankle: Diagnosis and Treatment Indications. In: D'Hooghe, P., Hunt, K.J., McCormick, J.J. (Hrsg.) Ligamentous Injuries of the Foot and Ankle. Springer, Cham. https://doi.org/10.1007/978-3-031-08682-3_19 Nachdruck mit Genehmigung unter der Lizenz-Nr.: 5425630961261
Abb. 10.14	Referenz: Mulcahy H. Lisfranc Injury: Current Concepts. Radiol Clin North Am. 2018 Nov;56(6):859–876. https://doi.org/10.1016/j.rcl.2018.06.003. Epub 2018 Sep 17. PMID: 30322487 Mit Genehmigung unter der Lizenz-Nr.: 5424151059357 nachgedruckt
Abb. 10.15	Referenz: McCormick, J.J., Fisher, B.M. (2022). Lisfranc Injuries of the Foot and Ankle: Diagnosis and Treatment Indications. In: D'Hooghe, P., Hunt, K.J., McCormick, J.J. (Hrsg.) Ligamentous Injuries of the Foot and Ankle. Springer, Cham. https://doi.org/10.1007/978-3-031-08682-3_19 Nachdruck mit Genehmigung unter der Lizenz-Nr.: 5425630961261
Abb. 10.17	Mit Erlaubnis von TeachMeAnatomy.info reproduziert
Abb. 10.18	Referenz: Yoo, B.J. (2020). Isolated Fractures of the Anterior Process. In: Adams, M., Benirschke, S. (Hrsg.) Fractures and Dislocations of the Talus and Calcaneus. Springer, Cham. https://doi.org/10.1007/978-3-030-37363-4_18 Nachdruck mit Genehmigung unter der Lizenz-Nr.: 5424460716892
Abb. 10.19	Referenz: Dellon, A.L. (2019). Lateral Ankle (Sinus Tarsi) Denervation. In: Gelenkdenervation. Springer, Cham. https://doi.org/10.1007/978-3-030-05538-7_11 Nachdruck mit Genehmigung unter der Lizenz-Nr.: 5424460885508

Bild	Wiedergegeben mit Erlaubnis von oder unter Lizenz von
Abb. 10.22	Referenz: Park, J.-H.; Kim, D.; Kwon, H.-W.; Lee, M.; Choi, Y.-J.; Park, K.-R.; Youn, K.H.; Cho, J. A New Anatomical Classification for Tibialis Posterior Tendon Insertion and Its Clinical Implications: A Cadaveric Study. Diagnostics 2021, 11, 1619. https://doi.org/10.3390/diagnostics11091619 Reproduziert unter der Creative Commons Attribution 4.0 International Licence
Abb. 10.24	Referenz: Olewnik, Ł., Podgórski, M., Polguj, M. et al. cadaveric and sonographic study of the morphology of the tibialis anterior tendon – a proposal for a new classification. J Foot Ankle Res 12, 9 (2019). https://doi.org/10.1186/s13047-019-0319-0 Reproduziert unter der Creative Commons Attribution 4.0 International Licence
Abb. 10.27	Mit Erlaubnis reproduziert von Learnmuscles.com
Abb. 10.29	Referenz: Richie Jr, D. H. (2021). Plantar Heel Pain. In: Pathomechanics of Common Foot Disorders. Springer, Cham. https://doi.org/10.1007/978-3-030-54201-6_8 Mit Genehmigung unter der Lizenz-Nr.: 5424161173864 nachgedruckt
Abb. 10.30	Bildnachweis: The Journal of the Royal Society Referenz: Influence of the windlass mechanism on archspring mechanics during dynamic foot arch deformation. Lauren Welte, Luke A. Kelly, Glen A. Lichtwark und Michael J. Rainbow. J R. Soc. Interface. 15201802702018027 Reproduziert unter der Creative Commons Attribution 4.0 International Licence
Abb. 10.31	Bildnachweis: MoreThanAnatomy.com
Abb. 10.32	Referenz: Grainger, A.J. (2017). Imaging the Foot. In: Hodler, J., Kubik-Huch, R., von Schulthess, G. (Hrsg.) Musculoskeletal Diseases 2017–2020. Springer, Cham. https://doi.org/10.1007/978-3-319-54018-4_2 Nachdruck mit Genehmigung unter der Lizenz-Nr.: 5424480864397
Abb. 10.33	Referenz: Brown, M.N., Pearce, B.S., Vanetti, T.K., Trescot, A.M., Karl, H.W. (2016). Medial Calcaneal Nerve Entrapment. In: Trescot, A.M. (Hrsg.) Peripheral Nerve Entrapments. Springer, Cham. Nachdruck mit Genehmigung unter der Lizenz-Nr.: 5424501039522

Bild	Wiedergegeben mit Erlaubnis von oder unter Lizenz von
Abb. 11.8	Referenz: Tanner Amundsen, Matthew Rossman, Ishfaq Ahmad, Addison Clark, Manfred Huber, Fall risk assessment and visualization through gait analysis, Band 25, 2022, 100284, ISSN 2352-6483, https://doi.org/10.1016/j.smhl.2022.100284 Nachdruck mit Genehmigung unter der Lizenz-Nr.: 5424510954317
Abb. 12.9b	Referenz: Rodrigues RN, Lopes AA, Torres JM, Mundim MF, Silva LL, Silva BR. Compressive neuropathy of the first branch of the lateral plantar nerve: a study by magnetic resonance imaging. Radiol Bras. 2015 Nov-Dez;48(6):368–72. https://doi.org/10.1590/0100-3984.2013.0028. PMID: 26811554; PMCID: PMC4725398. Reproduziert unter der Creative Commons Attribution 4.0 International Licence
Abb. 12.15	Bildnachweis: Mikael Häggström, MD Reproduziert unter der Creative Commons Attribution 4.0 International Licence
Abb. 12.16	Mit Erlaubnis von Stephen Pinney MD, Chefredakteur wiedergegeben FootEducation.com
Abb. 12.19	Referenz: Kučerová, Lenka & Dolina, Jiri & Dastych, Milan & Bartušek, Daniel & Honzík, Tomáš & Mazanec, Jan & Kunovsky, Lumir. (2018). Mitochondrial Neurogastrointestinal Encephalomyopathy Imitating Crohn's Disease: A Rare Cause of Malnutrition. Journal of gastrointestinal and liver diseases: JGLD. 27. 321–325. 10.15403/jgld.2014.1121.273.kuc Reproduziert unter der Creative Commons Attribution 4.0 International Licence
Abb. 12.28	Referenz: Arsanious, D., Lai, K. (2017). Morton's Neuroma. In: Eltorai, A., Eberson, C., Daniels, A. (Hrsg.) Orthopedic Surgery Clerkship. Springer, Cham. https://doi.org/10.1007/978-3-319-52567-9_95 Nachdruck mit Genehmigung unter der Lizenz-Nr.: 5424520739941

Weiterführende Lektüre[1]

1. Sinnatamby C, Hrsg. Last's anatomy, regional and applied. 10. Aufl. Edinburgh: Churchill Livingstone; 1999. ISBN 0 443 05611 0.
2. Solomon L, Warwick D, Nayagam S, Hrsg. Apley's system of orthopaedics and fractures. 9. Aufl. London: Hodder Arnold; 2010. ISBN: 9780340942086.

---

[1]Für die Erstellung dieses Buches wurde eine Reihe von Lehrbüchern und Zeitschriftenartikeln herangezogen; die beiden wichtigsten Bücher sind in den obigen Verweisen aufgeführt.

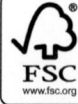

MIX
Papier aus verantwortungsvollen Quellen
Paper from responsible sources
FSC® C105338

If you have any concerns about our products,
you can contact us on
ProductSafety@springernature.com

In case Publisher is established outside the EU,
the EU authorized representative is:
**Springer Nature Customer Service Center GmbH
Europaplatz 3, 69115 Heidelberg, Germany**

Printed by Libri Plureos GmbH
in Hamburg, Germany